ダンサーの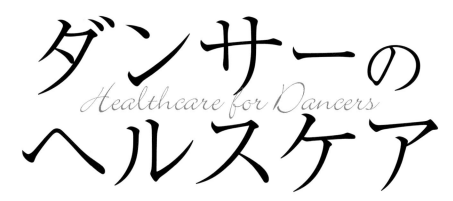ヘルスケア

Healthcare for Dancers

トレーナー・医療者のための基礎知識

NPO法人 芸術家のくすり箱

水村(久埜)真由美

中村格子

監修

医道の日本社
Ido･No･Nippon･Sha

はじめに

　ダンサーは、アスリートとしての身体と芸術家としての精神をもつ、と言った人がいます。身体を酷使する点では正にアスリートであり、舞台上で行う踊りで観客を感動させるダンサーは、あらゆる芸術作品に込められた精神あるいは魂が必要でしょう。そして、この両者のバランスを絶妙に取ることこそが難しい仕事であり、それを一生かけてダンサーは真摯に追及しています。また舞台でスポットライトを浴びるダンサー達は、キラキラと華やかですが、その裏には、幼い頃から積み重ねる日々の基礎練習、舞台に向けた厳しいリハーサルの繰り返しと、びっくりするほど地味な現実があります。

　日本では、ダンサーが職業として経済的に確立していない現状もあり、国際的なレベルにあるダンサーが、ダンス以外の副収入を得ないと、生活が成り立たない事例をみます。日本のダンサーに必要なものは何か？　それはダンサーを支援する環境であり、そこで活躍する専門的な知識をもつ「人」が不可欠です。私が30年前から参加している国際学会には、欧米諸国の一流バレエ団で、常勤として活動する医療関係者が数多くいます。彼ら彼女らに現場を案内してもらうと、ダンサーとの長年の活動に根付いた信頼関係を強く感じます。一人一人に声をかけ、腰の調子はどう？昨日の舞台は調子よかったねと会話する姿は、スタッフというよりも、彼らの仲間であり、家族のような温かさを感じます。高い専門性があるサポートスタッフが、個人ではなく、チームとして機能することも、より良い支援を実現していると思います。

　ダンサーの身体は、教科書的に対応できないケースが多いことも事実です。現実に出会うダンサー達は、例え同じジャンルのダンサーでも、それぞれが抱える問題は多様です。アスリートであり芸術家でもある個性を考えると、ダンサーのヘルスケアは、更に多角的に他領域の知識をあわせて、判断が迫られる場面は多いと考えます。本著が、読者の専門分野はより深く、それ以外の領域については、新鮮な知識として、ダンサーをより深く理解するうえで役立つことを心より願います。

　本著の上梓および認定セミナーの実現には、芸術家のような情熱とアスリートのようなタフネスをもって医療に当たられてきた中村格子先生のご尽力なくして実現しませんでした。私自身も何度となく背中を押して頂き、心より御礼申し上げます。認定セミナーの講師としてご尽力下さった豪華な講師陣の先生方にも深く御礼申し上げます。また芸術家のくすり箱の活動を当初から牽引下さった美山良夫先生、小曽根史代様、くすり箱の活動に関わって下さった全ての方々との活動の上に本著があると私は思っています。私のゼミで卒論を書いた檀上侑希さんには、素敵な写真でご協力頂き嬉しく感じています。最後に、セミナーに、原稿に、終始温かく寄り添って下さった医道の日本社の高橋優果様にも御礼申し上げます。本著が皆様の現場を支える確かな土台となることを願って。

お茶の水女子大学 教授　NPO法人芸術家のくすり箱 理事長

水村（久埜）真由美

「ダンサーの身体を診る」ためには一般的な医学知識に加えてもう一段深く勉強をする必要があると感じる人は多いと思います。目指すべきゴールが異なり、ケガの種類も違う。可動域は大きすぎるくらいで、柔軟性も筋力もあり、他のスポーツなら何一つ問題なさそうな人が「○○ができない」という特殊な悩みを相談してくる。その○○というのすら何を指しているのかも想像がつかない・・・そんな経験のある医療者は多いのではないでしょうか？

　実は私もその一人でした。

　一方ダンサーたちは、それぞれが懇意にする治療院に通うものの、施術家たちは培った自分の経験を共有する文化がないためそれぞれに自論を展開するも何が正しくて何が間違っているのか分からない。国内で得られる情報は極めて少なく、海外の訳本や文献をかき集めて勉強をするはめになるも、日本とはダンサーの置かれている社会状況も、医療環境もマインドも異なるという違和感が常に私の中にありました。

　この違和感を払拭する大きな転機を与えてくれたのは、NPO法人芸術家のくすり箱での活動でした。ここでは崇高な理念のもとに、ダンス指導者・スタッフ・医療者が垣根を超えてダンサーにとってベストだと思われるサポートを手を携えて地道に行われてきました。

　時にはニューヨークへ赴き最先端のダンス医療の現場をみる機会も与えてくれました。そこではダンスが産業となり、また携わる者が惜しみなく知識をお互いに共有しているという環境を目の当たりにし、その差に愕然としたものです。ダンサーの包括的なケアサポートはその社会的環境、バックグラウンド全てを考慮して行われるべきであることも痛感しました。

　その活動が徐々に身を結び、信頼して体を委ねてくれるダンサーも多くなりましたが、将来に向けて高いレベルの知識と技術を持った医療者を一人でも多く育成することが、我が国の芸術文化の発展向上に大きく寄与するであろうことは疑う余地はありません。

　2019年、悲願であったダンサーのヘルスケアトレーナーの育成事業が現実のものとなり、その講師にダンス医学に造詣の深い一流の先生方にお願いをしたところ、皆様からご快諾をいただき開催することができました。そしてその貴重な講義内容が皆様のご協力により一冊の本になりました。このような幸運に恵まれて出来上がったこの珠玉の本がダンスに携わる全ての人に長く愛されるものとなることを願ってやみません。

　上梓するにあたり、日本に医療とダンスの世界を繋ぐきっかけを作ってくれた水村先生、そしてこの企画に快く賛同し惜しみなく経験、知見を提供してくださった全ての医師・施術家の先生方、指導者の皆様、企画からここまで決して諦めずに駆け回り努力をしてくれた芸術家のくすり箱の小曽根史代さん、根気よく丁寧に編集にあたってくださった医道の日本社の編集部の髙橋優果さんに心より感謝申し上げます。

整形外科医師、医学博士・スポーツドクター

中村格子

CONTENTS

CHAPTER 3

ダンサーのヘルスマネジメント

CHAPTER4

パフォーマンス向上のためのアプローチ

本書は2019年に開催された、「ダンサーズヘルスケアトレーナー認定セミナー」第1期（NPO法人芸術家のくすり箱主催）の講義をもとに編集部で書き起こし、内容をまとめたものである。ただし、※は協力者による執筆

【監修】

NPO法人 芸術家のくすり箱

水村(久埜) 真由美
お茶の水女子大学基幹研究院 教授　NPO法人芸術家のくすり箱 理事長

中村格子
Dr.KAKUKOスポーツクリニック 院長
整形外科医、スポーツドクター

【協力】(五十音順)

荒木靖博
アレクサンダーテクニーク東京スクール 認定教師

石坪佐季子
アレクサンダーテクニーク東京スクール 代表
ATI認定教師

上田由紀子
ニュー上田クリニック 院長
皮膚科医

内山英司
稲波脊椎・関節病院 副院長
整形外科医

加古円
有限会社トライ・ワークス　ATR半蔵門
BOC公認アスレティックトレーナー

金岡恒治
早稲田大学スポーツ科学学術院 教授
整形外科医

岸昌代
東京家政大学家政学部 准教授
≪パフォーマンス　食サポート≫主宰
管理栄養士、公認スポーツ栄養士

小曽根史代
NPO法人芸術家のくすり箱 理事

白石豊※
朝日大学 教授　福島大学 名誉教授

杉本亮子
ボディコンディショナー、CMA (LIMS)、
マットピラティスインストラクター

瀬尾理利子
横浜市スポーツ医科学センター 整形外科
スポーツドクター

田中康仁
奈良県立医科大学整形外科 教授

田原和幸
株式会社ケアナビ　たばる鍼灸整骨院 院長
柔道整復師、鍼灸師

鍋田友里子
理学療法士、米国理学療法士臨床博士(DPT)、
ニューヨーク州認定理学療法士(PT)

能瀬さやか
東京大学医学部産婦人科学教室 特任助教
国立スポーツ科学センタースポーツメディカルセンター 婦人科

福井勉
文京学院大学副学長 教授
理学療法士

山﨑悦子
ホワイトクラウドTOKYO 主宰

Chapter 1

· · · ·

ダンスの基礎知識と
ダンサーの活動環境

*Basic Knowledge of Dance
and Working Environment*

多様なダンスの個性を知る

水村（久埜）真由美

お茶の水女子大学基幹研究院 教授
NPO法人芸術家のくすり箱 理事長

❶ダンスとは

1）ダンスは種類ごとに特性がある

　野球のバッドを打つ動作、サッカーのボールを蹴る動作など、スポーツには競技によって特徴的な動作があります。ダンスも同様に独自の動きがあり、さらにそれはダンスの種類に応じてさらに細分化され、時にはその動きが痛みやケガの原因となる場合があります。たとえば「昨日ダンスでケガをしました」と、患者さんがクリニックや治療院に来院したケースを思い浮かべてください。どんな動きでケガをしたと思いますか？　このやり取りは、実は「昨日何を食べましたか？」と聞かれて「麺類です」と答えるくらいに幅広いもので、「ダンスでケガ」と一口にいっても、どの種類のダンスを踊っていたかを特定しないと、ケガの原因となる動きが分かりません。ここではダンサーを治療するために必要な、多様なダンスの特性を理解しましょう。

2）ダンスの定義

　そもそも、「ダンス」とは一体何でしょうか？　辞書の定義から紐解いていくと「音楽のリズムに合わせて身体や足を動かす」や、「ある一連のつながりのある動き」「公的な機会としてダンスパーティーをする社交的な場」という意味が含まれているようです。

　しかし実際には、ダンスのジャンルは多様化してきており、音楽が流れていない空間で身体表現をするパフォーマンスや、セリフや歌が付随するダンスもあります。このように、現在のダンスと呼ばれる身体表現の定義は広がり続けているといってもいいでしょう。

3）ダンスの和訳

　ダンスの和訳は「舞踊」という言葉です。明治時代、ダンスの文化が西洋から日本に伝わってきた際に、ダンス（DANCE）に相当する日本語の言葉がなかったため、坪内逍遥と福地桜痴によって新たな名詞として作られたといわれています。

　舞踊は、文字通り「舞い」「踊る」という漢字が一つの言葉になっています。「舞」は、

宗教的な儀式として神に舞いを納める際の動きで、上方舞や仏舞などとして全国的に行われていたものを一般にいいます。一方の「踊る」は、もともとは念仏踊りという伝統芸能からはじまり、盆踊りや阿波踊りなどに相当する動きを表す言葉として使われてきました。日本舞踊のなかでは、比較的ゆっくりとした旋回運動に対して「舞い」という言葉が使われ、リズミカルな身体重心の上下動のある動きに対して主に「踊る」という言葉が使われています。この2種類の動きに「音楽のリズムに合わせて身体や足を動かす」動きが合わさり、ダンスに相当する舞踊という言葉が成り立っていると考えられます。

Column

舞 踏

　　舞踊の類語に、「舞踏」という言葉があります。舞踏会といった言葉で使われる「舞踏」は、一般的な「舞踊」と同じような西洋の社交会で踊られるダンスを意味することはあります。しかしながら、日本での「舞踏」は、今では舞踊という大きな意味だけではなく、独特の動きや哲学をもったひとつのジャンルでもあります。前衛的な身体表現が特徴で、日本では土方巽氏が最初に舞踏を始めたとされています。海外では舞踏を日本の伝統的なダンスだと思っている方もいるほどで、舞踏の影響を受けてコンテンポラリーダンスを始めたという人もいます。もともとのダンスの定義は「音楽のリズムと合わせて身体や手足を動かす」ことですが、舞踏や前衛的なダンスの場合は無音で踊るという演目もみられます。

4）ダンスの音楽

　音楽の要素にはリズムとメロディとハーモニーがあり、それぞれのバランスで音楽の特徴が語られることがあります。このなかで最もダンスに関わりがあるのは「リズム」でしょう。音楽は1小節4拍子が基本となりますが、ダンスの場合はエイトカウント（8拍子）で動作や振りを作ることが多くなります。エアロビックダンスの振り付けでは、8拍のまとまりを「ワンエイト」と呼んでいます。

　また、叩いたところに動きを合わせる表拍（オンビート）なのか、逆側をとる裏拍（オフビート）なのかも、動きとリズムの関係から、振り付けを考える際に重要な要素です。たとえばヒップホップは裏拍に動きを合わせることが多く、ダンス初心者にとっては裏拍に合わせて動くことは簡単ではありません。

　ダンスは地域の文化を色濃く受けているので、民族音楽に合わせて踊ることも多いです。地域の民謡や曲に合わせて踊る場合、地域ごとに拍やフレーズのとり方の特徴が違ったり、

あるいはアフリカの民族舞踊などには手拍子や足踏みだけで拍を作って動くというものもあります。

❷ バレエ

1）日本のバレエ

　ここからは、ダンスの種類毎に動作の特徴と用語を紹介していきます。まずは、日本では愛好者人口の多いクラッシックバレエです。現在日本には、4000件以上のバレエの教室があり、この数は諸外国に比べて非常に多いのが特徴です。海外では、プロのバレエダンサーを養成する専門学校にてバレエに特化した教育が行われているのに対して、個人の指導者が経営するバレエ教室からプロを目指す事例が出ることが多いことも日本の特徴です。バレエは、ルネッサンス期のイタリアで誕生しました。日本での歴史は、大正時代にイタリア人指導者が帝国劇場のパフォーマーに対して教えたのがルーツだといわれています。日本にバレエの文化を広く根付かせたのは、横浜や鎌倉でバレエを教えていたエリアナ・パヴロワです。第二次世界大戦後～昭和40年ごろまでの日本バレエが、ロシアバレエの影響を強く受けていたことは、パヴロワ氏の指導が影響していたといわれています。

2）バレエ用語

　バレエ用語はフランス語が多く使われています。これは17世紀にフランスのルイ14世が、王立舞踏アカデミーを創立し、その時代にバレエの脚のポジションなどを体系化したことに由来します。基本的な動きは全世界共通のフランス語の名称がついていますが、細かい動き方の名称や動き方に関しては、チェケッティメソッド（ヨーロッパ中心）やワガノワメソッド（ロシア中心）などの流派が存在します。

3）バレエの動きの特徴

　バレエでは、女性ダンサーがトウシューズを履いた、つま先立ちの姿勢でバランスをとり、回転動作などを行う動きを行うことが大きな特徴です。この姿勢は非日常的で人々を魅了する半面、ケガなどのリスクにつながることも多いです。また、股関節外旋位に保った状態をターンアウト（フランス語ではアンデゥオール）といい、バレエではどんな動きをしていても基本的にターンアウトを維持することが基本です。この姿勢も、無理に行おうとすると、ケガや痛みなどを誘発するひとつのリスク要因となっています。

　また舞台で上演されるバレエの演目では、男性ダンサーと女性ダンサーが行う動きに違いがあるのも特徴です。女性ダンサーは、前述のように、トウシューズと呼ばれる靴を履いて、ポワントと呼ばれる爪先立ちで、パと呼ばれるさまざまな動きを行います。一方、男性ダンサーは、女性ダンサーを持ち上げるリフトと呼ばれる動作を行い、踊りの見せ場

では、高い跳躍や回転動作の連続を行うという特徴もあります。

4）クラッシックバレエと現在のバレエ

「白鳥の湖」、「くるみ割り人形」、「眠れる森の美女」はチャイコフスキー3大バレエと呼ばれています。いずれもバレエとしての作品だけでなく、音楽も有名で、フィギュアスケートの演技などにも使われています。この3作品に代表されるような、ロシアを中心に発展した時代のバレエを、クラッシックバレエと呼びます。フランスで初演された「ジゼル」や「レ・シルフィールド」「コッペリア」などの作品は、それよりも前の時代に振り付けられており、その時代のバレエはロマンティックバレエと呼ばれています。

　20世紀にはいると、ジョージ・バランシンやモーリス・ベジャールといった振付家によって、「現代バレエ」と呼ばれる作品が上演されるようになりました。現代バレエは、題材が現代的、あるいは抽象的な作品が多く、クラッシックバレエとは異なる魅力を持つ作品が多くあります。また最近では、クラッシックバレエの動きを使用しながらも、より自由な表現を目指すスタイルの「モダンバレエ」や「ネオクラッシック」と呼ばれる作品も多く上演されています。

5）バレエの練習

　バレエの基礎練習は、基本的に全世界で統一されています。バーと呼ばれる横木に掴まって片脚支持で行うバーレッスンから始まり、センターと呼ばれる何も掴まらないでスタジオの中央で行うレッスンに移行します。最初は、ゆっくりの動作からだんだん動きの種類を増やし、最後は回転や跳躍などを行います。バーレッスンは、初めに左足を支持脚にした動きを行い、次に逆側で右足を支持脚にして同じ動きを行うなど、左右対称に同じ動きを同じ回数行います。ほとんど同じような動きを、バーレッスンとセンターレッスンで行います。

　バーレッスンは、バーに掴まって支えがある状態で動くので、支持側よりも動かす側の脚の筋肉がより使われており、センターレッスンでは、バーレッスンに比べて支持側の筋肉が、より使われているという研究報告もあります。またバーレッスンは、動かす側の脚のストレッチングの要素が強く、センターレッスンは、両方の脚のトレーニングになっているといわれています。また、ダンスのケガや痛みは、バーレッスンやセンターレッスンといった基礎練習よりも、リハーサルと呼ばれる具体的な公演の練習が始まってから増える傾向にあるといわれています。

❸ その他のダンス

1）モダンダンス

　クラッシックバレエは、舞台装置や出演するダンサーの人数を考えると、経済的に余裕のある大きなバレエ団が上演する傾向にあります。また近年では、クラッシックバレエ以外の演目を積極的に上演する機会も増えたこと、ユニークな振付家が台頭していることからも、バレエダンサーがモダンダンスやコンテンポラリーダンスを踊る機会が増えています。

　モダンダンスは、アメリカやドイツを中心に生まれた形式にとらわれない自由な表現のダンスです。クラッシックバレエには、決まった足のポジションや、女性ダンサーはトウシューズを履かなければならないなど、さまざまな規範があります。その規範が形式的な美しさを表現し、作品の内容も、西洋的な世界観を象徴するものが多くみられます。

　それに対して、20世紀初頭、イザドラ・ダンカンが裸足で踊る公演を行ったことが、モダンダンスの始まりといわれています。彼女のモダンダンスは、つま先立ちをするバレエとは対照的に、身体重心を下げ、大地に根差した地面からのエネルギーを感じさせる力強い動きが多いことが振り付けの特徴です。これは「意識は地面に行く」という哲学的思想を表現したものとも考えられます。

　その後、マーサ・グラハムやマリー・ヴィグマンといった人物が、モダンダンスの新しい作品を発表していきます。マーサ・グラハムはグラハムメソッドと呼ばれる訓練法を確立し、グラハムの振り付けを彼女の意図に沿って踊れるダンサーを養成していきます。グラハムメソッドは、アメリカの大学での舞踊教育にも大きな影響を与えています。体幹全体でカーブを作る「コントラクション＆リリース」という動きを強調しています。

　自由な表現を求めて始まったモダンダンスのなかにも、メソッドや系統が存在していき、さらに自由な表現を求めてポストモダンダンスへとダンスの分野が展開していきます。

2）コンテンポラリーダンス

　モダンダンスの時代から、より独創性を追求して発展したものが、コンテンポラリーダンスと呼ばれるダンスです。コンテンポラリーダンスを定義することは簡単ではありません。なぜならコンテンポラリーダンスの振付家の多くは「定義や特徴といった説明ができないからこそコンテンポラリーダンス」という概念をもっていると思われるからです。

　モーリス・ベジャールをはじめとする有名なコンテンポラリーダンスの振付家は、振付家ごとに特徴的な動きがあります。振付家もダンサーも自分の個性を重視し、その空間や振り付けがいかに独創的であるかを大切にしています。

　さまざまな既成概念にとらわれずに踊るのが、コンテンポラリーダンスと考えることもできます。したがって、コンテンポラリーダンスのダンサーに、自分が踊っているダンス

の動きの特徴を聞いても、なかなか言葉で説明できないケースが多いことが容易に予想できます。「コンテンポラリーダンスを踊っている」というダンサーが来院し、痛みを訴えたりケガをした場合は、どんな動きをして痛めたのか、どんな動きや姿勢で痛みが出るかといった情報をダンサーから得ることは簡単ではありません。こうした場合には、動画などを使って、ダンサーが行っている動きを確認するほうが、早くかつ正確と考えます。コンテンポラリーダンスは、その多様性が特徴ともいえます。

3）ジャズダンス

　ジャズダンスはもともと、アメリカでジャズの音楽と一緒に発展したダンスです。ジャズの演奏に合わせて黒人が踊るダンス文化として発展し、ジャズダンスが派生してタップダンスができたともいわれています。タップダンスに関しては、アイルランドの民族舞踊から発展したという説もあります。タップダンスで履くタップシューズは、つま先と踵部分に「タップス」という金属板がはいっており、それを床に打ち付けることで、音を出すという特徴があります。また、シアトリカルダンスという、ミュージカルで踊られているダンスの多くも、ジャズダンスに分類されることが多いです。

　ジャズダンスが行われるのは、主にミュージカルなどのショービジネスの劇場で、日本ではテーマパークのショーなどでも踊られています。

　ジャズダンスは、クラッシックバレエに比べ、男女の役割分担が少なく、衣装や振り付けも自由です。また、ジャズダンスで履いている靴はヒールが高く、柔らかいのが特徴で、多様な振付が可能です。ただし、舞台などの外的要因に起因する傷害発生率が高いという特徴もあります。たとえば、ミュージカルが行われる劇場は、舞台を広く豪華に見せるために、軽い傾斜がついているという場合があります。アメリカのブロードウェイで、ミュージカルを上演する劇場での傷害発生率を調べた論文によると、劇場の舞台の床の傾斜が、傷害の発生率と関わっているという報告があります。

Column

創作ダンス

　平成24年度から、中学校の体育授業において、1年生では男女共にダンスが必修化されています。学校は①創作ダンス②フォークダンス③現代的リズムのダンスのうちのひとつを教材として選択し、授業で実施します。生徒も楽しく取り組めるという理由で、③の現代的なリズムのダンスやヒップホップ的な動きを取り入れて授業を行っている学校が多

4）社交ダンス・競技ダンス

　社交ダンスは、もともとヨーロッパの貴族社会で行われていたダンスが起源で、イギリ
スで体系化されました。ジルバ、ブルース、ワルツ、タンゴ、ルンバなどの曲に合わせて
男女ペアで踊るこのダンスは、パーティーで踊る社交ダンスと、競技会を目指す競技ダン
スがあります。現在では、競技ダンスはダンススポーツと呼ばれてスポーツ種目のひとつ
にもなっており、ワールドカップも開催されています。

　競技ダンスは「スタンダード」「ラテン」「テンダンス」の３つの部門に分かれています。
スタンダードは、ワルツ、タンゴ（ヨーロッパを中心に発展したコンチネンタルタンゴ）、
スローフォックストロット、クイックステップ、ヴェニーズワルツの５種目を踊ります。
スタンダードは、一方向に動くという特性があり、男性がリーダーで女性がパートナーと
なります。ラテンは、チャチャチャ、サンバ、ルンバ、パソドブレ、ジャイブの５種目を
踊り、動きは一方向ではなく、男女のダンサーの距離も離れたり近づいたりと多様に踊り
ます。

　スタンダードとラテンの両方を踊る分野をテンダンスといいますが、スタンダードもし
くはラテンに特化して競技に参加するペアが多いようです。また、社交ダンス・競技ダン
スはヒールのある靴を履くのも特徴です。

　社交ダンス・競技ダンスでは、女性は首や背中の痛みやトラブルが多いといわれていま
す。これは同じ方向で傾く姿勢「ホールド」の美しさを重要視されているため、その姿勢
に伴って発生する可能性が高いと考えられます。また、大会では６ペアが１つのフロアで
同時に踊るため、大会の途中で踊りながらぶつかったりするトラブルも起こります。

　競技ダンスの大会は、勝ち残りトーナメント式で行われます。ダンサー達は、１回戦か
ら踊り続け、決勝戦に勝ち残った際には、最も疲労が溜まった状態で踊らなくてはなりま
せん。競技ダンサーの多くは、ダンスの技術練習に時間を多く費やしますが、トップレベ
ルになるにつれて、持久力を中心とした体力がパフォーマンス向上にとって重要になって
いきます。ダンスの練習以外にも、基礎的な体力をつけるトレーニングを行うことは、傷
害予防だけでなく、パフォーマンス向上の観点からも重要です。

5）フラメンコ

　フラメンコは、スペインのアンダルシア地方の伝統芸能でスペイン舞踊とも呼ばれます。
フラメンコという言葉は、ダンスだけではなく、ギターや歌、手拍子、カスタネットなど

の楽器演奏する人たちすべてを含んでいます。フラメンコで行われるダンスは「バイレ」といいます。

フラメンコは、ヒールに金属が付いたフラメンコ用の靴を履き、足を打ち付けるような動きをして音を出しながら踊ります。手首を回旋させる動きはマノと呼ばれています。踊りの中で動きに合わせて方向を変えて回転するのも、一つの特徴です。現地では、タブラオと呼ばれる飲食店で、食事をしながら音楽と踊りを楽しみます。スペイン舞踊をはじめとするヨーロッパの民族舞踊は、舞台で上演されるバレエの演目の中で踊られることもあります。

6）タンゴ

ダンスにおけるタンゴは、社交ダンスのタンゴとは異なり、アルゼンチンやウルグアイなどの南米で誕生したアルゼンチンタンゴを指します。

男女2人の距離が近く、身体の密着度が高い状態で、細かく激しく脚のステップを踏みます。バレエでは、ダンサーはパートナーに頼らず、1人で踊れるようにトレーニングを受けますが、社交ダンスやタンゴなどを男女2人ペアで踊る時には、2人の間に動きの中心を感じて踊ることが求められます。タンゴの基本ステップはサリダと呼ばれます。サリダは、前後左右に動き、エイトカウントで一つのステップ構成になっています。タンゴでは、社交ダンスよりもヒールが高く、つま先が開いている靴を使用することが多いことも特徴です。

7）ベリーダンス

ベリーダンスは、中東・アラブ圏のダンスです。現地では、ラクスシャルキー（東方の踊り）やラクスバラディ（民族舞踊）、オリエンタルダンス（中東の踊り）などと呼ばれ、アメリカでダンスが披露された際に「belly（お腹）ダンス」と名付けられたといわれています。その名の通り、腹部を激しく動かすのが特徴で、前後左右に加えて回旋動作も行います。ベリーダンスの基本動作は、骨盤や腰部を上下左右に動かしたり回旋させます。動きによってマイヤやシミーなどの名前がついています。アラブ圏とトルコでは、同じベリーダンスでも動きの特徴が異なります。アラブ圏では、全体的に優雅な踊りで、トルコのベリーダンスは動きも早く激しい踊りです。また、トルコではヒールを履いて踊ります。

日本では、シェイプアップ効果を期待する女性の愛好家が増えています。

8）フラダンス

フラダンスは、ハワイの伝統的な歌、演奏、ダンスの総称です。カヒコと呼ばれる古典的なフラダンスと、アウアナと呼ばれる現代的なフラダンスがあります。ハワイはもともとポリネシアの文化で、トンガやタヒチなどのダンスの影響も受けています。そのため、

男性が行うフラダンスなどはダイナミックなものもあり、楽器や道具を使うダンスもあります。フラダンスは、歌の歌詞に合わせて、マイムとして手で歌詞の意味を表現したりします。

9）日本舞踊

　日本舞踊を広義で考えると、日本で踊られる伝統的なダンスの総称であり、能楽や文楽などの伝統芸能や民族舞踊も含まれます。現在の一般的な日本舞踊とは、歌舞伎を母体とする歌舞伎舞や京舞など、舞台上での上演を目的とするダンスのことを指します。日本舞踊には五大流派と呼ばれる、花柳流、藤間流、若柳流、西川流、坂東流といった流派のほか、200 を超える流派があります。

　日本舞踊では、師匠の動きを見様見真似することで動きを身に付けています。その後名取試験を行い、踊りを行える資格が発行されます。また、男性が女性役を踊ったり、女性が男性役を踊ることもあるほか、動物、自然描写などを踊り分けます。さらに、独特の美学に基づいた動きの特徴もあります。

10）ストリートダンス

　ストリートダンスはその名の通り、路上で踊ることから発生したダンスジャンルで、いくつかのサブジャンルがあります。まず、ブレイクダンスは 1970 年代にアフリカ系やラテン系のアメリカ人の若者の間で盛んになったダンスです。喧嘩に代わってダンスで競い合うという挑発的でダイナミックな動きが特徴です。床に手をついて肩や頭を支点に回転したり、床上でポーズを決める動きがあるため、首や肩などのケガが多い点が他のダンスと異なる特徴です。ユースオリンピックで、ダンススポーツの競技種目として正式種目となったことからも今後ますます注目されるダンスジャンルです。

　また、ヒップホップは、ブレイクダンスを含めた同時代に発祥したニューヨークのアートやファッションなどの文化を総称する言葉です。ヒップホップは、ラップに合わせて踊るダンスでしたが、最近では、中学校や高校の課外活動や創作ダンスの中で踊られるダンスとしても人気です。体幹の動きを利用して、音楽の拍を強調するところが共通した特徴です。ヒップホップによって起きる傷害は、足部の捻挫などはありますが、ブレイクダンスに比べるとケガの発生率は低い傾向にあります。

❹バレエの基本の動作と言葉

　バレエの基本的な用語と、動きの解説をします。

1）基本姿勢

　バレエの基本姿勢は、立位姿勢を保った際に、上向きに「引き上げる」ような意識を持ちながら、上半身を鉛直方向に伸ばす姿勢を心掛けます。下腹部の、いわゆる丹田と呼ばれる部分を緊張させる意識を持ち、頭の上からひもで引っ張られるような感覚をもちながら、足で床をしっかり押すように意識します。

　バレエでは、足の基本ポジションを保つために、股関節外旋位を常に保つことになります。股関節外旋位を保ったまま、前述の「引き上げる」意識をもつと、意識のし過ぎや、緊張によって、背中が丸くなったり、腰が反りすぎたりすることがあります。こうした過度な姿勢の変化が起きないように注意しながら、自然に基本姿勢が取れるようになるには、長時間の訓練が必要です。

正しい基本姿勢

OK

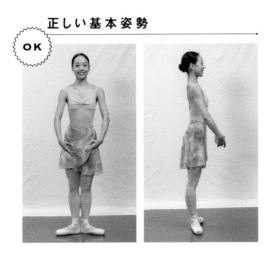

悪い姿勢

NG

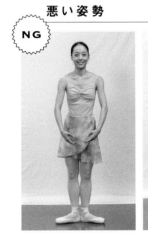
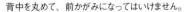

背中を丸めて、前かがみになってはいけません。

NG

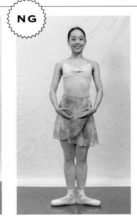
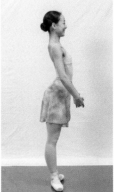

背中の反りすぎも悪い基本姿勢となります。

11

２）足の基本

フレックス

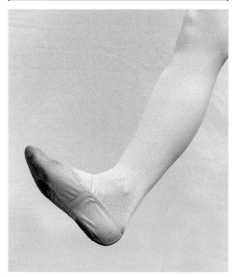

足関節背屈動作（足首を曲げた状態）をフレックスと呼びます。

ポワント

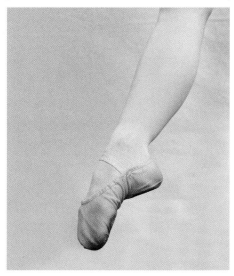

足関節底屈動作（足の指を伸ばし、足首も伸ばした状態）をポワントと呼びます。トウシューズを履いて行うつま先立ちや、トウシューズそのものをポワントと呼ぶこともあります。

ルルベ

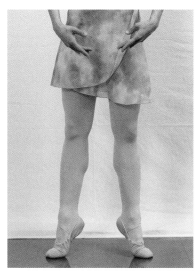

ドゥミポワント

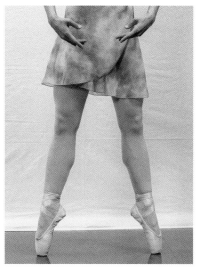

ポワント

ルルベは、足指を伸ばした状態で、踵を挙上する動作の名称で、ドゥミとも呼ばれます。布のシューズを着用した場合でも、トウシューズを着用した場合でも、ルルベ（ドゥミポワント）は行いますので、女性ダンサーでも男性ダンサーでも行う動作です。トウシューズを履くと、より高い位置に踵が上がることが求められ、前述のポワントという動作になります。男性ダンサーは、布シューズ着用で踊るので、ポワントは行いません。

3）足のポジション

1番 ポジション

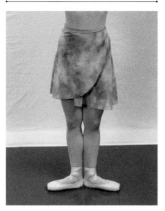

股関節外旋位で、踵と踵が互いに触れ
るようにして立ちます。

2番 ポジション

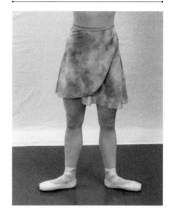

1番ポジションから両足を一足分開けて
立ちます。

3番 ポジション

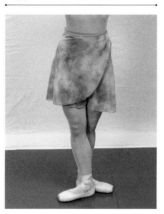

1番ポジションから半足分重ねます。

4番 ポジション

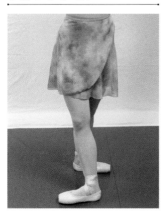

3番ポジションから、前に重ねている足を、
前方に1足分出します。

5番 ポジション

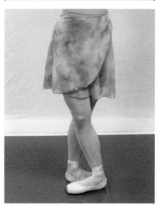

3番ポジションから、前に重ねた足を全
足分重ねます。

4）上肢

アン・バー（en bas）

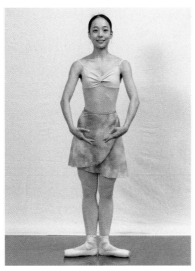

「bas」とはフランス語で「下」という意味で、両手を下に降ろします。肘を軽く曲げて、身体から少し離した前方で楕円を作ります。指先は、自然にまっすぐ伸ばします。

アン・ナヴァン（en avant）

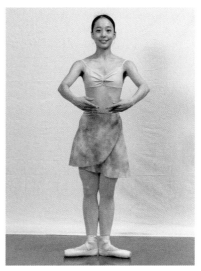

「avant」は、フランス語で「前」という意味で、アン・バーの腕の形のまま、前方に持ち上げます。肩が上がらないように注意します。上腕部を軽く外旋し、前腕部は回内しています。

ア・ラ・スゴンド（à la seconde）

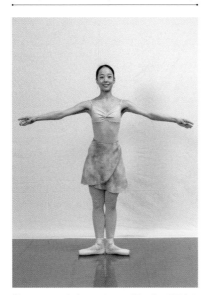

「à la seconde」は、フランス語で「二番目」という意味で、足の2番ポジションと同様に、横に広げた状態を意味します。両腕で楕円を作ったまま、身体の横に腕を開きます。両腕で、身体の前に大きな円を作るようなイメージです。この時も肩が上がらないように注意します。

アン・オー（en haut）

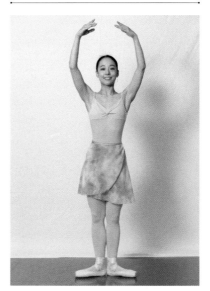

「haut」は、フランス語で「高い」という意味で、アン・バーから両腕を上に持ち上げます。自然に両腕を持ち上げると、肩が上がりますが、肩甲骨を下げるような意識をしながら、両腕を上げる練習をします。

5）足の位置（方向）

ドゥヴァン（devant）

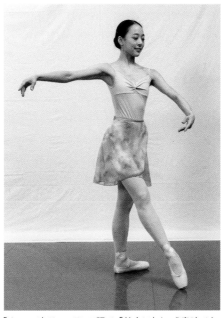

「devant」は、フランス語で「前方に」という意味です。脚を前方に動かすことは、全てドゥヴァンと呼ばれます。写真は、足の指先がついた状態で脚を前方に出しています。

ア・ラ・スゴンド（à la seconde）

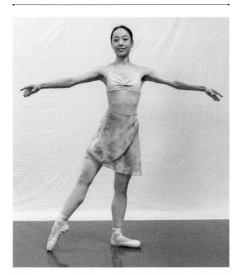

「à la seconde」は、腕の動きで出てきた言葉と同じですが、足の位置としては、横に出した状態を言います。写真は爪先が床に着いていますが、足が床から離れても、足の位置としては、ア・ラ・スゴンドと呼ばれます。

デリエール（derriere）

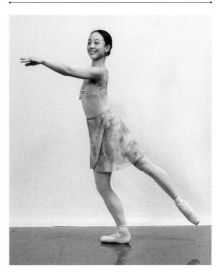

「derriere」はフランス語で「後ろに」という意味です。脚を後ろに出すことをデリエールと呼びます。写真は脚を後ろにあげています。

6）基本の動き

プリエ（plié）

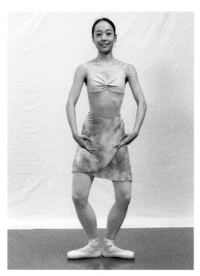

「plié」は、フランス語の「plier」という「折る」「曲げる」という意味の動詞の過去分詞形です。その名の通り、膝を少し曲げます。両膝を曲げる場合もあれば、片膝だけを曲げる場合もあります。ダンサーの意識としては、「膝を曲げる」動作を行いながら、引き上げる意識を保ち続けるようにして行います。

グランプリエ（grand plié）

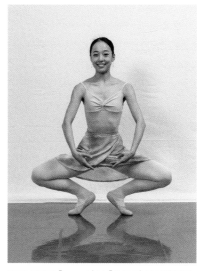

フランス語で「grand」は「大きい」という意味で、より膝を大きく曲げた、深いプリエを行います。踵は床から離れますが、プリエの動作から膝を大きく曲げていったら、最小限踵が床から離れた状態となります。動作の始めから、踵は上がっていません。舞台上の動きというよりは、基礎練習で行う動きです。なるべくプリエからグランプリエ、そしてまたプリエから膝の完全伸展位へと、一連の動作をスムーズに行います。

パッセpassé（ルティレretire）

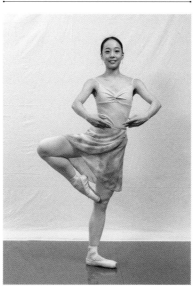

「passé」とはフランス語で「通過する」という意味です。「retire」とはフランス語で「撤退する、引き下がる」という意味になります。いずれも写真にあるように、股関節外旋位のまま、片膝を屈曲する動きです。この姿勢のまま止まっていると「ルティレ」と呼ばれ脚を動かしている途中でこの状態を通ることを、パッセといいます。
骨盤を横に大きく傾けることなく、膝を曲げて、曲げた足先は支持脚の膝より上を触ります。

クドゥピエ（cou-de-pied）

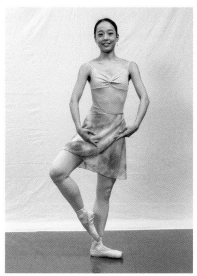

cou-de-piedは、フランス語で「足の甲」という意味です。ルティレは、足先が支持脚の膝より上を触りますが、クドゥピエは、足先は支持脚の足首の内側あるいは外側に触ります。膝関節屈曲角度の大きい、ルティレに似た動作です。

バットマン・タンデュ（battement tendu）

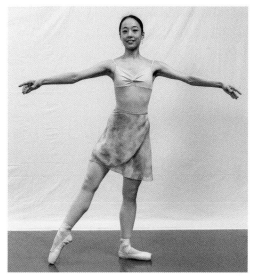

「battement」はフランス語で「打つ、鼓動」、「tendu」はフランス語で「張る、緊張」を意味します。動く側の膝を完全に伸ばしたまま、前、横、後ろに足を擦り出して戻す動作です。

アラベスク（arabesque）

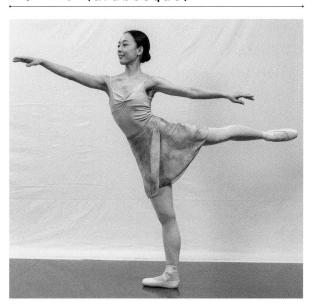

「arabesque」は英語あるいはフランス語で「アラビア風の」という意味ですが、この動作の名称にアラベスクという名前がついたルーツについては不明です。しかしながら、バレエの動作の中で、最も頻繁に行われる動作の一つと言っても過言ではありません。片足で立ち、もう一方の脚を膝を伸ばして後ろに高く上げる姿勢です。腕の位置と上げる脚の組み合わせによって、1番から4番までのアラベスクがあります。この写真は1番アラベスクと呼ばれるポーズです。

デヴェロッペ（développé）

「développé」は、フランス語で「発展させる」という意味です。パッセからアティテュード（片足で立ち、もう片方の脚を、前、横、あるいは後ろに上げて膝を曲げる姿勢）を経て、挙げた脚の膝を完全に伸ばすまでをゆっくり行う動作を言います。

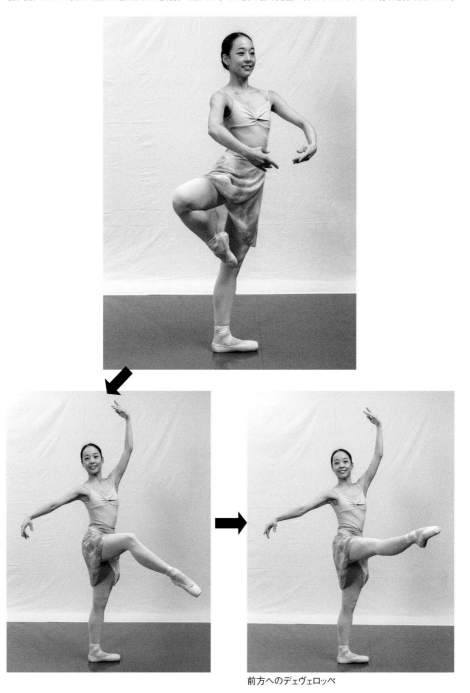

前方へのデヴェロッペ

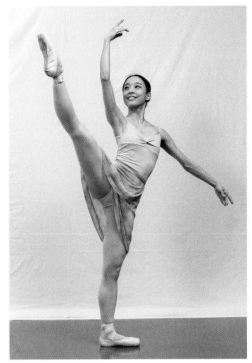

横へのデェヴェロッペ

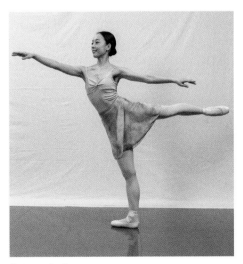

後ろへのデェヴェロッペ

グラン・バットマン（grand battement）

「grand」はフランス語で「大きい」、「battement」はフランス語で「打つ、鼓動」という意味です。大きな打ち付けるような動作ということになります。挙げる脚の膝関節は完全伸展位のまま、素早く足を挙げる動作をグラン・バットマンといいます。

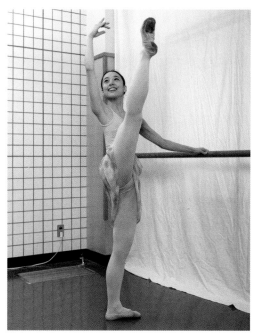

前方へのグラン・バットマン

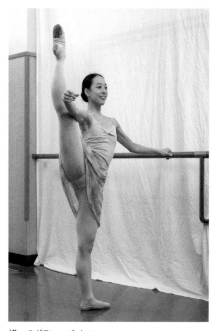

横へのグラン・バットマン

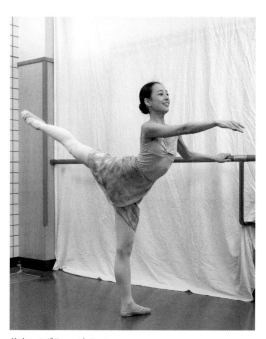

後方へのグラン・バットマン

7）回転

ピルエット・アン・デオール（pirouette en dehors）

「pirouettte」とは、フランス語で「爪先立ちで回る」という意味です。「en dehors」は、フランス語で「外へ」という意味です。外側に向かって回転する動きになります。一般的には、プリエを準備動作として行い、ルティレのまま、回転をします。単に「ピルエット」というと、この「ピルエット・アン・デオール」の動きを指す場合が多いです。

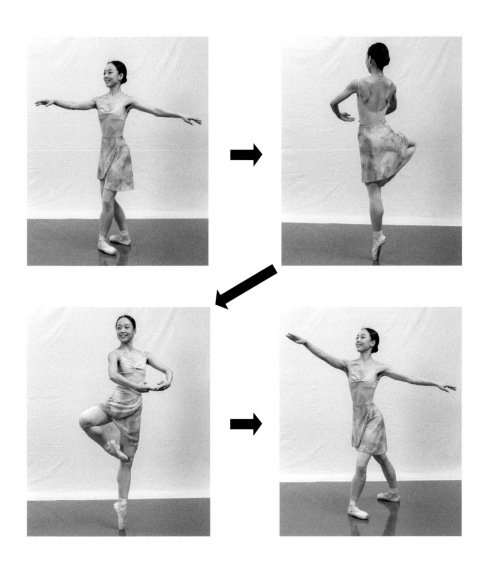

ピルエット・アン・ドゥダン（pirouette en dedans）

「en dedans」は、フランス語で「内へ」という意味で、内側（軸足側）に回転する動きです。この回転は、前方の脚だけをプリエする準備動作から、プリエで曲げていた膝を伸ばしながら踵をあげてルルベあるいはポワントの状態で、もう片方の脚はルティレのまま回転を行います。

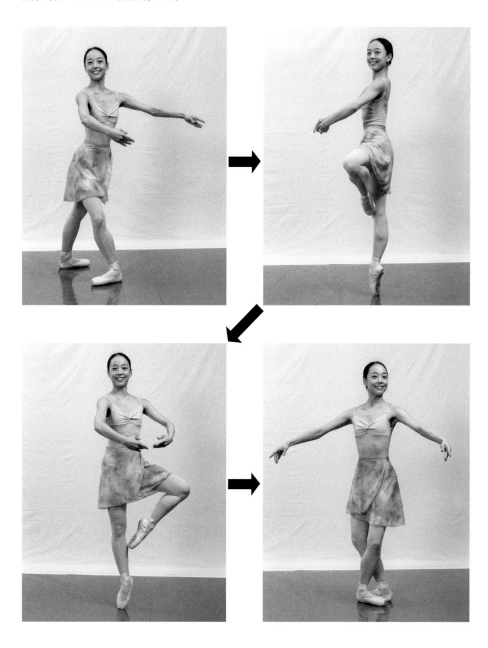

フェッテ・アン・トゥールナン（fouetté en tournant）

「fouetté」はフランス語で「激しく打つ」、「en tournant」は「回す」という意味で、片足で連続して回り続ける動きです。準備動作としてピルエット・アン・デオールを行った後に、そのまま片脚で回転をします。1あるいは2回転する度に、軸足側はプリエを行い、回転側の脚は、ルティレから膝を前方に伸ばしながら出して、そのまま横まで脚を回して、再びルルベあるいはポワントでつま先立ちをしながら回転を続けます。略して「フェッテ」と呼ばれることもあります。『白鳥の湖』や『ドン・キホーテ』では、主役の女性ダンサーが32回転連続する踊りが大きな見せ場となっています。コンクールなどでも頻繁に行われる動作で、軸足の位置が大きく移動せずに、多くの回数を連続してできるように練習します。

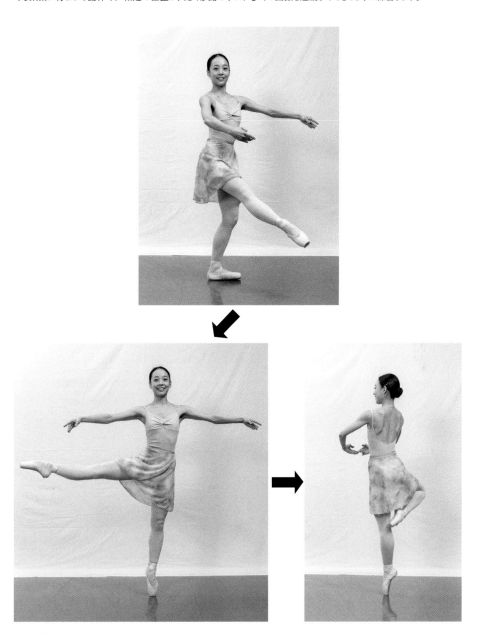

8）移動を伴う回転

シェネ（chaîne）

「chaîne」はフランス語で「鎖」という意味です。両脚で1番ポジションでルルベあるいはポワントでの爪先立ちをした状態で、半回転ずつ前に移動をします。視点は進行方向に定め、頭の回転に対し、体幹部の回転を先行させ、一気に頭を後から回転させながら移動をします。

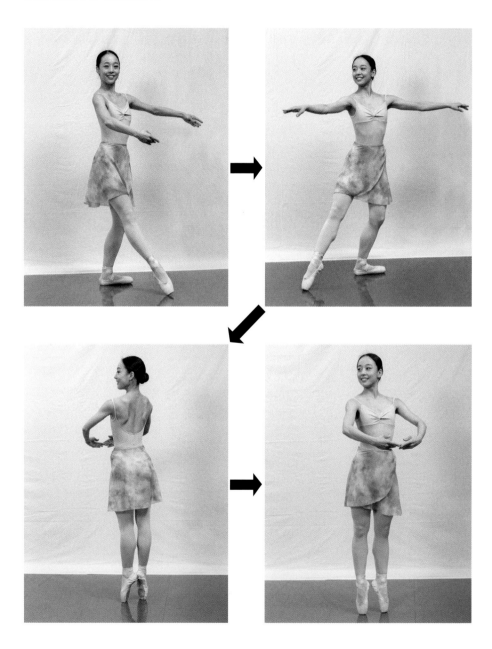

ピケ・ターン（pique turn）

「pique」とはフランス語で「刺す、突く」という意味です。回転する側の脚を前に出しながら爪先立ちになりながら、もう片方の脚はパッセで、片足支持のままで1回転したら、パッセの脚を床に降してプリエをします。この一連の動作を繰り返しながら前方へ移動をします。

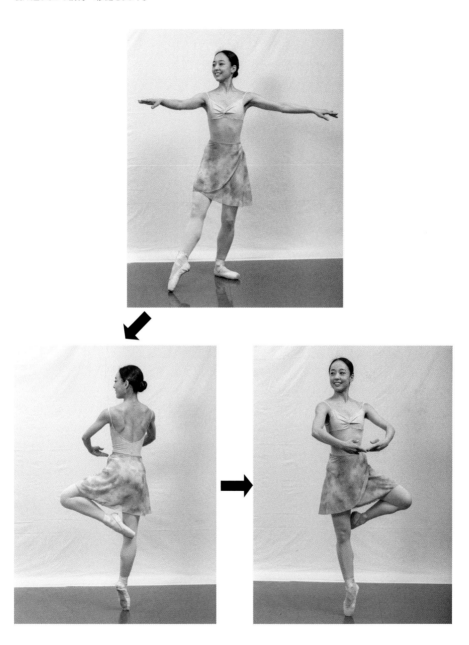

9) その場での跳躍

シャンジュマン（changement）

「changement」はフランス語で「変わる」という意味です。3番もしくは5番の足のポジションでのプリエから跳躍し、着地時に左右の足の前後を交換します。

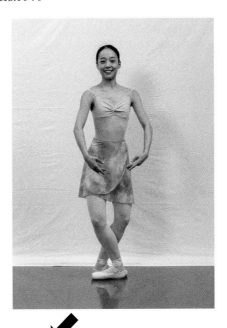

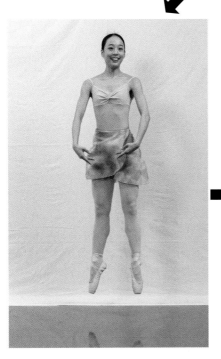

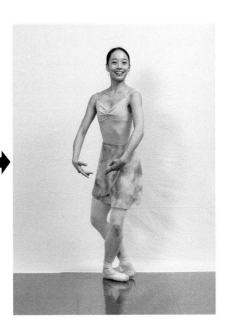

アッサンブレ（assemblée）

「assemblée」とはフランス語で「集まり」という意味です。片足を横にタンデュしながら、もう片方の足で踏み切り、
空中で両脚をそろえたあと、両足一緒に5番ポジションに着地します。

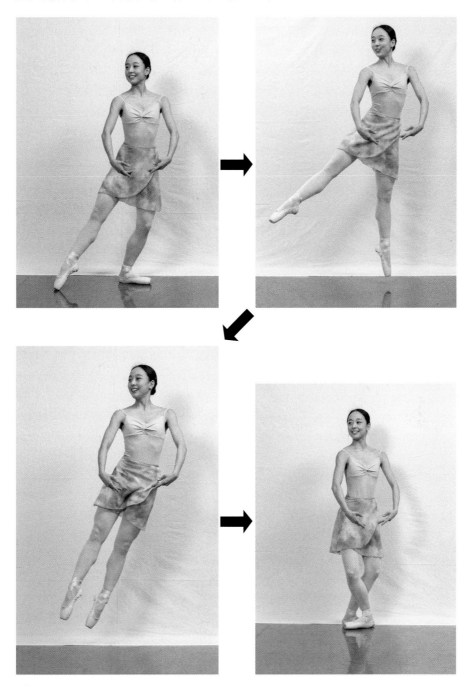

ジュッテ（jeté）

「jeté」とは、フランス語で「投げられた」という意味です。バレエの動作では、跳躍動作にこの言葉がついているものが多くみられます。片足を横にタンジュで出して、そこからもう片方の足で踏み切り、真上に飛んで、逆側の足で着地します。

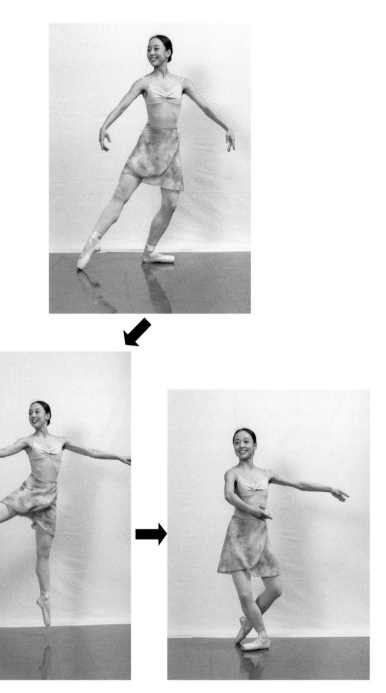

ソテ（sauté）

「sauté」とは、フランス語で「跳んだ」という意味です。あるポーズをしたまま跳び、そのままデュミプリエで着地することをソテといいます。

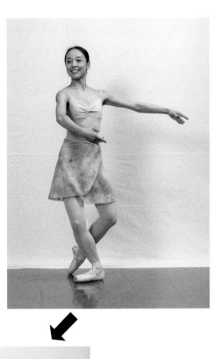

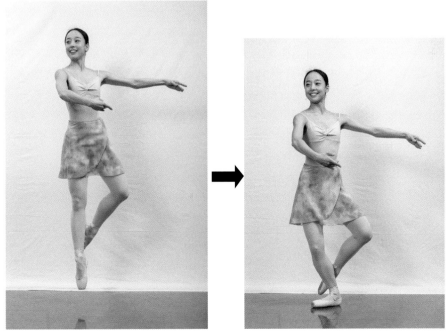

10) 移動を伴う跳躍

シソンヌ・ウーベルト（sissonne ouverte）

「sissonne」は人名と言われ、「ouverte」はフランス語で「開いた」という意味です。両足でふみきって前後開脚をしながら跳躍をし、アラベスクの形で着地をします。

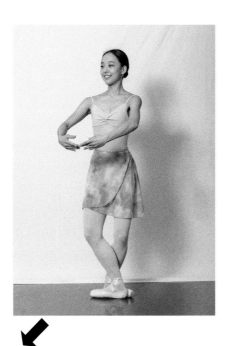

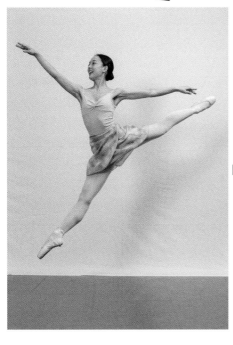

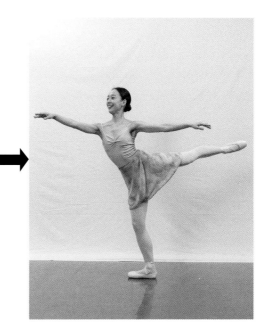

シソンヌ・フェルメ（sissonne fermée）

「fermée」はフランス語で「閉鎖」という意味です。5番ポジションから両脚でふみきり、前後開脚で跳躍し、片足で着地してすぐに5番ポジションに閉じます。

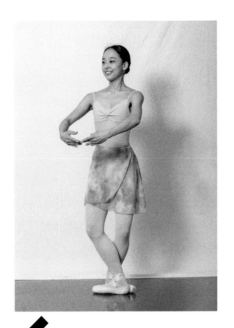

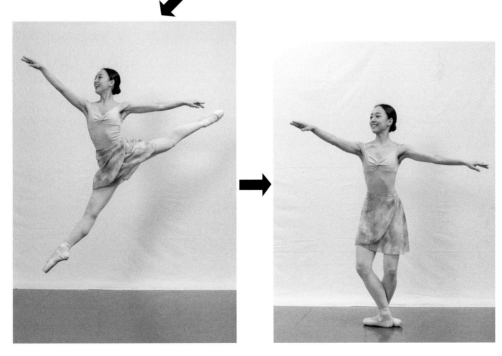

グラン・ジュッテ（grand jeté）

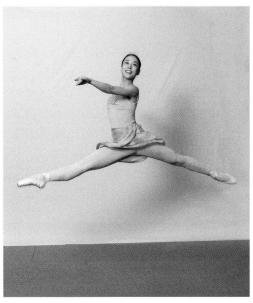

前方に振り上げる脚の膝関節を完全に伸ばしたまま、開脚で飛ぶ
ジャンプです。前方に振り上げた脚で片足着地をします。

グラン・パ・ドゥ・シャ（grand pas de chat）

「pas」とは、フランス語で「バレエのステップ」を意味します。「chat」は、フランス語で「猫」の意味ですので、この動きは「猫
の大きなステップ」となるでしょうか。片脚を膝関節を曲げながら前方に振り上げながら、もう片方の脚で踏み切り、空中で膝関節
を伸ばしながら前後開脚するジャンプです。

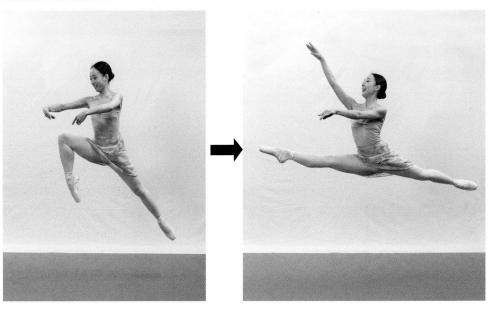

パ・ドゥ・シャ（pas de chat）

5番ポジションから、後ろ脚の膝関節を曲げながらパッセを行います。支持脚側で片足で跳躍してから、空中で踏み切った支持脚もパッセになり、先にパッセになっていた脚の膝を伸ばしながら、踏み切った脚の膝も伸ばし、5番ポジションで着地します。

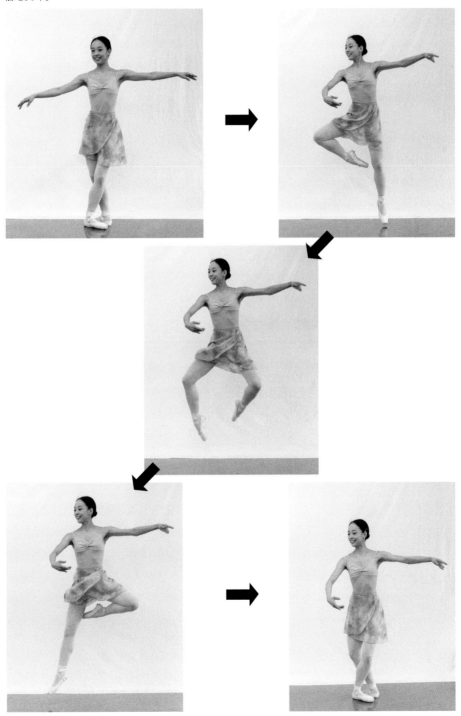

11）ステップとステップの間の動き

バレエダンサーの歩き方

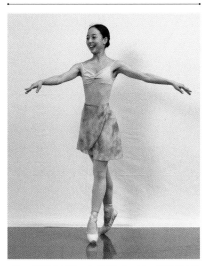

バレエの舞台では、女性ダンサーは、移動のために歩くときは、基本的に踵をあげ、股関節外旋位で歩いています。

グリッサード（glissade）

「glissade」は、フランス語で「スリップ、滑ること」という意味です。横方向への移動で使われる動作です。横にタンデュをしながら、支持脚はプリエをします。横に出した足は指先のある場所、あるいはその更に先で片足でプリエを行います。プリエをしていた支持脚は、タンデュから横に移動しながら、5番ポジションになります。グリッサードは、ステップやポーズの間、あるいは跳躍の準備動作として行われる動きです。

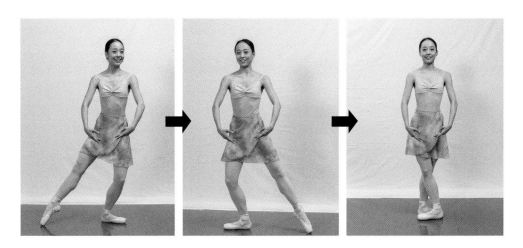

12）その他

かま足

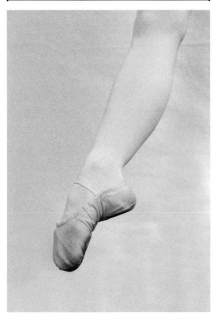

バレエでは、写真のように、指先を伸ばした状態をさまざまな動作の中で保ちます。その際に、足部が脛よりも内側に入り、足部が内返しのまま底屈しているような状態を「鎌（かま）足」と呼んで、足部の誤った動作として指摘します。指先を伸ばした際には、足部が内返し外返しすることなく、まっすぐ伸ばすことが正しい足の動かし方とされています。英語では、sickled foot（鎌のような足）と呼ばれます。

逆かま足

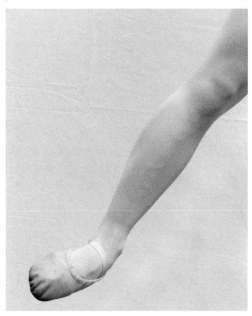

鎌足とは逆に、足部が外返しの状態に近いまま、底屈された状態を「逆かま足」といいます。プロダンサーの中には、アラベスクのように脚を後方に高く上げる動作で、時々こうした足になることはありますが、基本的には、鎌足も逆鎌足も、足部の誤った動きとして練習中に修正が必要です。

【参考文献】
1）小山久美，海野敏．日本のバレエ教育環境の実態分析．文部科学省私立大学戦略的研究基盤形成支援事業 バレエ情報センター機能の構築．昭和音楽大学バレエ研究所，2016.
2）川路明．バレエ入門～バレリーナへの手紙．土屋書店，1985.
3）クロワゼ編集部著．小山久美監修．バレエ用語集．新書館，2009.
4）水村（久埜）真由美．ダンスのかがく．秀和システム，2013.
5）宮尾慈良．これだけは知っておきたい世界の民族舞踊．新書館，1998.
6）ジェラルド・ジョナス著．田中祥子，山口順子訳．世界のダンス．大修館書店，2000.

ダンサーの活動環境と
トレーナーの役割

小曽根史代

NPO法人芸術家のくすり箱 理事

❶ はじめに

1）明日への活力をくれるダンサーに必要なケアを

　ダンサーは「自分が好きなことをやって生活している恵まれている人」と思われているかもしれませんが、現在の日本のダンサーを取り巻く環境は恵まれているとはいえません。例えば、○○○カンパニー所属のダンサーといっても、カンパニーとの雇用契約や定期収入があるわけではなく、出演実績に応じた報酬を得るという関係性がほとんどです。生活のためにはアルバイトが必要なことも多く、観客に素晴らしいパフォーマンスを披露するために、稽古のみならず、身体のメンテナンスや教養を磨く時間、休養など、ダンサーとして取り組みたいことは多々ありながら、そこに集中できる環境にある人はほんのわずかです。本稿では、日本のダンサーの活動環境を客観的に知り、ベストパフォーマンスを追求し、観客に感動を与えてくれるダンサーのために、医療者やトレーナーがどんなヘルスケアサポートを行っていけるのかを考えていきたいと思います。

2）本稿で使用するデータソース

　本稿では主に5つの調査報告をもとに、解説します。それぞれの調査は、実施団体のスタンスや対象者が違うので、横断的な単純比較はできませんが、複数の調査によって多角的な視点からパフォーミングアーツのなかでも、ダンスとそれ以外の演劇や音楽などのジャンルの違いや、ダンスのなかでも、バレエやコンテンポラリーダンスの違いなどもうかがい知ることができます。

①第9回芸能実演家・スタッフの活動と生活実態調査（公益社団法人日本芸能実演家団体協議会、2015年）[1]

　公益社団法人日本芸能実演家団体協議会（以下：芸団協）が、5年に1度行っている実演家の実態調査（以下：実演家調査[1]）です。調査の対象ジャンルは芸能実演全般にわたり、邦楽、伝統演劇、邦舞、洋楽、現代演劇、洋舞、演芸の実演家を対象としています。「洋舞」は、バレエやコンテンポラリーダンス、ジャズダンス、フラメンコなどの複数の種類

のダンスを含みます。本稿では、ジャンルによる違いをみるために、主に「現代演劇」を「洋舞」と比較して取り上げます。

②新進バレエダンサー育成並びにバレエ団運営の基盤整備及び制作人材育成報告書（一般社団法人日本バレエ団連盟、2018年)[2]

　一般社団法人日本バレエ団連盟（以下：バレエ団連盟）が国内外のバレエダンサーの労働環境の実態把握を目的に行った調査（以下：バレエ団調査[2]）です。本稿では日本バレエ団連盟の会員団体である9団体への調査結果を引用しています。回答者は、各バレエ団の制作や事務など、運営にかかわるスタッフです。

③第1回日本のトレーナー実態調査（公益財団法人日本スポーツ協会、2018年)[3]

　公益財団法人日本スポーツ協会が行った、日本国内外に居住する ①アスレティックトレーナー（AT）資格保有者、②職業としてトレーナー活動を行っている人（資格の有無にかかわらない）、③トレーナー活動を何らかの形で行っている人(資格の有無にかかわらない) に対して行った調査（以下：トレーナー調査[3]）です。調査回答者総数は1294人です（男女比8：2）。日本スポーツ協会の認定アスレティックトレーナーが9割を占めています。

④芸術家の健康に関する実態・ニーズ調査 Ⅰ．バレエ編（特定非営利活動法人芸術家のくすり箱、2012年)[4]

　この調査は、現役のバレエダンサーに対して、職業的なケガや不調、治療等に関する実態とニーズをアンケート形式で調査したものです（以下：バレエダンサー調査[4]）。舞台公演数の多い16のバレエ団に対して調査協力を依頼し、9団体から承諾を得て、140人（男性24人、女性116人）から回答を得ました。実演家調査[1]の「洋舞」よりも、年齢層が若いということをふまえて参照してください。

⑤文化力プロジェクトヘルスケアサポート基盤整備事業報告書（特定非営利活動法人芸術家のくすり箱、2018年)[5]

　芸術家のくすり箱が、2017年度に行った4つのダンスカンパニーの公演への帯同を核とした「ヘルスケアサポートプログラム」の内容と、このプログラムを利用したダンサーおよびカンパニー制作者の声をまとめた報告書（以下：帯同調査[5]）です。公演当日のコンディショニングだけではなく、①サポート開始時のフィジカルチェック、②リハーサル期間から本番まで、稽古場と劇場で行うケア、③グループワークショップ（応急処置法演習、食事講座など）で構成する複合的なプログラムです。医師、理学療法士、柔道整復師、鍼灸師等の国家資格保有者が、「トレーナー」として現場に配置されて実施しています。

❷日本のダンサーを取り巻く実態

1）ダンサーという職業

　内閣府が毎年行う世論調査に「あなたが働く目的はなんですか」という設問があり、お金を得るため（56.4％）、社会の一員として努めを果たすため（14.5％）、自分の才能や能力を発揮するため（7.9％）、生きがいをみつけるため（17.9％）という順の回答がえられています（国民生活に関する世論調査。[6]）。同じ質問を、芸団協でも実演家に対して行っているので照らしてみましょう。実演家は、「自分の才能や能力を発揮するため」が37.4と最も多く、ジャンル別では洋舞が49.6％と突出しています（図1）。一方で、「洋舞」の回答者が「お金を得るため」と答えた割合は、わずか12.2％でした。ダンサーは、収入の多寡より、自分の才能を発揮したいという思いでダンスに取り組んでいる人が多いことがわかります。

　次に、「1年間に行なった芸能に関わる仕事とそれ以外の仕事について、あてはまるもののすべてに○印をつけてください」という設問に対して「洋舞」の回答は、①教える仕事、②舞台の出演のための稽古、③舞台への出演の順で多いことが示されています（図2）。「教える仕事」は91.6％にのぼり、ほとんどのダンサーは、「教える仕事」をしていることがわかります。「1年間に費やした活動日数」をみると、「洋舞」は演劇やその他のパフォーミングアーツに比べて、本番の日数が少ないのに稽古やトレーニングの日数は多く、拘束が大きいジャンルといえるでしょう（図3）。

　また、「洋舞」の特徴としては、技能維持のための研鑽やトレーニング、振付や演出などを行う時間も他のジャンルより多く、舞台出演だけではないさまざまな仕事を兼務しています。

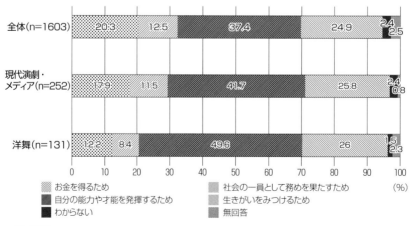

図1：働く目的
実演家調査[1]より作成

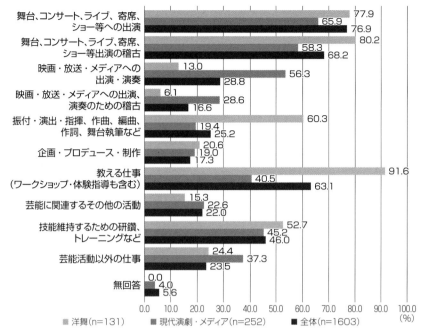

図2：昨年1年間に行なった芸能に関わる仕事とそれ以外の仕事（複数回答）
実演家調査[1]より作成

　バレエダンサーの年間の公演日数は（バレエダンサー調査[4]）男女ともに最も高い割合だったのが、「平均11～50日／年」という回答でした（図4）。ここで注目したいのは、女性は「年間10日以下／年」のダンサーが32.8％なのに対して男性は10日以下は8.3％

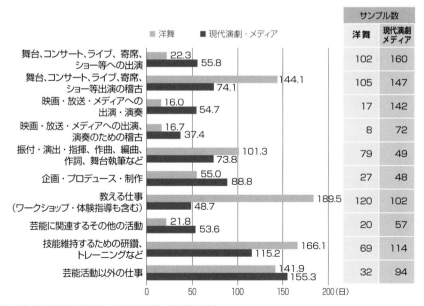

図3：昨年1年間に費やした活動日数（平均日数）
実演家調査[1]より作成

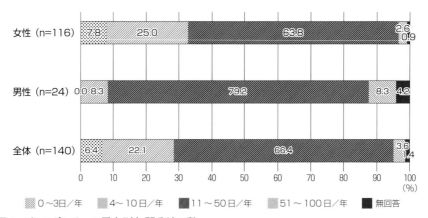

女性 (n=116) 7.8 25.0 63.8 2.6 0.9

男性 (n=24) 0.0 8.3 79.2 8.3 4.2

全体 (n=140) 6.4 22.1 66.4 3.6 1.4

0 10 20 30 40 50 60 70 80 90 100 (%)

▨ 0〜3日／年　▨ 4〜10日／年　▨ 11〜50日／年　▨ 51〜100日／年　■ 無回答

図4：バレエダンサーの男女別年間公演日数
バレエダンサー調査[4] より作成

と差が大きいところです。これは、男性は、所属バレエ団以外でのゲスト出演が多い結果です。日本には多くのバレエ教室がありますが、発表会に必要な男性パートを担える生徒さんはなかなかいません。ここを担うゲスト出演は、男性ダンサーの主要な仕事になっています。

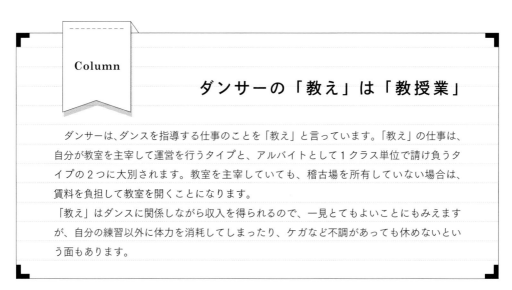

Column

ダンサーの「教え」は「教授業」

　ダンサーは、ダンスを指導する仕事のことを「教え」と言っています。「教え」の仕事は、自分が教室を主宰して運営を行うタイプと、アルバイトとして1クラス単位で請け負うタイプの2つに大別されます。教室を主宰していても、稽古場を所有していない場合は、賃料を負担して教室を開くことになります。
　「教え」はダンスに関係しながら収入を得られるので、一見とてもよいことにもみえますが、自分の練習以外に体力を消耗してしまったり、ケガなど不調があっても休めないという面もあります。

2）ダンサーの年収

　1年間の個人収入に対する設問では、「洋舞」の50％が年収300万円未満でした（実演家調査[1]）（図5）。さらに、バレエダンサーは、年収100万円未満と答える人が50％以上にものぼりました（芸術家のくすり箱, 2008）（図6）。有名なバレエ団に所属するバレエダンサーでも、親元から通っていたり、配偶者の扶養に入っているという人もいます。
　公演で主要な役を踊っているダンサーでも教えなどのアルバイトをせざるをえず、リハーサル後やレッスンのない日などに仕事をしていることが多いです。

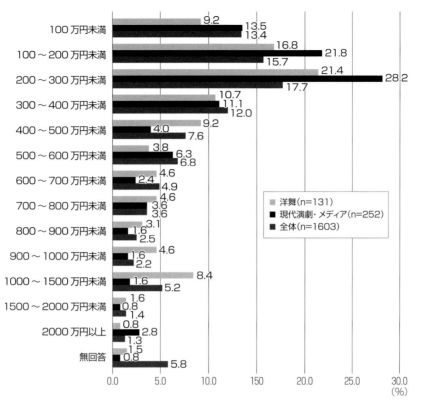

図5：昨年1年間の個人収入
実演家調査[1) より作成

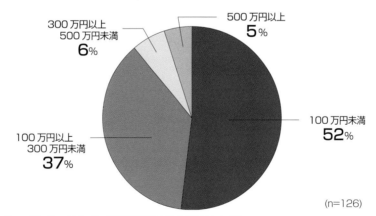

図6：バレエダンサーの年収（芸術関連以外の仕事も合算）
〔出典〕芸術家の健康に関する実態・ニーズ調査　バレエ編. NPO法人芸術家のくすり箱. 2008.

3）ダンサーの自己負担

　ダンサーの多くは、就業形態としてはフリーランスなので、仕事をするために必要なものの購入であっても基本的には自己負担となります。「あなたが仕事をするうえで必要な費用で、通常あなた個人の負担になっているものには、どのようなものがありますか（所属集団・流派・組織や依頼主、制作プロダクションが通常負担してくれないもの）。」（実

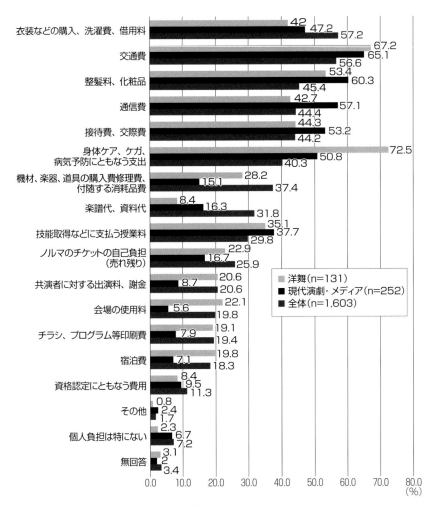

図7：個人負担になっている仕事上の必要経費
実演家調査[1] より作成

演家調査[1]）という設問に対する「洋舞」の回答は、「身体のケア、病気予防に伴う支出」
が72.5％と最も多く、他ジャンルに比べても突出していることがわかります（図7）。

　また、交通費を自己負担している人の割合も高いです。各地でダンスを教えるクラスを
開いていたり、地方公演に個人で呼ばれて遠征したりする場合もあります。これらは所属
している団体以外からの収入になる貴重な仕事ではありますが、実際のところは経費が負
担になることもあります。一方、他のジャンルよりも楽譜や資料、原作などの支出は少な
く、ダンサーはなにより身体が資本で舞台に臨んでいるといえるでしょう。

　自己負担に関する同じ設問の「洋舞」の回答を、バレエとその他のダンスをしている人
で比べてみると、「衣装の購入、洗濯、着用など」の負担に差が出ています（図8）。バレ
エでは、それほど衣装に負担がかかっていません。クラシックバレエの場合、ある程度演
目や衣装のスタイルが決まっており、バレエ団が保有している衣装を一時的に借りるスタ

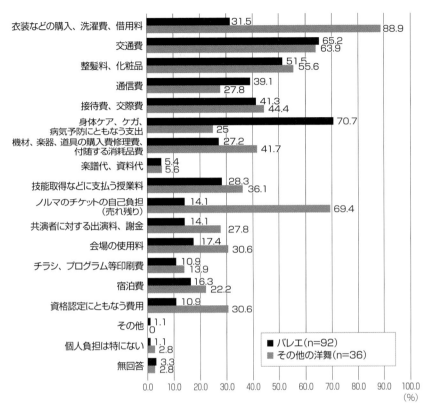

衣装などの購入、洗濯費、借用料 31.5 / 88.9
交通費 65.2 / 63.9
整髪料、化粧品 51.5 / 55.6
通信費 39.1 / 27.8
接待費、交際費 41.3 / 44.4
身体ケア、ケガ、病気予防にともなう支出 70.7 / 25
機材、楽器、道具の購入費修理費、付随する消耗品費 27.2 / 41.7
楽譜代、資料代 5.4 / 5.6
技能取得などに支払う授業料 28.3 / 36.1
ノルマのチケットの自己負担（売れ残り） 14.1 / 69.4
共演者に対する出演料、謝金 14.1 / 27.8
会場の使用料 17.4 / 30.6
チラシ、プログラム等印刷費 10.9 / 13.9
宿泊費 16.3 / 22.2
資格認定にともなう費用 10.9 / 30.6
その他 1.1 / 0
個人負担は特にない 1.1 / 2.8
無回答 3.3 / 2.8

■ バレエ(n=92)
■ その他の洋舞(n=36)

図8：個人負担になっている仕事上の必要経費のバレエとその他の洋舞の比較（複数回答）
実演家調査[1] より作成

イルのため負担は少なく済みます。しかしバレエ以外、特にコンテンポラリーダンスは、オリジナリティを求め作品を制作する都度衣装を調達するので、出演者の買取りということが多いのです。身体のケアに対する自己負担は、バレエが圧倒的に多く、身体への負担が大きいダンスであることがうかがえます。

　この設問で、もうひとつ注目したいのは、「チケットの自己負担」についてです。日本の舞台芸術界の実態として、多くの団体にチケットノルマ制度があります。舞台製作費や出演費に充当する資金の調達のためチケット販売を出演ダンサーが担う方法です。ノルマがある場合は、配役や、団体内の立場によってノルマ枚数が課せられ、売った分が自身の収入となりますが（全額とは限りません）、残った分は全額自己負担になるなど、ルールはさまざまです。

「チケットを売れば自分の収入になる」といいましたが、実はそこに業界の落とし穴があると思っています。なぜならダンサーはダンサー同士でチケットを売買することが多く、自分のチケットを買ってもらうと、その人が出演する公演があればチケットを買わなければならなくなります。ノルマのチケットを売れば、いったんダンサーの手元にお金が入るため、制作側からすると人件費を省いて効率的と考えるかもしれませんが、実はとても狭

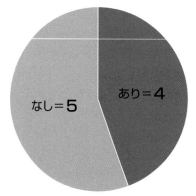

・1団体のみ雇用契約。他は所属契約。

(n=9)

図9：バレエ団とダンサーの契約の有無
バレエ団調査[4]より作成

いコミュニティのなかでチケット代がぐるぐる回っているだけで、生活を潤すような収入にはなりません。外部からの観客を呼ぶ広報活動ができてこそ、ダンス業界が職業として成立しうると考えられ、プロフェッショナルな団体はこの構造からの脱却を図ろうとしています。

4）バレエ団の契約

「ダンサーと契約をしているか」を尋ねた調査（バレエ団調査[2]）では、会員9団体のうち、「契約あり」が4団体、「契約なし」が5団体という結果でした（図9）。この契約には、雇用契約と所属契約があるようです。

　雇用契約とは文字通り団体がダンサーを雇用する契約ですが、舞台に出演するダンサーとして契約していることは少なく、団体が主催するバレエスクールの講師として雇用契約している場合もあります。所属契約というのは、給料や舞台出演を約束する契約ではなく、特定のカンパニーに所属していることを明記できるという契約です。所属契約を結んでいれば、たとえばよそのバレエ教室でゲスト出演する際に所属カンパニーを名乗ったり、メディアで紹介されたりする際に役立ちます。契約のない5つのうちの3団体は、「(条件については)口約束」と回答しています。

　公演毎の「出演料」が、ダンサーの主な収入源です。「私は○○カンパニーに属しているプロダンサーです」といっても、固定給ではなく、実際に公演に出演しなければ報酬が得られないのが今の日本のダンサーを取り巻く現実です。

　また、報酬は大抵公演が終わってから支払われますが、終わったからといってすぐに入金されるわけではなく、約2カ月程度かかることが多いとのこと。この調査では、9団体のうち6団体は「公演に対する報酬金額の事前通知はなし」とされています。ダンサーはいくら支払われるかわからない公演に出演し、支払われてはじめて金額がわかるということになります。

さらに、日本バレエ団連盟会員団体のうち、6団体は、団体維持費を納入する制度がありました。団費を納入していれば、毎日のレッスン代を支払う必要はありません。また、バレエ団以外の公演に出演する際に衣装を貸してもらえるなど、納入の義務を負っているからこそのメリットもあります。また、チケットノルマに関しての設問では、9団体のうち2団体は「ある」という回答でした。「全くない」のは3団体、4団体は「公演による」という回答でした。

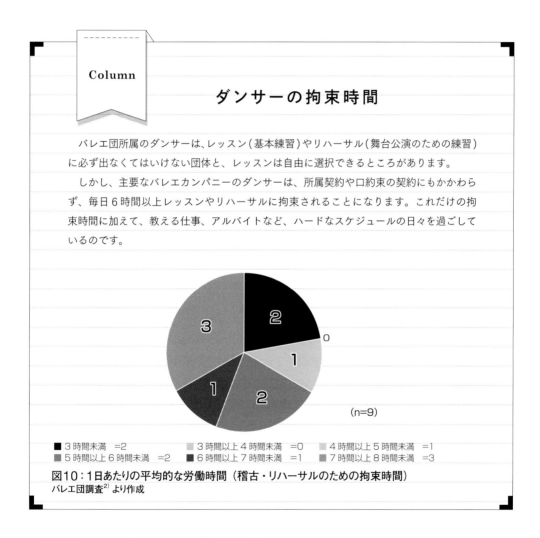

Column

ダンサーの拘束時間

　バレエ団所属のダンサーは、レッスン（基本練習）やリハーサル（舞台公演のための練習）に必ず出なくてはいけない団体と、レッスンは自由に選択できるところがあります。
　しかし、主要なバレエカンパニーのダンサーは、所属契約や口約束の契約にもかかわらず、毎日6時間以上レッスンやリハーサルに拘束されることになります。これだけの拘束時間に加えて、教える仕事、アルバイトなど、ハードなスケジュールの日々を過ごしているのです。

(n=9)

■ 3時間未満 ＝2　　■ 3時間以上4時間未満 ＝0　　■ 4時間以上5時間未満 ＝1
■ 5時間以上6時間未満 ＝2　　■ 6時間以上7時間未満 ＝1　　■ 7時間以上8時間未満 ＝3

図10：1日あたりの平均的な労働時間（稽古・リハーサルのための拘束時間）
バレエ団調査[2)] より作成

❸ ダンサーのケガの実態

1）バレエはケガが多い

「あなたは昨年1年間に医師の治療が必要な、仕事上の傷害（ケガ）、仕事が原因と考えられる病気・症状などの経験がありますか」という設問に（実演家調査[1)]）、「洋舞」は

34％が「経験がある」と回答し、ジャンル別で１位でした（**図11-1**）。

「洋舞」の内訳をバレエとその他のジャンルのダンサーに分類してみると、バレエ経験がある人に集中していて、その他のジャンルはケガがありませんでした（**図11-2**）。

　バレエダンサーに限定した調査では、95％が「芸術活動によるケガで治療を受けたことがある」と回答しています（バレエダンサー調査[4]）。

２）ケガの発生場所

「洋舞」のケガの発生場所は、「稽古場」で発生することが最も多く、その次が「舞台・ステージ」です（実演家調査[1]）（**図12**）。実際にパフォーマンスをしている場所ですので当然ですが、「演劇」などは旅公演も多いので、「洋舞」には少ない「移動中」や「ロケ現場」があがってきています。

　稽古場でのケガは、ダンスの動きが原因で発生するケガだけではありません。たとえば夏に、湿度が高い密室で踊っていて熱中症になってしまうこともしばしば起こります。また、劇場は、とても乾燥していたり、楽屋や舞台裏が寒かったりすることもあり、風邪やインフルエンザが発生することもあります。医療者がトレーナーとして劇場に帯同する場合は、このようにダンサーが体調を崩しやすい環境になっていないかどうかも十分にチェックし、対策をとる必要があります。

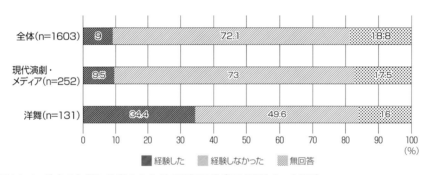

図11-1：昨年１年間に仕事上のケガで医師の治療が必要となった経験
実演家調査[1]より作成

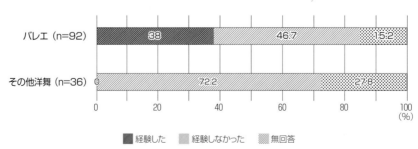

図11-2：昨年１年間に仕事上のケガで医師の治療が必要となった経験
（「洋舞」の内訳をバレエとバレエ以外に分類した場合）実演家調査[1]より作成

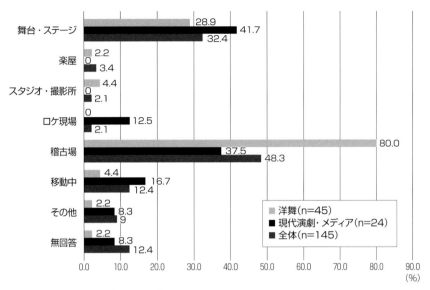

図12：ケガの発生場所（複数回答）
実演家調査[1] より作成

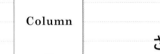

Column

さまざまなリスクに配慮する

　ケガや体調不良のなかには、舞台の埃がひどく、アレルギーのあるダンサーが体調を崩すということもあります。とある舞台では、正面から見えない舞台装置の後ろのクッションに向かって飛び降りる演出がありました。見えないところにクッションを置いて安全面に十分配慮しているように思えても、クッション自体が埃まみれで、喘息が起きることもあり得ます。

　ある公演で実際にあったケースでは、クッションに飛び降りる演出で、演出家に「身体を反らしたまま落ちなさい」と指示をされていて、ダンサーがむち打ちになりかけました。トレーナールームでは、「着地のときまで、反りかえっていたら身体が壊れるよね？　観客から見える範囲は、演出家の指示どおり身体を反らしても、着地のときは身を守るようにやってみてください」と伝えていました。

　華やかな世界の裏には、ケガや病気など、ダンサーにとってのリスクがさまざまあります。舞台公演に関わる医療者・トレーナーは、舞台まわりが特殊な環境であることを念頭に、リスクに気を配り、準備と対応を行う必要があります。

3）ケガの原因

　バレエダンサーに対する調査では、31％のダンサーがケガの原因を「疲労」と回答しています（芸術家のくすり箱, 2008）（図13）。次に29.5％が「使い過ぎ」と回答していて、

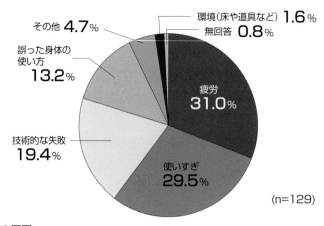

環境(床や道具など) **1.6**%
無回答 **0.8**%
その他 **4.7**%
誤った身体の
使い方
13.2%
疲労
31.0%
技術的な失敗
19.4%
使いすぎ
29.5%
(n=129)

図13：ケガの原因
〔出典〕芸術家の健康に関する実態・ニーズ調査 バレエ編. NPO法人芸術家のくすり箱, 2008.

19.4％の「技術的な失敗」という外傷よりも、慢性的な原因が多いということです。
「環境」をケガの原因にあげたのは1.6％にすぎませんが、床で足を滑らせるなどがこれ
にあたり、少なくないと感じます。バレエは、滑りにくく、湿度調整もできるリノリウム
という素材の床材が、最も踊りやすいとされています。また、昔から滑り止めとして使わ
れてきた松やにですが、最近では、リノリウムを傷めるため、使用しないことが推奨され
つつあります。ワックスがかかっている廊下を歩いたシューズでリノリウムに上がってし
まうと滑りやすくなってしまうので、「廊下は他の靴を履いてください」「廊下を歩いた靴
でリノリウムに上がらないでください」など気をつかっている稽古場もあります。床面の
状態は、ダンサーの踊りやすさや疲れ具合に影響を与えますので、トレーナーとしても重
要なチェックポイントです。

4）治療費の負担

　仕事上の治療費の負担に対する設問では「洋舞」の82％が、「治療費を自己負担している」
と回答しています（実演家調査[1]）（**図14**）。一部、「所属している団体が負担」、「カンパ
ニーが加入している保険を使用する」こともあります。「現代演劇」ではケガをした際、「労
災保険が適用」（12.5％）されたり、「所属集団や依頼主が負担」する率が一定程度あり
（20.8％）、「洋舞」との組織体の違いがうかがえます。
「実際に、ケガで出演できなくなってしまったとき、報酬はどうなりますか」というバレ
エ団連盟の設問に対し、「全て支払われない」が5団体、「参加した分が払われる」が4団
体でした（バレエ団調査[2]）（**図15**）。予定された出演料が全て支払われるところは一つ
もありません。つまり、ダンサーはケガをしてしまうと、治療費も自分で払い、報酬もな
くなってしまうため、「身体が動かなくても休まない」といった判断をしてしまう可能性
があります。

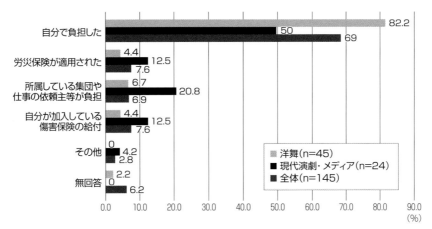

図14：仕事上のケガの治療費等の負担
実演家調査[1] より作成

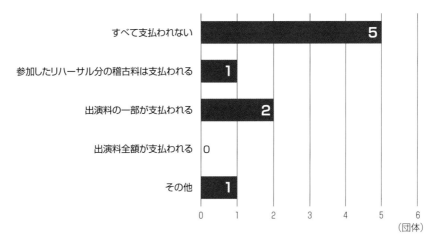

図15：ケガによる降板が行われた際の報酬の有無
バレエ団調査[2]

　また、バレエダンサーに対しての「治療のためにどこに行きましたか？」という質問では、「病院、診療所、クリニック」のおそらく整形外科系が21.9％にとどまり、保険適応ではない整体院、カイロプラクティック、鍼灸院などを利用している人が多いのも特徴です（バレエダンサー調査[4]）（図16）。ダンサーが病院以外の選択肢を選ぶ理由は、第一に「時間が合わない」ということが挙げられます。病院は診療時間が限られており、さらに待ち時間がどれくらいかかるかもわかりません。対して、整体や鍼灸は診療時間の長さから都合があわせやすく、予約制のため待ち時間なく、最小限の時間で受けられることがメリットになっています。また、根治のための治療か、対処療法かの理解なく即効性を求める傾向が少なからずあります。

　同調査で「ケガで困っていること」の自由記述をみると、最も多いのは「金銭面」ですが、医療者のダンスへの理解不足や休むことへの不安などが定数挙がっています（表1）。

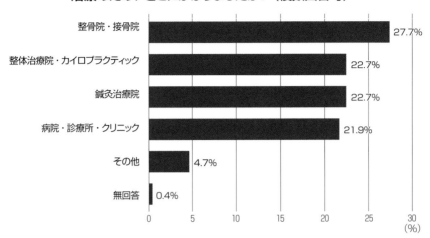

治療のため、どこにかかりましたか？（複数回答可）

施設	割合
整骨院・接骨院	27.7%
整体治療院・カイロプラクティック	22.7%
鍼灸治療院	22.7%
病院・診療所・クリニック	21.9%
その他	4.7%
無回答	0.4%

図16：治療のために行った施設
バレエダンサー調査[4]より作成

表1：ケガで困っていること（自由記述）

（人）

分類	内容	人数
金銭面	治療費（「保険がきかない」を含む）	16
	収入減	3
治療・リハビリ	良い医師やトレーナーがわからない	6
	回復期の痛みとの付き合い方、加減がわからない	6
	治療内容に不満・治療効果がでない	5
	医師のバレエの動き・活動への理解不足	4
	セルフケアの方法がわからない	3
	なにが良い方法かわからない	2
活動環境	休めない	4
	病院がやっている時間帯に通えない	2
その他	治るか、復帰できるか不安	4
	休むことへの焦り	4
	怪我の原因を詳しく知りたい	1

バレエダンサー調査[4]より作成

❹日本のバレエ団

1）バレエ団の構成

　バレエ団調査[2]によると、会員団体である９団体の団員・スタッフの構成は**表２**のようになっています。運営スタッフには営業、総務、制作、広報などマネジメントに関わる

表2：バレエ団の人数構成

(人)

人数	ダンサー*1	運営スタッフ*2	アートスタッフ*3	合計	活動開始年
A	45	4	15	19	1968年
B	30	7	12	19	1973年
C	33	5	9	14	1965年
D	69	10	13	23	1997年
E	45	4	5	9	1965年
F	70	3	21	24	1968年
G	70	20	5	25	1964年
H	50	4	6	10	1937年
I	70	6	12	18	1937年
合計	482	63	98	161	1956年

＊1 バレエ団での稽古に日常的に参加し公演にレギュラーで出演しているダンサーに限る
＊2 営業、総務、制作、広報、チケット販売等、バレエ団のマネジメントに携わる人材
＊3 芸術監督、バレエ教師、ミストレス、専属ピアニスト等、芸術面に携わる人材
＊4 運営スタッフとアートスタッフを兼任されている場合は、より比重が高い項目において人数をカウント
バレエ団調査[2) より作成

人がいます。アートスタッフとは、芸術監督やバレエ教師、ピアニストなど作品の芸術面に関わる人たちのことです。

表3：バレエ団の年間公演数

	自主公演	委託公演	学校巡回公演	その他	合計	専有／提携劇場の有無
A	4	1	–	–	5	なし
B	4	2	13	–	19	なし
C	5	3	13	–	21	なし
D	4.5	3	–	1	49	専有有
E	7	7	15	1	30	なし
F	4	30	20	2	56	提携有
G	36	21	–	–	57	なし
H	3	1	–	5	9	なし
I	9	6	–	–	15	提携有
合計	117	74	61	9	261	–

＊1 特定のダンサーの外部公演へのバレエ出演等は除く
＊2 1ステージを1回とする。例）1日に昼、夜公演があれば2回
バレエ団調査[2) より作成

年間公演数は表3のようになっています。自主公演とは、団体が企画・制作し、チケット代も決めて行う主催公演のことです。委託公演とは、単純に言えば公演を劇場などの主催者に買ってもらい、上演を請け負うものです。また、学校の巡回公演は、バレエを見る機会が少ない子供たちのために、主に文化庁から請け負って地方の学校で行う公演を指しています。学校公演は、国から請け負う事業として予算がつくので、バレエ業界を支える一つの柱の事業になっています。ただし、ダンサーにとっては、「学校公演は踊る環境が悪い」というデメリットもあります。若干の工夫をしながらも、体育館の床の上にステージを組む仕様ですので、床が硬く、さらに冬はとても寒くなることがあります。そのため、学校公演ではケガの予防としてジャンプを跳ばないというカンパニーもありますが、子供たちを前にしたダンサーは、楽しんでもらえるよう懸命に踊っています。

学校公演をはじめ、あまり環境がよくない場所で行う場合は、ダンサーのケアがとても重要です。足を温めるものやゆたんぽなどが役立ちます。学校公演の巡業では、舞台設営・撤収もダンサーが手伝うことがあるので、なれない作業で身体を痛めないように注意をするよう、促すことも必要です。

2）バレエ団の収入とヘルスケアサポート

次に、バレエ団の収入の大まかな構成比率を示します（**表4**）。

公演チケットの項目は、主に主催公演で得られる収入です。公益支援（助成金等）は学校公演などを行い、助成金を得ているところです。また、民間支援はいわゆる協賛です。パンフレットやチラシにロゴや名前を掲載するなどをして、広告的な収入を得ています。

表4：バレエ団の全体収入に占める大まかな割合（%）

(%)

	公演チケット	公的支援（助成金等）	民間支援・ （寄付金・広告等）	その他	備考
A	35	10	5	50	
B	15	40	5	40	
C	10	60	−	30	その他はバレエ学園による収入
D	60	10	20	10	財団収入のうち、公演事業収入部分（オペラ・演劇・ダンス）における割合
E	20	60	1	19	
F	20	30	10	40	その他は江東区との芸術提携公演委託金
G	70	7	6	17	寄付金の大半は個人寄付
H	50	50	−	−	
I	60	−	40	−	
合計	482	63	98	−	

バレエ団調査[2] より作成

表5：バレエ団の運営で感じる課題（自由記述）

〈ままならない運営体制の整備〉
・運営スタッフが少なく、ファンドレイジングやマーケティングに手がまわらない。新たに優秀な担当者を雇用したいが人件費が捻出できない。
・チケット購入者、寄付者にフォローをしたいが恒常的な人員不足でできていない。
・後継者（育成）のためにも運営スタッフの体制や経営基盤を整える必要がある。
〈ダンサーの待遇改善について〉
・ダンサーたちが生活していける環境をつくること。公演回数が増えることによって得られる収入も必要だが、国からの援助も必要だと強く感じている。
・所属ダンサーがバレエを続けるためにアルバイトをせざるを得ない。どちらが主なのかわからなくなるような実態がある。

バレエ団調査[2] より作成

　その他には、バレエ団が運営するスクールの収入や、団費が含まれています。スクールの収入を重要視しているバレエ団も多いです。スクールの運営はよいことですが、スタジオをスクールで使ってしまうと、ダンサーが個人のスキルアップ練習やウォーミングアップ・クールダウンをする場所がなくなってしまうという弊害があります。

　この調査では、自由記述で「バレエ団運営の課題」という自由記述の項目がありました。このなかで、出た意見は**表5**のようなものでした。

　芸術家のくすり箱が実施した「文化力プロジェクトヘルスケアサポート」事業で、サポートを行った団体の制作者への終了後のアンケートで、「アーティストサポートは公演の成功に役立ちましたか？」という質問をしたところ、100％の団体（4団体7人）が「とても役立った」と答えました。しかし、実際にはダンサーのヘルスケアを継続的に行う団体はとても少ないです。ダンサーのサポート体制が組めない一番の理由は、シンプルに「費

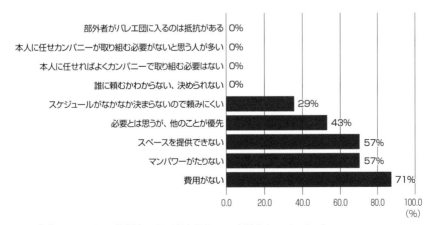

図17：「ダンサーのケア体制」に取り組むうえで、支障となっていること
帯同調査[5] より作成

用がない」(71%) です (帯同調査[5]) (図17)。その他、「マンパワーがたりない」「スペースを提供できない」(ともに57%) が続きます。「スケジュールがなかなか決まらないので頼みにくい」(29%) については、帯同期間中も、リハーサルスケジュールが決まらなかったり、変更が頻発したりと、トレーナーがかなりスケジュールに融通をきかせる必要がありました。

3) 文化庁の予算

「諸外国の文化予算に関する調査報告書」(㈱野村総合研究所[7]) によると、フランスは年間4640億円の文化予算がとられているのに対し、日本の文化予算は1000億円でした(図18)。韓国は日本の約2.5倍です。国家予算に占める文化予算の割合は、隣国韓国が1%

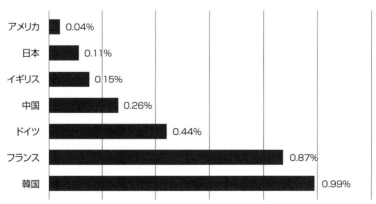

各国の文化予算額 (2015年度)

国	億円
日本	1,038
中国	1,219
アメリカ	1,673
ドイツ	1,788
イギリス	1,992
韓国	2,653
フランス	4,640

図18：各国の文化予算総額
諸外国の文化予算に関する調査報告書[7] より作成

各国の国家予算に対する文化予算の割合 (2015年度)

国	割合
アメリカ	0.04%
日本	0.11%
イギリス	0.15%
中国	0.26%
ドイツ	0.44%
フランス	0.87%
韓国	0.99%

図19：各国の国家予算に対する文化予算の割合
諸外国の文化予算に関する調査報告書[7] より作成

弱なのに対し、日本は 0.1 ％と 10 分の 1 にすぎません（図 19）。また、アメリカは国家予算が少なくても個人の寄付が非常に多く、高額な寄付を集めるイベントも開催されています。アメリカとヨーロッパでは文化に関する経済構造が異なり、ヨーロッパは文化芸術を国や行政が支えている傾向があり、アメリカは寄付によって芸術が動いている印象があります。

　日本の文化庁全体の予算はスポーツ庁よりも多いのですが、その内訳は文化財保護の割合が高く、日本のダンス文化を取り巻く環境としては潤沢な予算があるとは言えません。競技力向上やアスリートのサポートに予算が割当てられているスポーツの状況とは異なります。

カナダ国立バレエ団の視察

　2016 年に芸術家のくすり箱では、トロントにあるカナダ国立バレエ団を視察訪問しました。このバレエ団には「ダンサーウェルネスプログラム」があり、アスレティックトレーナーや理学療法士などの専門家がダンサーを支えています。所属しているダンサー 76 人（当時）に対して、施設の中には、治療室が 3 つとジムが 1 つあり、理学療法士が週に 38 時間、マッサージ師が週に 25 時間、ピラティスのインストラクターが週 1 回来所する契約を結んでいます。バレエ団の施設は決して大きくはないので（日本に比べたら充分に大きいですが）、ジムや治療室はあちこちに分散しています。バレエ団がこのプログラムを推進していくために、徐々に設備を継ぎ足して拡張してきた様子がうかがえました。

　このプログラムは理学療法士が指令塔になっていて、必要に応じて外部の整形外科、心理、栄養士などの専門家をいつでもコーディネイトできるようになっています。各専門職が連携を取り合いながら行っているのがこのプログラムです。

　「ダンサーウェルネスプログラム」の予算の内訳はマッサージ・トリートメント 35 ％、アスレティックトレーニングや理学療法 30 ％、用具 6 ％、スポーツサイコロジー 8 ％、ピラティス 10 ％とのことです。

　カナダ国立バレエ団では、事務スタッフ 30 人のうち 10 人が資金調達部門で、さまざ

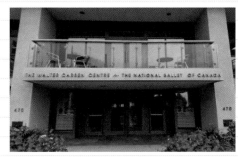

カナダ国立バレエ団外観

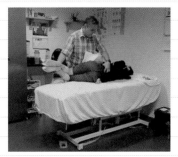

理学療法士の治療室

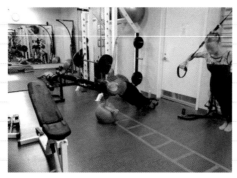
トレーニングルーム

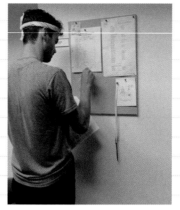
ケアの予約をするダンサー

まな方法でバレエ団の資金調達を行っており、ダンサーウェルネスプログラムに活用するための専用の寄付が設定されています。

　資金調達という面では、ダンサー自身もいろいろなイベントに積極的に出演し、寄付を募っているそうです。また、バレエ団のOG、OBがダンサーを引退して医者や理学療法士となり、寄付やサポートをしているケースもあり、トレーニングルームの名称に寄付をした元ダンサーの名前がつけられていました。

❺ トレーナーの役割

１）ベストパフォーマンスをサポートする治療、ケアのために

　ここまで見てきた通り、ダンサーはケガのリスクが高いため、治療院やクリニックにお世話になる機会が少なくなく、従って彼ら、彼女らの治療やケアにあたっている医療者等も少なくありません。しかし、各種スポーツと違い、医療者等はダンスまたはダンサーの特殊性を学ぶ機会は極めて少ないため、対面する患者さんからの情報や訴えが、個人的なことなのか、職業に由来することなのか、判断しがたいという声をよく聞きます。

　そのため、芸術家のくすり箱では、治療師・トレーナーの方向けに、ダンサーの傷害特性や治療について学ぶ機会を提供しています。ケガや不調の治療、疲労回復などのコンディショニングだけではなく、ケガの予防面やケガからの復帰、さらにはダンスを行う環境整備なども含めたトータルなヘルスケアを学ぶことで、舞台本番でのベストパフォーマンスに欠かせない存在としてヘルスケアトレーナーがダンサーの活動現場に定着することを目指しています。

　稽古場や劇場で、医療者やトレーナーが活躍するためには、病院や治療院等での診断や治療・ケアとはまた違う視点や判断が求められます。

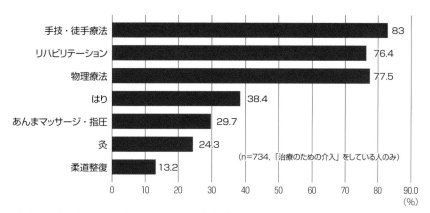

図20：トレーナーが日常的に治療に用いる介入方法
トレーナー調査[3] より作成

そこで、ダンス公演の現場でトレーナーに求められていることについて、スポーツ競技のアスレティックトレーナーに対する調査と、芸術家のくすり箱の公演サポート（帯同）の事業実績をふまえて考えていきたいと思います。

芸術家のくすり箱では、医療職（理学療法士や柔道整復師など）であっても、ダンスの活動現場に馴染みやすいよう「トレーナー」と呼称しています。

トレーナーに必ず求められることは、ケガが発生したときの適切な応急処置といえるでしょう。稽古場や劇場でダンサーのケガが発生したときに、適切な処置ができてこそ、当事者だけでなく他のダンサーや指導者に対しても安心を与えることができます。速やかな処置に続き、必要に応じて、医療機関等につなぐことも大きな役割です。

「第1回日本のトレーナー実態調査集計報告書」（トレーナー調査[3]）によると「アスレティックトレーナー」としてスポーツの現場で活躍している人は、トレーナー系の資格だけでなく、医療系の国家資格を保有していることが多く、医療の知識や技術を生かして活躍をしています（図20）。これは、外傷に対する対応が必須であることが大きく関与していると思います。外傷の応急処置があまり発生しない職場にいる人には、速やかな処置、テーピングができるよう自主練していただくと安心です。

2）広い視野と他業種の連携

実際にダンサーの公演や稽古の現場に入るトレーナーに求められる知識と技術を「治療技術」「対象の理解」「ネットワーク」「コミュニケーション」の4つに分類しました（図21）。

ダンスの現場につくトレーナーは、柔道整復師、理学療法士など、専門技術を発揮してケガや不調の治療、コンディショニングにあたる他、「予防」や「教育」的な役割を担えることが望ましいです。疲労をためないセルフケアや不調の原因を解消する身体の使い方などをダンサーが知ることは、トレーナーに頼りすぎず自立して活躍する力になります。

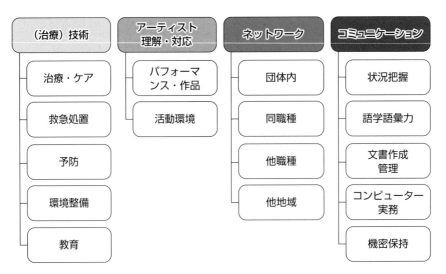

```
(治療) 技術          アーティスト        ネットワーク        コミュニケーション
                    理解・対応

治療・ケア          パフォーマ           団体内              状況把握
                   ンス・作品

救急処置            活動環境             同職種              語学語彙力

予防                                    他職種              文書作成
                                                          管理

環境整備                                他地域              コンピューター
                                                          実務

教育                                                       機密保持
```

図21：ダンサーのヘルスケアを行うトレーナーに求められること

　もちろん、ダンサーに伝えるセルフケアやトレーニング法などの内容とタイミングは、本番の劇場やリハーサル期間に稽古場でできることかどうかなど、見極めが重要です。また、教わったセルフケアやトレーニングなどをダンサーが受け入れて実施するかどうかは、信頼関係が築けているかどうかによります。

「環境整備」は、ダンサーの安全のためだけでなく、「自分たちトレーナーの能力を発揮するため」という意味でも重要です。物品の補充や、遠征先でのホテルでどれぐらいのことができるのかをシミュレーションするなど、事前に準備をしておきます。スポーツでいうと、大きな大会の際、整形外科的な疾患が起こりうる可能性があることを、本部から事前に近隣の病院に連絡して備えることがあります。ダンスの場合も、ケガや事故が起こる可能性を踏まえて近隣の病院を事前に調べておくなどの準備もトレーナーが行えるとよいでしょう。

　大分類の２つめ「アーティスト理解・対応」は、ダンサーが目指すパフォーマンスを知ることにつきます。一般の生活では到底使わないような可動域や、身体機能・能力を前提として行うダンサーの動作特性や活動パターンを知ること、現在進行形で取り組んでいる振付の特徴や負担のかかり具合の推測ができることなどが望まれます。ダンス用語を知っていれば、より双方が伝えたいことが伝わりやすくなるのはいうまでもありません。また、ダンサーが踊る場は稽古場や劇場だけではなく、さまざまなシチュエーションが考えられます。野外で踊る場合は虫刺されや、船上では船酔いが起こるかもしれません。現場で何が起こりうるのかを予測するのも、トレーナーの仕事の一つだと思います。

「ネットワーク」を活用できる人がトレーナーとして望ましいのは、活動する場が病院とは違い、多くの現場で医療職がたった一人しかいないためです。その場で対応すべきことはしっかり行いつつ、当時者にとってベストと考えられる治療やコンディショニングにス

ムーズにつなぐ意識が必要です。治療自体は、医療者対ダンサーという１対１の関係性で完結しますが、携わる団体、つまり制作者や指導者とのコミュニケーションが円滑にできてこそ、公演に携わるトレーナーの役割を果たしやすくなるため、団体内のつながりも意識したいところです。

　４分類のなかで、トレーナーの仕事として最も難易度が高いのが「コミュニケーション」ではないかと感じています。現場の状況を把握し、適切な選択をするためには、多くの知識と経験、そして勘所が必要です。「評価の時間を短くして、とにかく早く踊れる状態にしなければならない」という場合があれば、逆に「ケガの原因を知り、根治させなければならない」という場合もあるでしょう。ダンサーの気持ちや状況を把握すること、そしてそれをダンサーとの間だけでなく周りの人にどのように報告するのかを判断するなども、トレーナーとしての判断力とコミュニケーション能力が問われるようなとても力量のいる仕事になると思います。

　芸術団体のなかでトレーナー活動を行うということは、ダンサーのケガなどプライベートな情報を扱うため、予め報告・指示命令系統をはっきりさせることがとても大事です。

　また報告や連絡のため、文書に簡潔にまとめたり、パソコンやモバイル機器を操作したりということも業務のうちです。その際、機密保持の管理も必要になります。特に個人情報はしっかりと守り、慎重に扱わなければなりません。

Column

ダンサーのプライバシーは
慎重に扱う

　身体やこころの相談は、本来とてもセンシティブなものなので、隔離した空間で個別の時間を作る必要があります。しかし、実際はスペースがなく、稽古場の端で行ったり、複数のベッドを並べて対応することも多いです。悩みを持ってナーバスになっている人は相談しづらいかもしれません。ある海外のカンパニーでは、ダンサーたちがしっかりとお互いのプライバシーを尊重し、他の人の治療中はその部屋に絶対入ってこないという様子を目の当たりにしたことがあります。スペースと時間の確保ができてこそのことではありますが、細やかなケアを実現させるポリシーを感じました。

　また、複数のトレーナーが同時に帯同に入る場合、トレーナー同士が治療しながら引継ぎで他の人の話をしてしまったり、別のダンサーに「○○さん大丈夫でした？」と聞かれて安易に答えてしまわないよう気を付けましょう。ダンサー同士の関係性がわからないときは、それぞれの関係に悪影響をもたらす可能性があるので、状況によっては本当のことをすべて言うべきではないかもしれません。

❻ まとめ

　ダンサーをサポートするヘルスケアトレーナーは、とても重要な役割を担うにもかかわらず、日本ではまだその立場は確立されてはいません。これから開拓していくフィールドであり、本書を今読んでいる医療者・トレーナーのみなさんの力が必要とされていくことでしょう。

　ダンスの現場側も、ダンサーの日常（公演含む）に寄り添える医療者・トレーナーに出会えることに期待していますが、具体的にどんな人にどうやって依頼すればよいかわからないという状態でもあります。

　ダンス公演やイベントに関わることは、医療者・トレーナー自身の利益に直結するわけではありませんが、さまざまな種類のダンス、幅広い年齢層、アマチュアからプロフェッショナルまで、医療者・トレーナーがダンサーの力となれる場は多くあります。

　医療者・トレーナー同士が、それぞれの専門性を尊重し、連携、協力し合える関係を築き、経験を重ね共有していくことで、日本のダンサーや芸術団体の活躍を支える大きな力となっていくことを期待しています。

【参考文献】
1）公益社団法人日本芸能実演家団体協議会. 第9回芸能実演家・スタッフの活動と生活実態調査. 2015.
2）一般社団法人日本バレエ団連盟. 新進バレエダンサー育成並びにバレエ団運営の基盤整備及び制作人材育成報告書. 2017, 2018.
3）公益財団法人日本スポーツ協会. 第1回日本のトレーナー実態調査集計報告書. 2018.
4）特定非営利活動法人芸術家のくすり箱. 芸術家の健康に関する実態・ニーズ調査 Ⅰ. バレエ編. 2012.
5）特定非営利活動法人芸術家のくすり箱. 文化力プロジェクトヘルスケアサポート基盤整備事業報告書. 2018.
6）内閣府. 国民生活に関する世論調査. 2019.
7）株式会社野村総合研究所. 諸外国の文化予算に関する調査報告書. 2015.
8）文化庁. 令和2年度概算要求予算書. 2019.

バレエレッスン見学

　芸術家のくすり箱主催第1回ダンサーズヘルスケアトレーナー認定セミナーでは、バレエダンサーの練習内容を知るべく、「レッスン見学」が組まれました。東京シティ・バレエ団のダンサーと指導者により、クラシックバレエダンサーの一般的なレッスンが行われ、終了後には、ダンサーへの質問タイムも設けられました。

　バレエ団の練習は、平日の午前中に90分〜2時間の基礎練習があり、午後に公演のための作品練習（リハーサル）が4時間程度あるのが一般的です。午前中の練習を「レッスン」と呼び、プロのバレエ団でも子供のクラスでも難易度の違いはあれど、ほぼ同じ構成で、大きく分けるとバーレッスンとセンターレッスンで構成されます。

　バーレッスンでは、片手をバーに添えた状態で基本的な動作を左右交互に行います。移動をほとんどしないのに対し、センターレッスンはバーを離れ、ゆっくりした動きから、ジャンプや回転など、徐々に大きな動作へ展開していきます。クラシックバレエの作品はこれらの組み合わせで、作品が構成されます。

　女性は、バーレッスンでは薄く柔らかいバレエシューズ（皮、または布製）で行い、センターレッスンからつま先立ちができるトウシューズで練習する人が多いです。

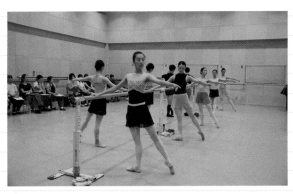

バーレッスン

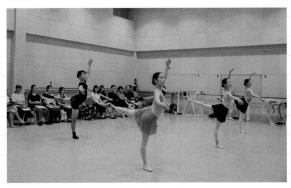

センターレッスン

知っておきたい舞台の裏方

トレーナーとして公演に携わるとき、知っておきたい裏方スタッフを紹介します。

ダンス公演のバックステージで活躍する人

【舞台監督】

　舞台監督は、演出家・芸術監督の考えを、具現化する役割を果たします。当日、各専門スタッフを束ね、司令塔として、全体をコントロール、指示を出します。舞台の進行だけでなく、安全管理面の目配りも重要な任務であり、突発的なケガなどが起こった場合は、トレーナーも連携することがあります。

【照明】

　近年は舞台照明の発展が目覚ましく、演出家や振付家は、照明家へいかにイメージを伝えるかが、作品創作においてとても重要になっており、ダンサー向けに照明プランの講座なども開催されています。踊るダンサーにとっては、スポットライトは熱く、汗を多くかいたり、急な暗転によって見えない中を移動して機材に当たってしまったり、照明による影響を受けることがあります。

【衣装】

　大きな公演なら必ず衣裳部屋が設けられ、衣裳スタッフがスタンバイし、衣裳や髪飾り、シューズなどを管理、メンテナンスをしています。作品によっては、早着替えのため、舞台袖に着替え用の立て込みがされていて、楽屋まで戻ることなく衣裳チェンジをすることもあります。トレーナーは衣裳によって、テーピングをしても差し支えないか判断したり、衣裳やかつらの重さや、すべりやすさなどが、ダンサーに負担がかかることを考慮してケアを行います。

Chapter 2

· · · ·

ダンス傷害の基礎知識

Basic Knowledge of
Dance Injuries

ダンスにおける運動器の問題

中村格子

Dr.KAKUKOスポーツクリニック 院長
整形外科医、スポーツドクター

❶ はじめに

1）ダンスの傷害の発生率

　1人のダンサーが1000時間ダンスの練習を行うと、アマチュアダンサーで平均2.4カ所、プロダンサーでは平均4.4カ所に傷害が発生するという研究報告があります[1]。ダンサーの多くは1日に5時間程度練習をするといわれていますので、あっという間に1000時間を超えてしまいます。これほどまでにダンス傷害の発生率は高いのです。この研究でその後、練習や公演に専門の理学療法士が介入した際のケガの発症率を調べたところ、翌年から劇的に傷害の発生率を減らすことができたことがわかっています（図1）。つまり、ダンスの現場で起こるケガは、専門家が介入することで明らかに減らすことができるのです。

　読者の皆様にはダンス傷害の発生率を下げるための知識を、本書を通して学んでいただければと思います。その一端として本稿では、ダンサーを診察・治療する際のポイントを解説します。

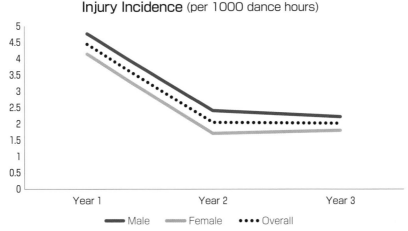

図1：フィジオの介入がバレエの傷害発生率に与える影響
（Allen N et al. The Effect of a Comprehensive injury audit program on Injury Incidence in ballet. より引用）

> **Column**
>
> ## ダンスにおける外傷と障害
>
> 　ケガには、「外傷」と「障害」の違いがあります。一般的には、外傷とは「1回のアクシデントで起こるケガ」のことを表します。一方、障害は「使いすぎで起こるケガ」について表しています。
>
> 　ダンスのケガは、英語で「Dance Injuries」と表します。Injuries は、外傷と障害を含んでいますが、適切な日本語訳が見つかっていません。そのため、ダンスに関してはInjures に倣い、一般的な使い分けにとらわれず、急性期と慢性期両方合わせて「ダンス傷害」とする医療者が増えています。そこで本稿では幅広いダンスのケガについて、「ダンス傷害」と表記します。

❷ 問診のポイント

1）ダンサーの問診で意識すること

　ダンス傷害の発生の要因は主に、個人の問題、環境の問題、ダンスの問題があります。

　個人の問題としては、女性であれば女性アスリートの三主徴のような、栄養不足やエネルギー不足、それに関連した女性ホルモンの低下、骨粗鬆症の問題や、体幹機能の低さ、筋緊張が関係していることがあります。また、練習内容や練習時間、フロア、トウシューズなど環境に起因していることもあります。さらに、ダンスの構成自体が傷害を発生させている場合もあります。何が傷害の原因となっているのか、問診を通してしっかりと調べる必要があります。

　問診では、常にコミュニケーションを取りやすくする工夫をしてください。その際には次のようなことを意識するとよいです。

　スポーツ選手の治療においても言えることですが、できるだけそのクライアントが普段使っている専門用語、競技用語を使ってコミュニケーションをとるようにします。ダンス用語の多くはフランス語が語源です。そのためアメリカなどの諸外国でも、ダンサーの治療に携わる医師やトレーナーはゼロから用語を勉強しています。ただし、専門用語を覚えたからといって自分は決してダンスの専門家・コーチではないことを忘れてはいけません。それぞれの専門領域を侵害することなく、ダンサーを支えましょう（ダンス用語の詳しい解説については、CHAPTER1-No.1 を参照）。

　若年層のダンサーの問診では、「言語化」を上手く誘導することも重要です。ダンスの

特性上、普段多くの会話をしない人もおり、若いバレエダンサーには比較的無口な方も多く、「心の中では理解していても、自分から言葉で発信することが苦手」ということがあります。「どこが、どんなふうに、どんなときに、痛む」など、自分自身でうまく伝えられず、特に母親や指導者と一緒に来院した際、本人ではなく同席者が代わりに説明を始めることがあります。そういった場合は、クライアントと同席者に「ご本人から、痛みの状態についてお話してください」とお願いしましょう。症状の言語化は問診以外にも必要となるスキルです。いつまでも母親や指導者が同席できるわけではありませんし、急なトラブル時や遠征の際に困るのは本人です。自分でちゃんと伝えること、自分の状態を言葉にできることは、ダンサーやスポーツ選手の成長にとって、とても大切な要素です。

　また当然のことですがクライアントにとって医療者の人柄は非常に重要です。頭ごなしに意見を否定したり、話を聞かない、高圧的な態度をとるなどは論外です。縦の関係ではなく、相談しやすい信頼関係を構築するよう努力してください。症状の言語化を促して思っていることを引き出すこと、スケジュールやバックグラウンドを理解することも重要です。

２）練習時間の確認と練習ノート

　ダンサーの普段の練習時間数は必ず確認しておきたい項目です。ケガばかりに目が行ってしまい、練習時間を聞き逃してしまうケースがありますが、１週間単位での練習時間を必ず控えておいてください。

　また、「いつから痛いのか」という質問に対して明確に答えられないダンサーがいます。

　日記やスマートフォンに練習の状況や自分の状態を記録する習慣がないと、なかなか治療に協力してもらえません。医療者側が知りたい内容を理解してもらうためにも、日々の練習時間や練習の内容、痛みなどのコンディションを記録する日記をつけるように指導しましょう。

３）ピリオダイゼーション

　ピリオダイゼーションとは、期間（ピリオド）を決めるという意味です。トップアスリートの場合は、オリンピックなどを基準に考えることが多く、「４年間でどのように治療計画を立てるか、さらに４年間の中の１年間ではどのように身体づくりや治療を進めるか」など、シーズンや本人の状態を踏まえて決めていきます。ダンサーの場合は、次回の公演はいつなのか、練習は今どんな段階なのか、今後どれくらい休養をとれるのかなどを確認し、計画を立てる必要があります。

　たとえば、来週公演を控えているというダンサーに「痛みの原因は荷重バランスの悪さなので、身体の使い方を根本から変えましょう」などの提案は当然ながら NG です。なぜならこのようなアドバイスは今この瞬間にそのダンサーが求めているものとはかけ離れているからです。ダンサーが今求めていることを加味したうえで、各ピリオドでどんなアド

バイスが適切か、どんな治療が適切かを考えることが重要です。年間の公演やリハーサルのスケジュールを把握しておくことは、クライアントの安心感にも繋がっていきますので、ピリオダイゼーションはぜひ確認してください。

Column

日本のダンサーが置かれている現状

　　海外のダンスカンパニーは、医療チームの雇用や連携によって包括的なダンサーのケアシステムを確立し、受傷の際の医療費負担も行っていることが多いです。対して、日本のダンサーは、ケガをしたり痛みが出たら自主的に医療機関を受診し、国民健康保険で負担していることがほとんどです。

　　また、海外では突然の事態に備えてスウィング（代役）がスタンバイをしており、ダンサーがケガをして休養をとっても、その期間はスウィングに役を任せ、回復をしたら安心して舞台に復帰できる環境が担保されていることも多いです。その点も日本は「代役もおらず、ケガをしたら一貫の終わり……」ということも少なくありません。それくらい海外と日本では、ダンサーが置かれている状況が違うということを、ダンスにかかわる医療者は理解しておいてほしいです。

　　日本はダンスの興行収入が少なく、まだ産業として成り立っていません。そのためダンスに関わる医学が発展しづらいというジレンマもあります。野球やサッカーなどのスポーツ医学のように、日本でもダンス医学が発展してダンサーを十分サポートできる環境ができればよいと思います。

　　（ダンサーの環境やトレーナーの役割に関しては CHAPTER1-No.2 も参考にしてください）

---

❸ ダンス傷害の診察と治療

1）ダンス傷害の好発部位

　治療に際して冷静に対処し、余裕を持って診察をするためにも、ダンスにおいてどんなケガが多いかをあらかじめ知り、治療のコースを想定することは大切です。

　Allen ら（2008）によると、男性ダンサーでは下肢のケガが多く、腰の痛みの発生率は低いと報告されています[2]（**図2**）。これはジャンプによる膝のケガ、またはシンスプリントなどが多発していると考えられます。対して女性ダンサーでは、腰、骨盤、股関節、足のケガ、さらに中足骨、後足部の痛みが多いとされています。

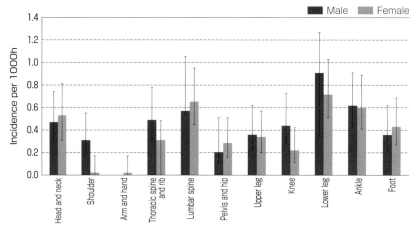

図2：男性と女性のダンサーの傷害の発生率と発症部位
（ Allen et.al. Ballet Injuries: Injury Incidence and Severity Over 1 Year. より引用）

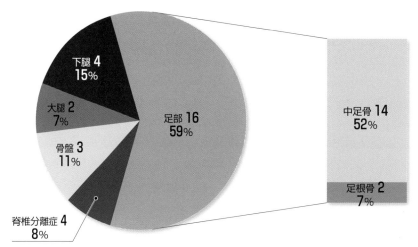

図3：新体操代表選手の疲労骨折の発生部位別頻度

　2013年に新体操選手（女性、日本代表選手）のケガの発生部位をまとめたデータ[3] では、ダンスと同様に、腰椎、股関節、足などの傷害が発生していることがわかります（図3）。新体操とバレエなどのダンスは似ているようですが、新体操では手部も使うため上肢のケガも多く、求められる柔軟性も違います。しかし、バレエと同様に足根骨の疲労骨折、特に側部の疲労骨折が多く、大腿骨、下腿の傷害も多く発生していました。

❹足部の疲労骨折

1）疲労骨折の症例

　バレエダンサーの疲労骨折の部位は、足部、特に中足骨が圧倒的に多いです。男性は脛骨や舟状骨の疲労骨折もあります。若年層では、骨端輪骨折が起こることもあります。

[**MEDICAL RECORDS**]

疲 労 骨 折 の 例 ①

クライアント：15歳男性、バレエダンサー。
現病：「左足が痛い」と言って来院。
診断：第二中足骨疲労骨折。

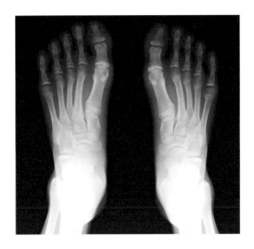

図4-1：X線像

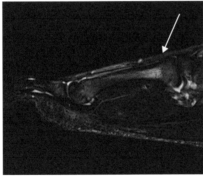

図4-2：MRI（T$_2$STIR sag）

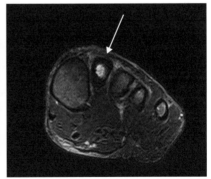

図4-3：MRI（T$_2$STIR trans）

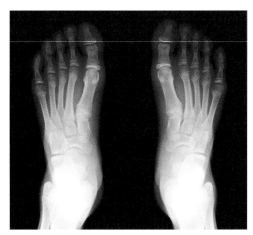

図4-4：初診から2カ月後のX線像

　図4-1のX線像をよく見ると、左の第二中足骨基部に骨折線を認めますが非常にわかりづらく、図4-2、4-3のMRI T$_2$画像では、同部位に骨折線と骨髄浮腫が観察できます。骨髄浮腫は骨の出血や炎症など現在進行形で何らかのアクションが起きているというサインです。しかし正常でも認める場合があり、完治してからもしばらく残ります。画像だけでなく臨床所見とともに判断をする必要があります。

　このクライアントの場合、「ジャンプをすると痛い」と話していたため、2カ月間ジャンプなどの動作を禁止する安静治療を行いました。できればジャンプ中のどんな動作をすると痛いのか（着地が痛いのか、蹴り上げるところが痛いのかなど）も、よく聞いておくとよいです。

[**MEDICAL RECORDS**]

疲労骨折の例②

クライアント：10代、女性。バレエダンサー。
現病：「左足が痛い」と言って来院。
診断：第二中足骨疲労骨折。

　このクライアントは、度重なる負荷により第二中足骨の皮質が肥厚しています。このような「太い第二中足骨」は練習量の多いハイレベルなダンサーや競技者にはよくみられます。特に第二趾の長いダンサーは負担が大きく、エスカレートすると疲労骨折を繰り返す

ことになります。疲労骨折をそのまま放置しておくと、偽関節をつくることもあります。偽関節になってしまうと、再び踊ることはかなり難しくなります。

　疲労骨折を完治させて、もう一度元気に踊るためにはダンサー本人、指導者、団体の理解のうえで、休養のとりかたを考える必要があります。疲労骨折を治すためには、月単位で休む必要があります。一時は舞台から離脱せざるを得なくなることもありますので、ケガのリスクと、今ここで休む勇気について説明をして、お互いの理解を深めなければなりません。

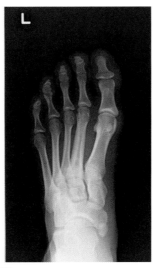

図5：第二中足骨疲労骨折、X線像

２）疲労骨折のしくみと予防

　疲労骨折は、同じところに何度もストレスがかかり、本来であれば補強されるところがしっかり回復されなかったために起きてしまうケガです。

　骨は、骨改変（リモデリング）といって、破骨細胞が骨を壊し、骨芽細胞が骨を形成するサイクルを繰り返して常に生まれ変わっています。半年〜約１年で、今の骨は違う骨になるのです。この相互の繰り返しのなかで、骨形成よりも破骨が進んでいるときに、疲労骨折が起こります。

　運動、睡眠、栄養、休養、そしてホルモンが、骨を強くして疲労骨折を予防します。骨は運動などの重力刺激によって強く、太くなっていきます。そしてその刺激をリカバーしたり、成長ホルモンや女性ホルモンを出すために、十分な睡眠や休養をとることが必要です。成長ホルモンは睡眠中に出ますし、無月経などのトラブルがあると女性ホルモンが出ないため、その場合は医療者が十分ケアをする必要があります。また、栄養に関しては、タンパク質を中心に、カルシウム、果物や野菜のビタミンミネラルなどバランスのよい食

事が必要です。「しっかりと栄養を摂取しながら、美しい身体を保つためにカロリーはあまり上げられない」というダンサーの食生活はとても難しいですが、ケガの予防には欠かせない要素です。

3）採血データと読み取り方

　クライアントの骨の状況を知るために、総蛋白（TP）、コルチゾール、LH／FSH（黄体ホルモン／卵胞刺激ホルモン）、エストラジオール、TRACP-5b（骨破壊ホルモン）、NTX、アルカリフォスファターゼ（ALP）などの血液検査の数値が参考になります。骨破壊ホルモンであるTRACP-5bとNTXは本来骨粗鬆症の診断に使用する項目ですが、成長期のアスリートの場合、ALPが500〜800IU/mL（通常は平均200〜300IU/mL）など高い数値となることがあり、数値上昇の原因が成長によるものか疲労骨折か判断がつきません。その際、TRACP-5bもしくはNTXの数値も同様に高ければ、疲労骨折のリスクが高まっているということになります。このような血液検査の結果とX線写真やMRIの画像を合わせ、疲労骨折の可能性や予兆があれば、指導者やダンサーに伝え、食事や練習量のコントロールを指導する必要があります。

4）運動が思春期のダンサーの骨に及ぼす影響

　妊娠2カ月頃の胎児は、骨はほとんどなく軟骨のみです。その後、骨は血管で栄養され、次第に骨端核ができていきます。子供になると骨の端に骨端核ができ、中央から骨端核に

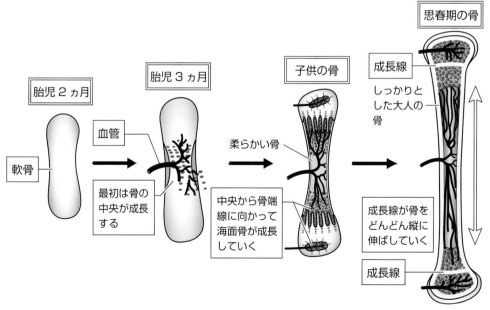

図6：骨の成長過程

向かって骨が伸びていきます。思春期の骨では、骨の端に成長軟骨と呼ばれる成長をつかさどる軟骨層ができます。X線写真では、この軟骨層の部分が細い隙間として見えるため、成長線とも呼ばれます。運動によって強い負荷がかかると、軟骨層が圧迫されてなかなか骨が伸張しないということもあります。成長線が閉じてしまうとそれ以上骨は伸びません（図6）。ダンサーにとって手足の長さはとても重要なので、思春期のダンサーの場合は、運動内容と負荷の量を考慮しましょう。

　また、女性ダンサーの場合は初経前に運動をすることで、骨の皮質は外側に向かって成長していきます。思春期が終わってから運動をしても、内側にしか成長しません。初経前の運動習慣は骨や腱の健康をはじめとする、強い身体づくりと密接に関係しているのです。

❺ その他の足部のダンス傷害

1）有痛性三角骨（足関節後方インピンジメント症候群）

　ダンスにおける足部のケガの原因は、アライメントや荷重バランスの悪さ、無理なターンアウト、内在筋や外在筋の筋力不足、可動域が多すぎたり（ハイパーモビリティ）少なすぎる場合などがあります。

　後足部の痛みでは、足関節の底屈時に痛みが出ることが多く、ルルベで痛む場合と、タンデュで痛む場合があります。タンデュで痛む場合の例としては、有痛性三角骨があります（図7）。三角骨は内視鏡手術で摘出する場合と、切開手術があります。術後に痛みや瘢痕を残さずに縫合するためには、切開手術のほうがよいとされています[4]。内視鏡で瘢痕ができてしまった場合は、のちのち瘢痕部分の滑走性が悪くなり、痛みやしこりが残る

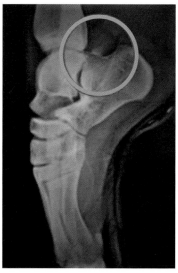

図7：ダンサーの有痛性三角骨

場合もあります。

2）長母指屈筋腱炎

　長母指屈筋腱炎では、三角骨に近いところに痛みが出ますので、踵に痛みがある際も短絡的に三角骨の有痛性三角骨と判断してはいけません。

[**MEDICAL RECORDS**]

長母指屈筋腱炎

クライアント：女性。バレエダンサー。
現病：「タンデュをしたときに左足首が痛い」と言って来院。
診断：長母指屈筋腱炎。

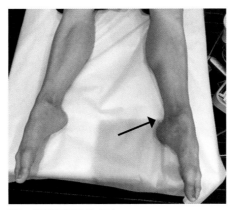

図8：長母指屈筋腱炎（左）

　ここのクライアントの場合、痛みのほかに一番気にしていることは「足首が太くなり、アキレス腱のカーブのくびれが上手く美しく出ないこと」（矢印）です。これは長母指屈筋が上手く使えないため下腿三頭筋を主に使って底屈をしていることが原因です。写真でもふくらはぎの形に右との差が出て、アキレス腱に過緊張が生じていることがわかります。

3）無理なターンアウトによる痛み

　無理なターンアウトは足部のプロネーション（回内）を誘発し、足底のアーチがつぶれてしまいます。すると、扁平足だけでなく外反母趾傾向も誘発します。プロネーションが

起こる原因は、股関節の外旋制限や、足関節の背屈制限、外側荷重傾向があるなどの原因が考えられますので、鑑別する必要があります。特に、捻挫を繰り返しているクライアントの場合、足関節の背屈制限が進行し、その代償動作で足関節の外返しや knee in toe out 傾向が強くなりプロネーション傾向が強くなっていきます。

❻ 股関節のダンス傷害

1）股関節のインピンジメント（FAI：femoroacetabular impingement）

　インピンジメントとは「挟まる」「詰まる」という意味です。股関節の、「詰まり感」はアスリートでもダンサーでも非常に多い症状で、ダンサーは圧倒的に前方のインピンジメントが多いです。屈曲制限や屈曲内旋での痛みが特徴的です。

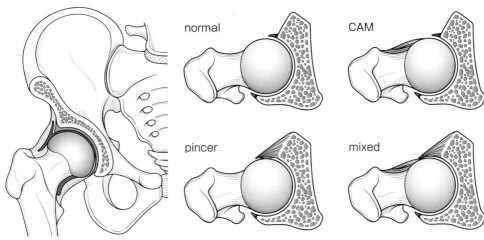

図9：骨性の股関節インピンジメント

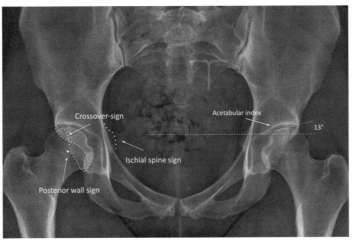

図10：骨性の股関節インピンジメントをチェックする場合のX線写真のポイント

インピンジメントは、骨性のインピンジメントと軟部組織のインピンジメントに分類されます。主に無理な最終可動域での動きで生じ、骨性のインピンジメントはカムタイプ（CAM type）、ピンサータイプ（Pincer type）、それに両者が合わさったミックスタイプ（Mixed type）があります（図9）。それによって、股関節の可動に伴って寛骨臼の前上方や骨頭・頸部に損傷をきたします。骨性インピンジメントはまずX線画像でチェックをします（図10）。

　また、軟部組織性のインピンジメントには、弾発股（スナッピングヒップ）があります。

　スナッピングヒップには、外側タイプ（外側腸脛靱帯で音が鳴る）、腸腰筋タイプ（腸腰筋症候群）[5]、内側タイプ（腸腰筋の緊張が高まりすぎてしまい、関節唇と擦れて音が鳴る）があり、ダンサーに多いのは後者の2つです。

　最終可動域で無理な動きをしていれば、必ずインピンジメントは起こります。特にターンアウトのポジションでは外旋筋群も硬く過緊張になってくるため、骨頭が前に押し出され、腸腰筋と股関節前面の軟部組織の緊張は高まります。このような場合はまず外旋筋群から緩めます。また、内旋筋である中殿筋が上手く働くようにすることで、内旋傾向に股関節が戻ってきて、関節適合性が改善します。また、ランジタイプのストレッチやチェアストレッチなど、前方を引き伸ばしたり緊張を高める動作は禁止させます。また、自発的スナッピングをさせないように注意しながら、12週程度の理学療法を行います。状況が悪化すると、臼蓋の疲労骨折を起こすことや、痛みが強すぎて踊れなくなることもあるので注意します。

２）股関節唇損傷

　David S.Weiss（ハークネスセンター副所長、IADMS元会長）は「75%の股関節唇損傷は手術せずに治る」と述べています。その言葉通り、MRIで股関節唇損傷が見つかったからといって、必ずしも手術が必要なわけではありません。根気よく身体の使い方を修正することで、痛みがなくなるケースも十分に多いのです。

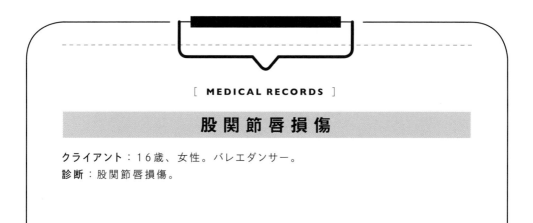

[**MEDICAL RECORDS**]

股 関 節 唇 損 傷

クライアント：16歳、女性。バレエダンサー。
診断：股関節唇損傷。

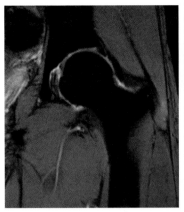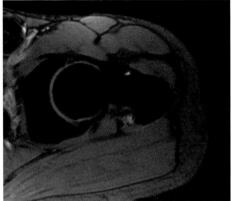

図11-1、11-2：股関節唇損傷のMRI写真

3）変形性股関節症

[**MEDICAL RECORDS**]

変 形 性 股 関 節 症

クライアント：39歳、女性。バレエダンサー。
診断：変形性股関節症。

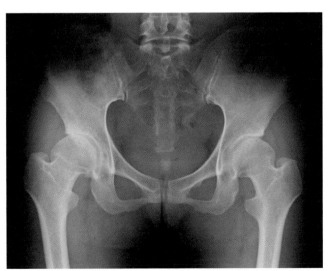

図12-1：変形性股関節症のX線写真

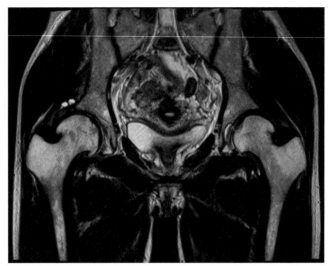

図12-2：変形性股関節症MRI

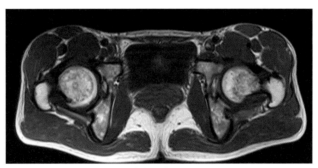

図12-3：変形性股関節症MRI（断面図）

　変形性股関節症は 30 ～ 40 代のベテランダンサーに多い症状です。オーバーユースにより、単純 X 線写真及び MRI では関節裂隙の狭小化や臼蓋部の骨棘、骨嚢胞などが認められます。横断面（図 12-3）では、痛みがある右足の外旋筋群が張っているのが確認できます。このようなクライアントの場合は、股関節や身体重心を整え、関節の適合性をよりよくすることが必要です。

❼ 脊 椎 の 問 題

１）脊柱側弯症

　脊柱側弯症は、機能性側弯症と構築性側弯症に分けられます。機能性側弯症は身体の癖などが原因で起こります。一方、構築性側弯症は骨や筋の問題で起こります。

構築性側弯症には特発性側弯症も含まれています。特発性側弯症は思春期に最も高率に発症し原因は不明とされていますが、思春期の側弯はバレエダンサーや新体操選手で好発します。元々、思春期の女子は男子の 5 〜 8 倍側弯症になりやすいといわれており、成長期のダンサーは一般よりも 12.4 倍側弯症になりやすいともいわれています。

> **Column**
>
> # 特発性側弯症とは
>
> 　特発性側弯症は脊柱側弯症の 80% 前後を占めています。発症時期は、乳幼児期側弯症（3 歳以前に発症）、学童期側弯症（4 歳から 9 歳に発症）、思春期側弯症（10 歳以降に発症）に分けられます。最も高率にみられる思春期側弯症は圧倒的に女子に多く、側弯の型も共通性があります。
>
> 　特発性側弯症が進行するかどうかを予測することはとても難しく年齢や弯曲の型、程度などが参考になります。一般的には、年齢が若く、女子では初潮前や骨の成熟が未熟な例は進行しやすいと考えられています。

2）その他のアライメント異常

　ダンサーに多いのが、フラットバックや胸椎の前弯です。胸椎の理想的なアライメントは本来後弯ですが前弯になると、胸椎が上手く屈曲ができなくなるため腰の代償割合が高まりその結果腰の椎間板も痛めてしまいます。この場合、代償動作を減らす指導を行わないといけません。

3）腰椎分離すべり症

　発育期の分離症は腰椎の伸展・回旋運動が主な原因であり病期に関しては、初期・進行期・終末期に分かれます。レントゲンで分離すべり症が見つかった場合、CT スキャンを行い椎弓根の損傷状態を確認します。さらに、MRI で椎弓根の浮腫（骨髄浮腫）があった場合は炎症性に反応していることを示し、癒合する可能性が高いことを示唆します。その場合は、コルセットを装着して骨癒合を目指します。ダンサーはコルセットを着けることをとても嫌いますが、「今を逃してしまうと二度と癒合しない」ということを十分に理解してもらいましょう。この段階で癒合しなかった場合は高確率で将来的に後遺症としての腰痛が続きます。終末期、あるいは骨髄浮腫がない場合は、骨髄癒合率が非常に低くなります。その場合は、固定をしても癒合は見込めないため疼痛管理による復帰支援をして

いきます。

理学療法では原因となる腰椎の伸展回旋腰椎の伸展・回旋運動が原因となります。動作習慣をいかに制限・修正できるかがポイントとなります。

4）ヘルニアと骨端臨骨折

その他の脊椎のケガには、ヘルニアや骨端輪骨折があります。ヘルニアは大人が受傷するケガで、成長期は骨が弱いためかかりません。子供の場合はCTスキャンを撮ると、必ず骨端輪が骨折しているのがわかります。骨端輪骨折は初期に診断がつけば3カ月程度のコルセットを着用すればかなりの確率で癒合していきます。しかし、見逃され癒合しなかった場合はその後骨片が脊髄を圧迫して手術が必要になる場合があるので注意が必要です。

ダンサーの腰椎の保存治療の基本的な考え方は、「腰痛は代償動作の結果である」ということです。そのため、胸椎の可動域、体幹の安定性、股関節の分離運動ができているか、それらを確認し、その改善を目標として治療していきます。

❽ダンサーの機能評価の要点と治療計画

1）機能評価の内容

女性バレエダンサーはトウシューズを履いて踊ります。しかしあまりにも小さい頃からトウシューズを履いてしまうとダンス傷害に繋がってしまうこともあります。

IADMSは、12歳以下の児童にはトウシューズを履かせないように提唱しています。また、Pointe Readiness（ポワントを履くための準備の評価）として、①足関節の可動域、②下腿の強さ、③バランステスト、④腹筋の強さ、⑤神経筋コントロール、⑥下肢のアライメントとバレエテクニックの評価も推奨しています[6]-[7]。日本ではあまり統一されていないため、十分にトウシューズを履く身体づくりができていないために、トウシューズが原因でケガをしてしまうということが非常に多いです。当院ではこのIADMSのPointe Readiness加え、筋力、柔軟性、バラン能力、神経筋コントロール、アライメント、可動域を確認するため、来院したダンサーには次のアンケートを基本に機能評価を行います（図13）。

①姿勢の確認
②閉眼の片足立ち5秒間
③片足パッセ・ルルベでホールドする
④ディベロップメンタルシークエンステスト（ニーリングの姿勢から、脚を横に上げて立ち、ジャンプする）
⑤エアプレインテスト

⑥プリエの形の評価

⑦ドーミング（足の甲がしっかり出せるか評価する）

⑧ピルエット2回転

【Hypermobility,Posture and Trunk Assesment】

Posture	□ideal □military □Kyphosis lordosis □Flat back □Sway back □Kyphotic		
Scoliosis	□+ □− 備考		
ターンアウト角度	Right ° / Left °		
Knee in/Toe out	□Right □Left		
Ankle pronation	□Right □Left		

①

【Dance Related Functilonal Tests】

		Right	Left	備考(代償動作等)
②	Single Leg Balance Eyes Closed 5 Seconds(パラレルから)	□外側荷重 □Trendelenburg	□外側荷重 □Trendelenburg	
③	Single Leg Passe-Releve (パラレルから)	□Hold 15sec □10sec □5sec □Less than5sec	□Hold 15sec □10sec □5sec □Less than5sec	
④	Developmental Sequence	□Clear □Not Clear	□Clear □Not Clear	
⑤	Airplane Test	□Clear □Not Clear	□Clear □Not Clear	
⑥	Plie （パラレルから）	□Clear □Not Clear	□Clear □Not Clear	
⑦	Pointe Readness(ドーミング)	□Clear □Not Clear	□Clear □Not Clear	
⑧	(Topple Test)2回転	□Clear □Not Clear	□Clear □Not Clear	

図13：当院のダンサー用アンケートシートの評価項目（一部）

2）姿勢の評価の要点

　まず、姿勢の評価では前後像と横、ロールダウンしたときとヒップヒンジの姿勢を確認をして、側弯がないか、フラットバックの有無（背骨の正しいラインをキープできているか）を評価します。ロールダウンのアライメントでは、主に脊椎のカーブが美しく作れない部位がないかを確認します（図14-1、14-2、15-1、15-2）。

　また、プリエのアライメントでは膝がつま先よりも前に出てしまって足関節の回内がないか、しっかり曲げられているかを確認します（図16-1、16-2）。

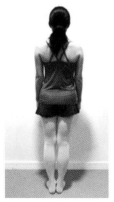 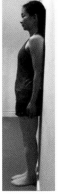 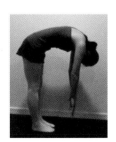 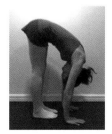

図14-1：前後像　　　　　図14-2：横　　　　　図15-1：ロールダウン　　　図15-2：ヒップヒンジ

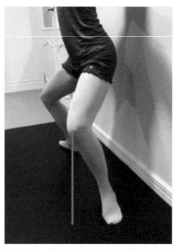 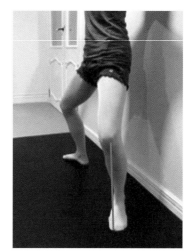

図16-1：プリエのアライメントの確認（回内）　図16-2：プリエのアライメントの確認（正常）

3）バランス・重心の確認と修正の要点

　閉眼片足テストでは、骨盤と身体の軸が矢状面、前額面、水平面の３方向でバランスを
とりながら安定して60秒立てるかどうかを確認します。人間は身体のバランスを耳、足
底の固有感覚受容器、足首、股関節の筋力、体幹を使って安定させています。不可となれ
ば、このどれかの機能に問題があります。

　崩れたバランスのとり方には、アンクルストラテジー（足関節での調整）とヒップスト
ラテジー（股関節での調整）という方法があります。アンクルストラテジーは身体が頭と
股関節が一直線上にある時にわずかにバランスが崩れて微調整が必要な時に、足（アンク
ル）でバランスをコントロールする方法です。一方、ヒップストラテジー（股関節での調
整）は頭と股関節が一直線上にない状態、大きな重心のずれ、床との接地面が小さい時、
床が不安定な時などの調整方法です。ダンサーが腰や大腿などの筋肉が張るからほぐして
ほしいと訴える場合、このストラテジーにより過緊張した結果である場合があります。バ
ランス感覚の悪さからくる筋肉の張りは、一時的にほぐすだけでは解決しません。安定し
てバランスが取れるように修正するトレーニングをしない限り、再度筋肉が張ってしまい
ます。

　シングルレッグパッセ・ルルベは重心バランスを確認します。評価のポイントは、脚が
挙げられているかではなく、「軸の中で足が挙げられているか」を確認します。アマチュ
アとプロのダンサーでは重心のとり方が大きく違います（図17-1、17-2）。

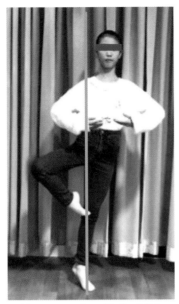

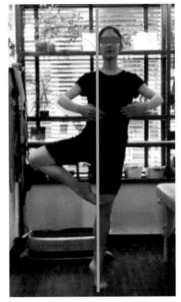

図17-1：アマチュアダンサーの重心　　　　図17-2：プロダンサーの重心

❾ 治療計画

　治療計画は、ステップに分けて考えます。ステップ1は疼痛コントロール、それがクリアできたらステップ2として、復帰に向けて患部や患部周辺の治療および動きの修正・意識づけを行います。ステップ2の段階では、練習参加の予定を一緒に考えたり、再発の予防プログラムを提案してあげましょう。ステップ3ではセルフケア指導を行い、ケガを乗り越えてパフォーマンスアップのコンディショニングを提案していきます。

　当然、医師だけではダンサーが欲する細かなケアを手厚く行うことができません。ダンサーをケガから守り、ダンス医学を発展させるためには、トレーナーや理学療法士、インストラクター、栄養士などがチームを作ることが重要です。ダンサーが所属する団体とも密に連絡をとりあい、医療者と団体で一丸となり、ダンサーを育て、サポートする体勢が理想でしょう。

❿ まとめ

　ダンス傷害の部位は多岐にわたり、また年齢や習熟度、性別によって傾向も異なります。それぞれの年代やレベルに応じて、様々な角度から細やかに診察し、適切な治療を行うことで早期復帰が可能となり、また生涯にわたり長くダンスを楽しめる身体づくりにつながります。そのためには、このCHAPTERでこれからご紹介するさまざまな医学的運動学

的知識が不可欠です。ダンサーが安心して頼れるドクターやトレーナーを目指していきましょう。

【参考文献】

1) Allen N et al. The Effect of a Comprehensive injury audit program on Injury Incidence in ballet. Clin J Sport Med. 2013; 23: 373-378.
2) Allen et.al. Ballet Injuries: Injury Incidence and Severity Over 1 Year. JOSPT. 2008; 38 (3) : 126-136.
3) 中村格子. 新体操選手の疲労骨折. 臨床スポーツ医学. 2016;33 (4) :386-391.
4) JH Heyerdahl, DJ Rose. Os Trigonum Excision in Dancers vis an Open Posteromedial Approach. Foot Ankle Int, 2017; 38 (1) :27-35.
5) C Laible, D Swanson et al. Iliopsoas Syndrome in Dancers. The Orthop J Sports Med, 2013 ; 1 (3) :1-6.
6) Weiss et al. When Can I Start Pointe Work? Guidelines for Initiating Pointe Training. J Dance Med and Sci, 2009; 13 (3).
7) Richardson et al. Functional Criteria for Assessing Pointe-Readiness. J Dance Med and Sci, 2010; 14 (3).

NO.

2

◆ ◆ ◆ ◆

*Foot Injuries
and Treatments*

足の傷害と治療

田中康仁

奈良県立医科大学整形外科 教授

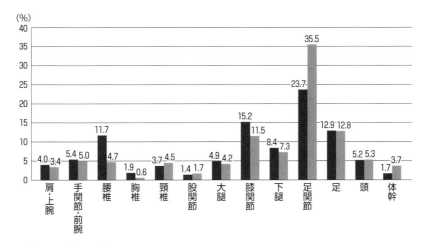

CHAPTER 2 ── 02 ── YASUHITO TANAKA

❶ダンサーに多い足の傷害

　ダンサーに頻発する傷害の部位は、ダンスのジャンルによって異なります。タップダンスやフォークダンスでは膝の傷害、ストリートダンスでは上肢の傷害、ジャズダンスでは下肢の傷害が多くみられます。そして、クラシックバレエの場合は、トウシューズの影響もあり、圧倒的に足の傷害が多いです。

　1995 ～ 2011 年に調査したクラシックバレエを行う 785 人を対象にした部位別傷害発生頻度では、男性の場合、足関節と足の傷害が合わせて 3 分の 1 を占め、下腿も含めると約 40％となります[1]。女性も圧倒的に足関節の傷害が多いです（図 1）。

　傷害発生の機序をみると、男性は「足首をひねった」（23.9％）が最も多いですが、女性バレリーナ—を持ち上げるリフトなどもあるため、「着地」（20.0％）でも傷害が起きやすいです。一方、女性の場合は「足首をひねった」が 29.2％と 3 割近くを占めます（図 2）。

図1：部位別傷害発生頻度
(Wanke EM, et al. J Occup Med Toxic. 2013.より引用)

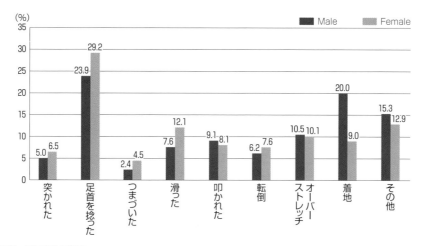

図2：傷害発生の機序

❷ 足のアーチ構造

　足の骨は28個の骨から成り立っています（図3）。どんな凸凹した地面でも適応できるように、関節の自由度が高くなっているのが、足の特徴です。リスフラン関節（足根中足関節）とショパール関節（横足根関節）のラインで、前足部、中足部、後足部と3つに分けることできます。

　足は力をためやすいアーチ構造になっており、足の裏にある足底腱膜には巻き上げ機現象（windlass mechanism）（図4）という大きな役目があります。母趾を背屈すると、種子骨に付着している足底腱膜が上がって力がたまり、引き縛られてアーチが上がります。力を溜めたりリリースしたりすることで、効率のよい歩行が可能になります。

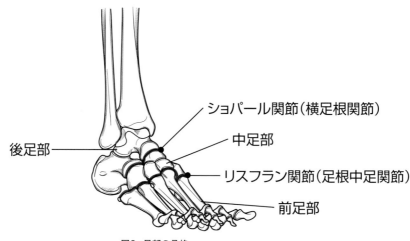

図3：足部の骨格

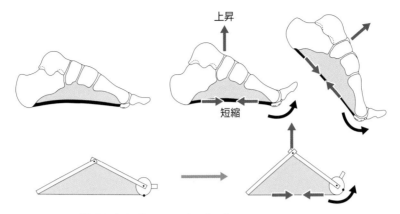

図4：巻き上げ機現象（windlass mechanism）

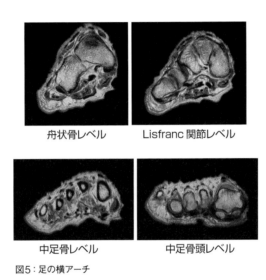

舟状骨レベル　　　Lisfranc 関節レベル

中足骨レベル　　　中足骨頭レベル

図5：足の横アーチ

　アーチは前後だけではありません。舟状骨レベル、ショパール関節レベル、リスフラン関節レベル、中足骨レベル、中足骨頭レベルで横アーチを形成しています（図5）。ただし、中足骨頭のレベルになると、アーチがなくなって、まっすぐになってきます。とりわけ外反母趾の場合、アーチの真ん中が落ち込んで、足の裏にタコができることが多いです。

❸ 足関節の機能軸

　足関節は、安定性に優れた関節です。2つの木材部品を接合する、ほぞ穴（mortice）とほぞ（tenon）の関係をイメージしてもらえるとよいでしょう。その安定性の高さは、骨に囲まれていることから生まれています（図6）。

　関節の動きの中心を通る線を「機能軸」といい、骨格によってもその角度が異なります。内果の先端と外果の先端の結んだ線が距腿関節の機能軸となり、75°で内を向いています

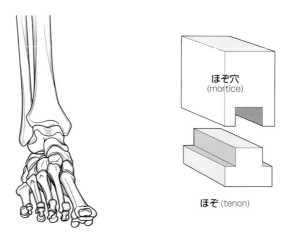

図6：足関節の構造はほぞ穴とほぞの関係と似ている

（図7）。また足関節面の角度は日本人の場合には脛骨軸に対して88°であり、地面とほぼ水平に荷重をうけております（図8）。機能軸が傾いているため、底屈すると内側に、背屈すると外側に向きます。

距腿関節の動きの中心となるのが距骨です。距骨には腱がついていないため、周囲の筋肉により動かされます。距骨滑車は円錐形で、前方が広い構造になっており、足関節の背屈時に安定します（図9）。逆に、底屈時は足関節が緩くなります。

こうした距骨の構造を踏まえれば、バレリーナが尖足位にするのは、足関節の自由度が高くなるためだと理解できます。

下肢への荷重関節としては、股関節、膝関節、足関節の3つが主なものとして挙げられますが、それ以外で重要なのが距骨下関節です。距骨下関節の機能軸は斜め42°に傾いており、距骨と踵骨の間を内外反しています（図10）。ショパール関節で切断すると、踵骨

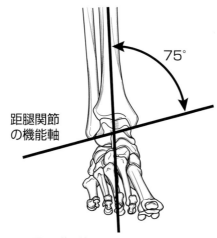

図7：距腿関節の機能軸となり、75°で内を向く

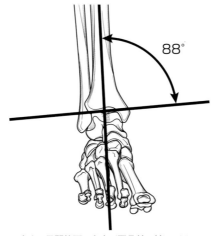

図8：日本人は足関節面の角度が脛骨軸に対して88°

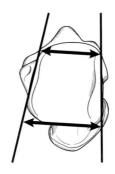

図9：距骨滑車は前方が広い

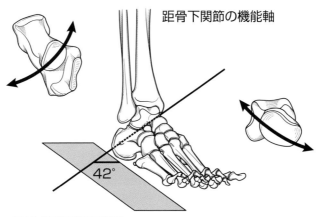

距骨下関節の機能軸

図10：距骨下関節の機能軸

の立方骨との関節面を確認することができ、ばね靱帯で吊られていることが分かります。足関節で底背屈し、距骨下関節で内外反しています。

　下肢の関節で内外反できるのは、股関節と距骨下関節しかありません。膝も内外反できないことからも、距骨下関節が重要だと分かります。

❹ 足の変形 2)

　足関節の断面でみると、前方は長趾伸筋腱、長母趾伸筋腱、前方内側は前脛骨筋腱があります。外側はくるぶしの後ろに長腓骨筋・短腓骨筋が走り、後ろにはアキレス健があります。長母趾屈筋腱、長趾屈筋腱、後脛骨筋腱は内側にあります（図11）。

　足関節の機能軸は、内果の先端と外果の先端で結んだラインです。それよりも前が背屈筋で、それよりも後ろが底屈筋です（図12）。この機能軸から遠くて太い筋が背屈と底屈の動きに大きく関与しています。なかでもアキレス腱は圧倒的に遠くて太く、底屈筋としては最も強度が高いものです。

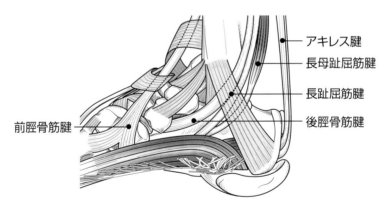

図11：足関節を走る腱

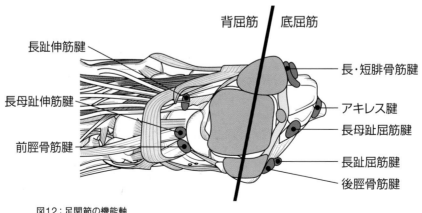

図12：足関節の機能軸

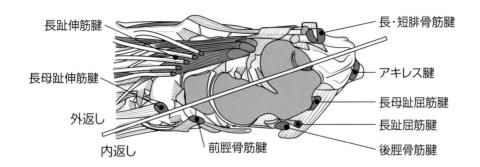

長趾伸筋腱

長母趾伸筋腱

外返し

内返し

長・短腓骨筋腱

アキレス腱

長母趾屈筋腱

長趾屈筋腱

前脛骨筋腱

後脛骨筋腱

図13：距骨下関節の機能軸

　前方で重要な働きをするのが、前脛骨筋と長趾屈筋腱です。興味深いのは、長趾伸筋腱と長母趾伸筋腱が、足関節の背屈に大きな影響を与えていることです。伸筋腱が傷害されると、背屈しづらくなります。

　次に、距骨下関節の機能軸で切ると、内返しと外返しの機能にそれぞれ分かれます（図13）。

　外返しでは、機能軸より離れてかつ太い長短の腓骨筋が重要となります。長趾伸筋腱、長母趾伸筋腱も、外返し筋として働くことになります。

　一方、内返しでは、後脛骨筋が機能軸より一番遠くて太く、重要な筋となります。後脛骨筋は、機能性を生じると偏平足の原因にもなる筋です。

　足関節の底屈と背屈および外返しと内返しのラインが理解できれば、足の変形を診たとき、どこが悪いかがすぐに分かります。疾患別に見ていきましょう。

1）腓骨神経麻痺（図14）

　長腓骨筋腱は外果の後ろを通って足を外側に向ける筋で、腓骨神経麻痺が起こると変形

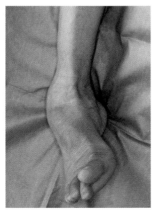

図14：腓骨神経麻痺

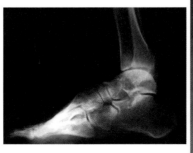

図15：陳旧性腓骨筋腱断裂（内反尖足）

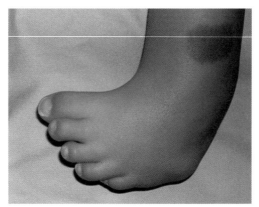
図16：後脛骨筋腱拘縮

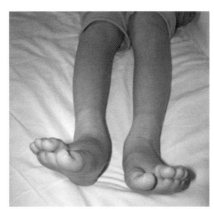
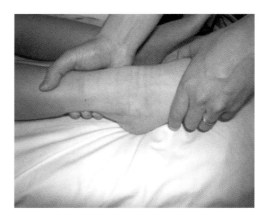
図17：腓骨筋腱痙性偏平足

します。神経麻痺で腓骨筋群が弱体化すると、相対的に内側の脛骨筋群が強くなるため（腓骨筋群＜脛骨筋群）、足全体が内側を向いてしまうことになります。

2）陳旧性腓骨筋腱断裂（図15）

腓骨筋が断裂すると、腓骨神経麻痺と同様に、相対的に内側が強くなり、内反変形が起こってきます。

3）後脛骨筋腱拘縮（図16）

後脛骨筋腱が拘縮を起こすと、腓骨筋腱は通常でも、脛骨筋が強くなるため、変形が起きます（腓骨筋腱＜脛骨筋群）。腓骨筋腱と脛骨筋群のバランスが崩れて起きるという点では、腓骨神経麻痺と同じです。

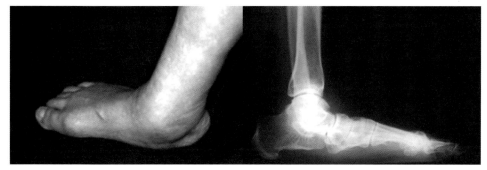

図18：後脛骨筋腱機能不全症（偏平足）

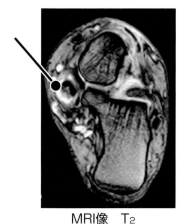

MRI像　T₂

図19：後脛骨筋腱機能不全症（エコー）

4）腓骨筋腱痙性偏平足（図17）

　逆に腓骨筋群が痙攣を起こして、脛骨筋群より強くなると（腓骨筋腱＞脛骨筋群）、偏平足になります。これを腓骨筋腱痙性偏平足と呼びます。それほど多くないですが、小学生によくみられます。痙性はなくとも腓骨筋群の力が強い状態はバレエダンサーの足でもみられ、足の土踏まずのところで地面につくようになっています。

5）後脛骨筋腱機能不全症

　中高齢の女性に多いのが、後脛骨筋腱機能不全症という成人期偏平足です（図18）。脛骨筋群が機能不全を起こして、相対的に腓骨筋群が強くなるために偏平になります。

　この後脛骨筋腱機能不全症は、超音波検査やMRIを使って診断します（図19）。後脛骨筋は、足首の内側にあり、緊張すると内返しになります。また、変性することで腱も膨化し、本来横を走る長趾屈筋腱の倍の太さと言われていますが、MRIや超音波検査ではそれよりも太くみえるようになります。悪化すると、腱は断裂します。

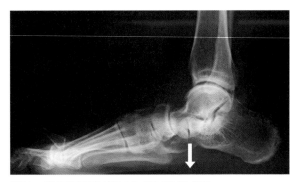

図20：ばね靱帯線維軟骨複合体（SLFCC）損傷

6）ばね靱帯線維軟骨複合体（SLFCC）損傷

　股関節には「臼蓋」という骨盤のくぼみがあります。それと同様に、足にも臼蓋があります。足臼蓋が位置している、ばね靱帯線維軟骨複合体（SLFCC: Spring Ligament Fibrocartilage Complex）が破綻して破れると、距骨が落ち込んでいるタイプの偏平足になります（図20）。症状が出なければよいですが、症状が出た場合は再建しなければならず、治療には困難が伴います。

❺ 後足部の外傷・障害

1）外側靱帯損傷

　ここからは、後足部・前足部に分けて外傷・障害を解説していきます。

　捻挫のなかで、内返し捻挫は最も頻度が高く、1万人に1人の割合で起こるといわれています。日本の人口を考えるとだいたい1日に1万2000人ぐらい捻挫しており、その大部分が外側靱帯損傷です。外側靱帯には、後距腓靱帯（posterior talofibular ligament：

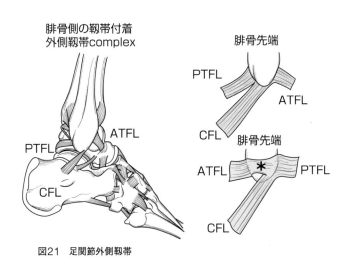

図21　足関節外側靱帯

PTFL）、前距腓靱帯（anterior talofibular ligament：ATFL）、踵腓靱帯（calcaneofibular ligament：CFL）の３つがあります（図21）。３つとも腓骨先端でつながっています。

　足関節の動作時に、靱帯にはどのような力がかかるのでしょうか。大関覚氏（獨協医科大学埼玉医療センター）が2006年に次のような調査しています。逆さまにした足の手前にボードを貼り付けて、重りをつけて引っ張るという実験です。ボードのどこに重りをつけたかで、どれだけ靱帯が緊張するかを調べています。それらの結果から、足関節の動作と靱帯の緊張が明らかになってきました[3]。

　底屈時には前距腓靱帯が緊張し、背屈時には踵腓靱帯が緊張します。また、内返しの底屈時には前距腓靱帯が、底屈の外返し時では踵腓靱帯が緊張します。踵腓靱帯に緊張がかかると、その下にある骨間踵靱帯にも同じ動態を示します。つまり、踵腓靱帯損傷は、距骨下関節の捻挫でもあるということです。

　底屈の外返しがどういう肢位かといえば、ピッチャーがボールを投げるときの後ろ脚の状態などをイメージしてください。バレエでも着地時に底屈の外返しの状態となり、損傷が起きやすいです。

　距骨下関節は男性が硬く、女性は軟らかい傾向があります。基本的には緩い方がパフォー

Column

二分靱帯（Ｙ靱帯）

　踵骨から２方向に別れ立方骨と舟状骨に至る靱帯を「二分靱帯」（図22）といいます。その形状から、「Ｙ靱帯」とも呼ばれます。足関節の捻挫の際に損傷しやすい靱帯です。前距腓靱帯と間違われやすいので、注意しましょう。

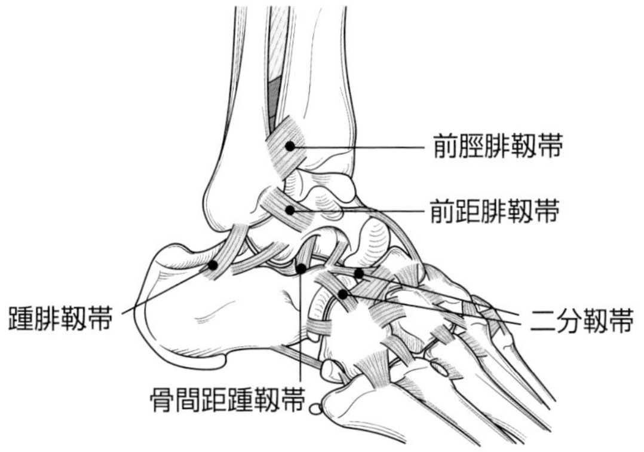

前脛腓靱帯
前距腓靱帯
踵腓靱帯
二分靱帯
骨間距踵靱帯

図22：二分靱帯

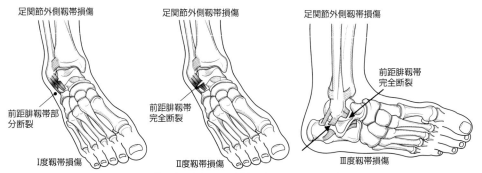

図23：靱帯損傷の重症度。左：I度（軽症）、中央：II度（中等症）、右：III度（重症）

マンスは高くなりますが、その分靱帯も緩いことが多いです。

2）靱帯損傷の重症度

　靱帯損傷の重症度は、3つに分けることができます。I度（軽症）は引き伸ばし、II度（中等症）は部分断裂、III度（完全断裂）は完全断裂です（図23）。

　ただし、足関節の靱帯は3つあるため、I度が前距腓靱帯の部分断裂（ATFL引き伸ばし・部分断裂）、II度が前距腓靱帯の完全断裂（ATFL完全断裂）、III度は踵腓靱帯も完全断裂（ATFL・CFL完全断裂）、といわれています。一般的には、前距腓靱帯の単独損傷が70％、踵腓靱帯損傷合併が20％で、他の10％は内側の三角靱帯や他の靱帯損傷です。

　診断は問診と視診が主になります。見逃していけないのが、靱帯損傷は皮下出血が起きるということです。皮下出血が起きて、足が腫れていると思われたら、超音波診断装置で確認します。

　触診では、圧痛点を探ります（図24）。前脛腓靱帯や前距腓靱帯は、外から判別できるので、まず前距腓靱帯を押さえます。次に、後ろの踵腓靱帯をみて、圧痛をみていきます。そして、距骨前外側のへこんでいるところで、距骨下関節の入口にあたる足根洞を触りま

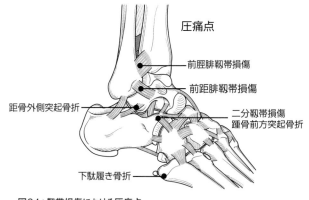

図24：靱帯損傷における圧痛点

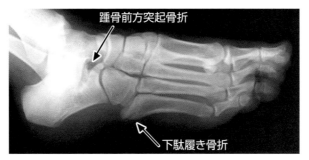

図25　踵骨の前方突起骨折

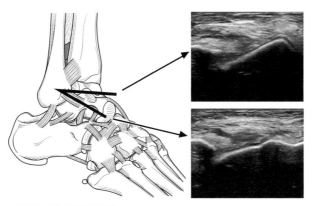

図26：ATFL靱帯描出のコツ

す。第五中足骨のベースを触っていき、二分靱帯や踵骨の前方を触ります。このように触診の順番を決めると、見落とすことがないでしょう。

　踵骨の前方突起骨折は、二分靱帯が舟状骨と立方骨の間に張っているので、剥離骨折をすぐに起こしてしまいます。下駄履き骨折は短腓骨筋の剥離骨折です（図25）。これらも見落とさないことが大事です。

　超音波診断装置で前距腓靱帯を描出するポイントとしては、距骨滑車の三角形に着目します（図26）。腓骨を下にずらすと、この距骨滑車の形がなくなり結節が見えるところがあり、そこが停止部で、前距腓靱帯は距骨の停止部で切れています。三角形の外観部分を固定して下にずらしていくと、結節のところにくっつき、前距腓靱帯が映ります。

　靱帯損傷の治療については、もともとは保存治療を行っていましたが、次第に断裂した靱帯の修復の確実な方法として、手術が採用されるようになりました。ところがその後、手術をしても成績に差がないことがわかり、現在は、機能的保存療法がとられています。推奨されているのは、サポーターを用いる機能的装具療法です。

　機能的装具療法のメリットは主に3つあり、「手術による侵襲を下げられる」「費用が安い」「成績不良であった場合でも、手術をすることが可能」などが挙げられます。

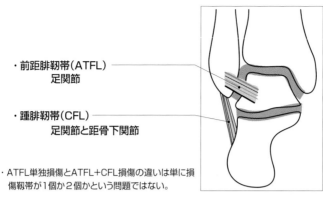

・前距腓靭帯(ATFL)
　足関節

・踵腓靭帯(CFL)
　足関節と距骨下関節

・ATFL単独損傷とATFL+CFL損傷の違いは単に損
　傷靭帯が1個か2個かという問題ではない。

図27：前距腓靭帯と踵腓靭帯の相違点

3）前距腓靭帯と踵腓靭帯の相違点

　前距腓靭帯損傷と踵腓靭帯損傷の相違点については、前距腓靭帯は腓骨と距骨の間の靭帯で、踵腓靭帯は腓骨と踵骨の間の靭帯であることです（図27）。つまり、踵腓靭帯損傷は単なる足関節の捻挫ではありません。ポイントは、足関節と距骨下関節の2関節をまたいでいることです。

　踵腓靭帯損傷の有無による保存治療の成績を比較すると（杉本和也ほか、2007）[4]、前距腓靭帯の単独損傷の場合はサポーターで十分ですが、踵腓靭帯損傷が合併した場合はサポーターでは不十分だということわかっています。つまり、踵腓靭帯が合併した場合は、手術を行ったほうがよいということもあると思います。

　踵腓靭帯損傷があると、距骨下関節の軟部組織にも損傷がおよびます。足関節だけでなく、距骨下関節の捻挫にもなります。

　保存治療に切り替えた場合、機械的不安定が残る可能性は10〜20％、5〜10人に1人です。靭帯の修復術としては、伸びているところをたぐり寄せる、ブロストラム法がとられます。また伸筋肢体を引っ張り上げられるグルード法も追加補強としてよく行われています。グルード法は、伸筋支帯の距骨下関節の安定性に関与しており、距骨下関節の再建や踵腓靭帯も併せることによって、距骨下関節も安定させられるため、世界中で行われています。

　現在は、関節鏡を使って再建することが多いです。鏡視下では小さな傷2つで行うことので、侵襲は少ないです。ブロストラム法というたぐり寄せる術式では、ソフトアンカーを用いて靭帯を骨に逢着します。当院では95％ぐらいが伝達麻酔ですので、麻酔が切れたらすぐ歩けるため、満足度も高いです。

　Open法でも鏡視下法でも、成績に差はないため、十分な強度の残存靭帯があれば鏡視下で行ったほうがよいでしょう。もし、靭帯が残っていない場合は再建しなければなりません。しかし、日本では、靭帯のアログラフト（亡くなった人からいただいた靭帯）を使うことはできません。したがって、鏡視下で行うことはできますが、再建するのには体の

他の部分から腱を持ってくる必要があります。

4）後方インピンジメント症候群

　バレエで避けて通れないのが、後方インピンジメント症候群（Posterior Ankle Impingement Syndrome：PAIS）です。インピンジメントは「挟みこまれる」という意味です。後方インピンジメント症候群は、三角骨傷害など骨性病変を引き起こし、ほぼオーバーユースです。挟み込まれると痛みが出るだけではなく、パフォーマンスが落ちます。鏡視下で傷害を引き起こしている三角骨を取ったほうがよいでしょう。

　傷害部位の摘出は腹臥位で行います。アキレス腱の両横に、覗くほう（ビューイングポータル）と作業するほう（ワーキングポータル）の2カ所に穴を開けます。内側のくるぶしを走行する神経や血管を避けるのがポイントです。これは本来は隙間のないところにスペースを作って行う内視鏡手術になります。

　距骨の後方突起には、外側突起と内側突起があります。挟まれるのは、大きい外側突起のほうが多く、手術では三角骨を取り除きます。ポイントになるのが、長母趾屈筋腱です。その内側を神経血管束が走っているので、損傷しないように注意する必要があります。三角骨がある頻度は10人に1人程度で、全員にあるわけではありません。

　内視鏡視下法は、従来法と比べると、手術の成績については少しよい程度ですが、競技に早期復帰できるのが、大きな違いです。特にダンスは、従来法の半分以下の期間で復帰できます。

　後方インピンジメント症候群で挟み込まれるのは、骨だけではありません。軟部組織も挟まれてきます。軟部組織の病変には、果間靱帯の異常、長母趾屈筋腱の異常、滑膜増生、外傷後の瘢痕などがあるほか、長母趾屈筋腱が肥厚することで、弾発母趾現象が起きることもあります。

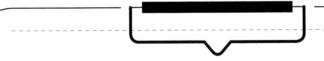

[**MEDICAL RECORDS**]

三 角 骨 の 例 ①

　24歳のバレエダンサーです（図28）。三角骨の間で骨折したか、もしくは、骨折により三角骨が生じたのかは不明です。バレエダンサーには比較的多くみられる症状です。内視鏡を用いた三角骨摘出術により症状がなくなり、バレエのパフォーマンスも向上しました。

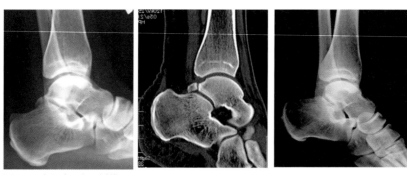

図28：三角骨（24歳・女性）

❻ 前足部の外傷

1）外反母趾

　バレエは前足部傷害が多く、外反母趾はその一つです。足趾は形態の定義があり、7割が母趾の長いエジプト型、2割が第2趾の長いギリシャ型、1割がどちらも同じ長さのポリネシアン型といいます。エジプト型は圧倒的に外反母趾になりやすいです。親指に力がかかりやすいので、若いときに外反母趾でなくても、年をとってくると、必ず外反母趾になります。

　60歳を過ぎると1/3は外反母趾になるといわれています。外反母趾は母趾が外を向いていて、中足骨頭に痛みが出やすいです（図29）。バレエダンサーの場合は特に、第1中足骨と第2中足骨で体重を受けるため、踊るときに第1と第2中足骨の2本で浮いているような恰好になります。つまり、バレエの動作特性を踏まえれば、機能的には母趾は開いているほうがよいということになります。

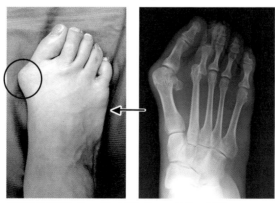

図29：外反母趾（ヒップホップダンサー 、48歳、女性）

バレエダンサーの外反母趾でしっかりしたデータはありませんが、普通の人に比べて多いのは明らかです。引退した人には明らかに外反母趾の方が多いです。外反母趾角についても、現役と引退した人で比べると、やはり長年やっている人のほうが外に向く傾向があります。それだけダンスの影響が色濃く現れるということです。

Column

外反母趾と荷重

荷重したとき、通常の人は母趾が内に向きます（図30）[5]。しかし、外反母趾の人は、母趾外転筋が足底のほうへ逃げてしまうため、母趾を内に向けることができません。そうなる前に、外反母趾の状態を改善させなければなりません。

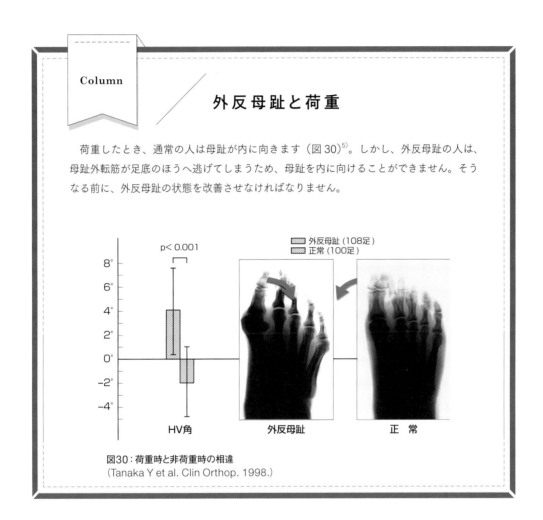

図30：荷重時と非荷重時の相違
(Tanaka Y et al. Clin Orthop. 1998.)

ダンサーに外反母趾が起きやすいのは、ターンアウトという姿勢があるためです。ターンアウトの肢位では、母趾が回内します。また、バレエはもともと偏平足にしているような競技なので、足の回内に合わせて母趾が回内していくのはしかたがありません。回内で圧力が加わると、外反母趾が起こりやすくなります。また、トウシューズ内は圧が高く、MTP関節にせん断力がかかります。トウシューズを履くことで、足に大きなストレスがかかることは、さまざまな研究で指摘されています。

ダンサーの外反母趾を治療する際には、注意点があります。それは、母趾の中足趾関節の可動域が制限されるような方法は避けるということです。例えば、Mitchell 法という遠

位骨骨切り術というのがあります。Mitchell 法は、手術の成功率は高いのですが、術後に可動域が落ちてしまいます。なかには、背屈時の可動域が 10° 以上も落ちることがあります。野球、バスケットボール、長距離などに比べると、短距離選手やダンサーは、背屈可動域が重要になります。ダンサーに Mitchell 法を行うのであれば、現役を引退後に行ったほうがよいでしょう。

　外反母趾の重症例に対しては Mann 法を行うこともあります。突っ張っている骨を器具で切って矯正する術式です。矯正はうまくいきますが、関節の形を変えてしまうので、やはり可動域が落ちます。現役の間は絶対にやらないほうがよいでしょう。ダンサーの場合は、致命的になってきます。そういう意味でも重症化する前に対処することが重要です。

　外反母趾によって踊れなくなるほど痛くなる原因は、足背皮神経の圧迫です。母趾の内側を触ってみると、足背皮神経に触れるのがわかります。足背皮神経が圧迫され、ひどい場合は神経腫といい、神経がタコになります。そうなると耐えられないので、根本的には骨を切って矯正しますが、現役のダンサーに対しては対症療法的にブロック注射を行います。関節の可動域を落とさないことが大事になってくるので、現役の間はそういった治療を行わなければなりません。

[**MEDICAL RECORDS**]

ダンサーの外反母趾の例

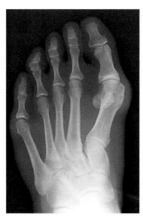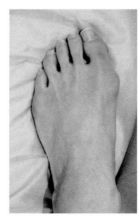

42 歳の女性で、ダンスのインストラクターをしています（図 31）。神経切離術を行って、痛みをとりました。知覚低下は起こりますが、パフォーマンスには支障ありません。どうしても痛い場合は、そういう処置も必要になってきます。

図31：外反母趾（エアロビクスダンスインストラクター 、42歳、女性）

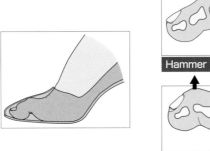

図32：レッサートウ傷害

Hammer toe ハンマートウ

Mallet toe 槌趾

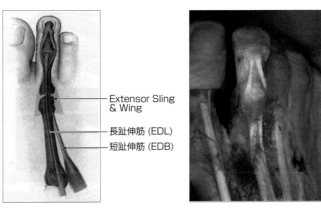

Extensor Sling
& Wing

長趾伸筋 (EDL)
短趾伸筋 (EDB)

図33：レッサートウの解剖

2) レッサートウ傷害

　次はレッサートウ（lessor toe）の傷害です。レッサーは「小さい」という意味で、2〜5趾のことを指します。レッサートウ傷害のタイプは2つに分けられ、第二関節が曲がっているハンマー趾（hammer toe）と、第一関節が曲がっている槌趾（mallet toe）があります（図32）。なぜ起きるかというと、外反母趾と同じです。指が長いために折れてしまう、という状態です。

　レッサートウの症状では、第2趾の伸筋の間にあるフード（extensor slling）に着目します（図33）。MTP関節が中間位のときは、フードが関節にかかっています。そして、中間位で腱を引っ張ると、伸筋腱が伸び、第一関節、第二関節がダイレクトに働くことになります。ところが、中足趾関節で背屈すると、スリングが少し脱げます。そうすると、腱を引っ張ってもこの力が中足趾関節のMTP関節を背屈する方向だけに働いて、PIP関節とDIP関節が伸びません（図34、図35）。

　そのため、ハンマー趾や槌趾などのレッサートゥの症状を放置すると、フードのスリン

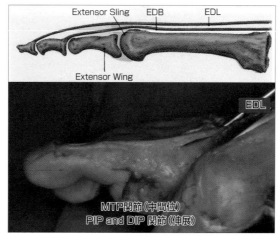

図34：スリングの役割（MTP関節：中間位、PIP関節とDIP関節：伸展）

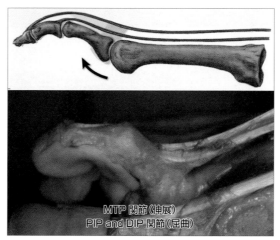

図35：スリングの役割（MTP関節：伸展、PIP関節とDIP関節：屈曲）

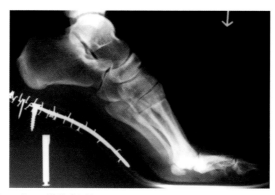

図36：ハイヒール装着時の足

グがずっと脱げた状態になってしまいます。丁度ハイヒールを履くとこのような状態になり、意図的に指を伸ばそうとしてもスリングが脱げているので伸びません。ハンマー趾や槌趾もはじめは手で伸ばすとまっすぐになるのですが、そのうち硬くなり伸びなくなってきます。ハイヒールを日常的に履く人は、毎日１回ぐらいは靴を脱いだときに、手で伸ばすようにしてください（図36）。

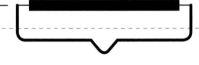

[**MEDICAL RECORDS**]

底 側 板 の 断 裂 の 例

【バレエ歴】

　５年、芸大でクラシックバレエ専攻、現プロダンサー。

【現病歴】

　バレエ練習中にジャンプ後、つま先立ちで着地に失敗。足趾の背屈が強制されました。その後、第５趾のMTP関節に疼痛が持続していたが、つま先立ちの動作を続けていました。受傷後１年頃より、つま先立ちを行うと、左第５趾が変形。左足外側で体重を支えにくくなり、パフォーマンスに影響が出てきました。

【診察・治療】

　何が起こっているかというと、MTP関節の底側板が損傷して脱臼しています（図37）。外反母趾でもよくありますが、外傷は少ないので診断がつかないかもしれません。造影すると底側板が切れているのがわかります（図38）。底側板の断裂部への縫合術を行って成功（図39）。現在はテーマパークでダンスを踊っています。

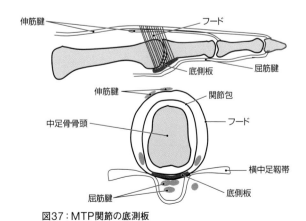

図37：MTP関節の底側板

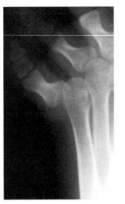
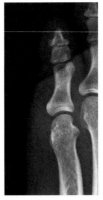

図38：脱臼時（左）　整復時（右）

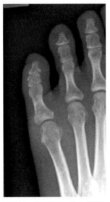
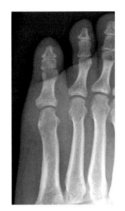

図39：底側板の縫合術後

3）モートン病

　モートン病は、中足骨頭の間で神経が出てくるところで、足趾が底背屈して神経がこすれると神経腫をつくります。痛みが出るのは、神経腫を作るからです。また、内側と外側の足底神経が第3、4趾の間で交わっているため、通常よりも太くなっており、障害されやすいです（図40）。

　神経腫自体は、体重がかからなくなってきたら治ります。そのため、モートン病についても、こすれてタコになっている部分が擦れないようにすると元に戻ると考えられます。しかし、人間は歩かないわけにはいかないので、モートン病を放置すると、悪化することになります。

　奈良県立医科大学の調査によると、わが国のモートン病患者のうち85％が女性で、左右差はなく両足で起こります。年齢層としては、50歳以上の人が多く、若い人は少ないです。かつては、日本は和式の生活様式をとっているため、モートン病はないといわれていました。しかし、今では、海外との比較でも年齢、性別、左右差ともだいたい一緒であ

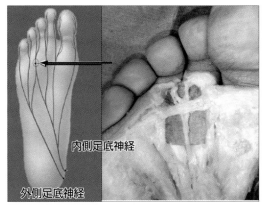

図40：モートン病

（図中）内側足底神経
外側足底神経

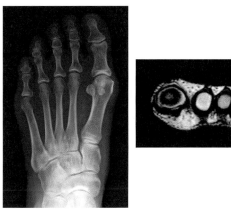

図41：モートン病（社交ダンス、58歳、女性）

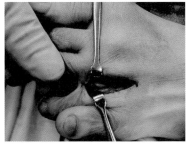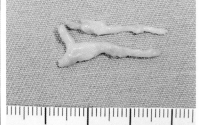

図42：モートン病への神経切除術

ることがわかっています。

　モートン病の罹患趾間は、第3趾間（3趾と4趾の間）が圧倒的に多いです。まれに第2趾間（2趾と3趾の間）でも起きます。リウマチや他の病気が隠れていることが多いので、気をつけなければなりません。神経腫は超音波やMRIで診断いたします。

　図41は58歳の女性で、社交ダンスを行っています。モートン病です。術式としては、神経剥離術でもよいのですが、再発することがあるため、神経切除術を行いました（図

42）。術後、痛みやしびれは全く感じませんが、触ると鈍い状態になります。本当に痛いのであれば、神経剥離よりも神経切除のほうがよいように思います。

4）中足骨疲労骨折

　疲労骨折はバレエダンサーでは珍しくありません。ルルベのときに背屈することで起きやすいです。中足骨疲労骨折では、骨幹部で疲労骨折を起こしやすいのですが、バレエダンサーの場合は基部の底側、なかでも第2または第3中足骨部で疲労骨折が起きやすいのが特徴です。これはなかなか治りません。特に若いダンサーの場合は、復帰までに期間を空けるのが大切です。

　バレエによる疲労骨折をリサーチした論文もあります。ミラノのバレエスクールで、150人の研修生（男性80人、女性70人／10〜21歳）を対象に調査したところ、12.6％と約10人に1人の割合で、疲労骨折の経験があることがわかりました。原因としては、ルルベで過底屈が行われることや、ポアントやドゥミポアントのときに第2中足骨基部にストレスがかかることなどが考えられます。骨幹部の疲労骨折に比べても、基部の疲労骨折は治りにくいので、注意しなければならないでしょう。

　疲労骨折を起こす人は、側弯も起こしやすいです。おそらく骨の栄養状態が悪いために、折れやすく、曲がりやすいのではないでしょうか。

❼ まとめ

　足部の簡単な機能解剖の解説と、後足部と前足部に分けて足の外傷・障害を説明しました。ダンサーにとって大切なのは足の関節可動性です。可動域を制限する治療は避けなければなりません。足の機能解剖を理解したうえでアセスメントやケアを行うよう心がけてほしいと思います。

参考文献

1）Wanke EM, et al. Occupational accidents in professional dance with focus on gender differences. J Occup Med Toxicol. 2013 17;8（1）:35.
2）田中康仁，井樋栄二ほか編. 標準整形外科　第14版. 33章　足関節と足. pp687-713. 医学書院, 2020.
3）Ozeki S, et al. Ankle ligament tensile forces at the end points of passive circumferential rotating motion of the ankle and subtalar joint complex. Foot Ankle Int. 2006 ;27（11）: 965-9.
4）杉本 和也. 【足の疾患　私の外来診療のコツ】足のスポーツ障害　足関節靱帯損傷. Orthopaedics, 2007. 20（11）:77-84.
5）Tanaka Y, et al. Radiographic analysis of hallux valgus in women on weightbearing and nonweightbearing. Clin Orthop Relat Res. 1997 ;（336）:186-94.
6）Albisetti W, et al. Stress fractures of the base of the metatarsal bones in young trainee ballet dancers. Int Orthop. 2010 ;34（1）:51-5.

NO.
3

膝の外傷と治療――ACLを中心に

内山英司

稲波脊椎・関節病院 副院長
整形外科医

❶ バレエと膝

1）バレエダンサーの膝の特性

　バレエダンサーの下肢は、膝が過伸展して、足関節が底屈するのが特徴です。しかし、関節が柔らか過ぎると、ケガに結びつくことがあります。一般のメディカルチェックでも用いられる、全身関節弛緩性（General Joint Laxity：GJL）テストでは、膝が 10° 以上伸展すると「柔らかい」「緩い」と判定されます。しかし、レベルの高いバレエダンサーほど、膝はしっかりと過伸展しているにもかかわらず、関節のゆるみが小さいという特徴があります。つまり過伸展と関節の緩みは別の評価といえます。

　また、バレエダンサーの膝は、X 脚であることも特徴です。ただし一般的な X 脚とは異なります。一般的な X 脚は、膝蓋骨が正面を向き、膝がくっついて、足関節が離れている状態です。一方、バレエダンサーの X 脚は、下肢が外旋し膝蓋骨が外を向いているのが特徴です（図1）。

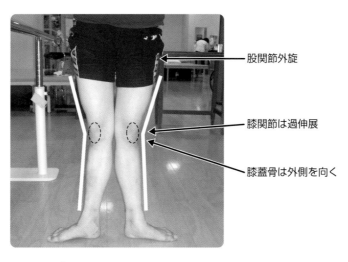

股関節外旋

膝関節は過伸展

膝蓋骨は外側を向く

図1：バレエダンサーのX脚

バレエダンサーの X 脚を形作るには、①股関節外旋可動域の獲得（30 〜 50°）、②膝関節過伸展角度の獲得、③膝関節の外旋、足部の外転可動域の獲得（20 〜 30°）、④脛骨の外捻角度の獲得が必要です。

バレエダンサーは、そのようなポジションを取れるように、小さい頃から日々トレーニングをしています。もし、股関節が外旋しなければ、膝から足関節にかけて数々の障害が出てくることになります。

2）膝に関わる筋肉・骨

クラシックバレエで有名なポジションに、アティチュードとパッセがあります。アティチュードでは、上げている足は股関節が伸展し、膝関節が屈曲しています。一方、パッセでは、股関節は屈曲し、膝関節は深屈曲しています。

アティチュードやパッセをはじめとするバレエ特有のポジションを取るためには、さまざまな筋肉が働いています。

①大腿前面筋

大腿骨の前面に走っている主な筋には、大腿四頭筋、縫工筋、大腿筋膜長筋などがあります。大腿四頭筋は、大腿直筋、中間広筋、外側広筋、内側広筋の4つに分かれます。大腿直筋は二関節筋といって、股関節を屈曲する働きと、膝関節を伸展する働きがあります。あとの中間広筋、外側広筋、内側広筋は、膝を伸ばす作用を持ちます。

縫工筋は中央から内側に走っている筋で、前アティチュードでは、股関節の前面から大腿部の内側を通って膝に当たるまで盛り上がります。上前腸骨棘から脛骨の内側に付着し、膝を前に曲げると同時に、下腿を内旋します。または大腿四頭筋と協調して、膝を伸ばした位置に固定する働きがあります。

②大腿後面筋

大腿の後面では、大腿二頭筋が膝の動きに関与しており、大腿二頭筋は腓骨頭と脛骨の外側に付着しています。大腿二頭筋の主な働きは、膝の屈曲です。合わせて、股関節の伸展に関与しています。二関節筋で、2つの関節を動かしていることを押さえておきましょう。半腱様筋や半膜様筋も、大腿二頭筋と同様、膝の屈曲に関与します。

そのほか大腿後面には薄筋があり、薄筋は内転などに作用します。長内転筋・短内転筋、大内転筋、恥骨筋や外閉鎖筋も同様です。

③鵞足

鵞足は、縫工筋、薄筋、半腱様筋という3つの筋が集まっている場所です。脛骨の付着部の形が鳥の足のように見えるため、このように呼ばれています。いくつかの筋が膝の屈

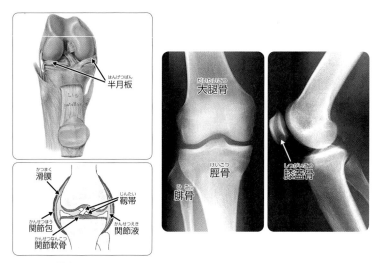

図2：膝の構造

曲運動により過負荷が生じて脛骨の内側で、炎症を起こすことがあるため、この部分の炎症を鵞足炎といったりもします。

　正面からのレントゲンで観ると、骨と骨の間には隙間があることがわかります。さらに横から見ると、膝蓋骨が確認できます。膝蓋骨との隙間に、関節軟骨が位置しています。正面から見ると、関節の中には軟骨、半月板や靭帯があり、関節の外にも靭帯があります（図2）。

　このような膝の構造の基本を踏まえたうえで、バレエダンサーのケアにあたることが大切です。

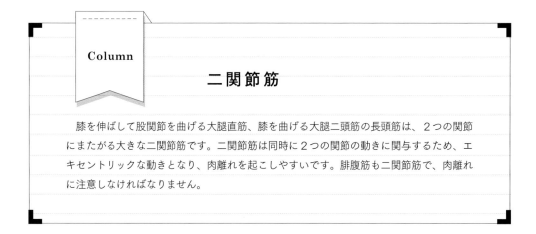

Column

二関節筋

　膝を伸ばして股関節を曲げる大腿直筋、膝を曲げる大腿二頭筋の長頭筋は、2つの関節にまたがる大きな二関節筋です。二関節筋は同時に2つの関節の動きに関与するため、エキセントリックな動きとなり、肉離れを起こしやすいです。腓腹筋も二関節筋で、肉離れに注意しなければなりません。

❷ ダンサーの前十字靱帯の手術

　私は、現在まで 4500 件を超える膝前十字靱帯（以下、ACL: anterior cruciate ligament）の再建術を行っています。種目別にみると、バスケットボール、サッカー・フットサル、スキーで半数以上の 56％ を占めている一方で、ダンス・バレエは 2.4％ です。クラシックバレエに限定すれば 1.2％ と非常に少ないです（図 3）。ACL 受傷の平均年齢は、バスケットボール 20 歳、サッカー・フットサル 26 歳、スキー 28 歳、バレーボール 27 歳、アメリカンフットボール 23 歳と種目によって異なり、一様でなく起こることが分かります。

　男女別でみると、男性はサッカー選手の ACL 受傷が最も多く、次いでスキー、アメリカンフットボール、バスケットボール、ラグビー、柔道と続き、バレエは挙がってきません。一方、女性では、ACL 受傷が最も多いのはバスケットボールで、スキー、バレーボール、サッカーがあとに続くなか、バレエ・ダンスが 3.4％ を占めています。男女によって、ACL 再建手術が多い種目は異なり、女性ではバレエ・ダンスでも ACL 受傷が起きやすいということです。

　一方、私が行った全手術でみると、バスケットボール、サッカー・フットサル、スキーが半数以上を占めるなか、バレエ・ダンスは 4.4％ を占めています（図 4）。さらに、その

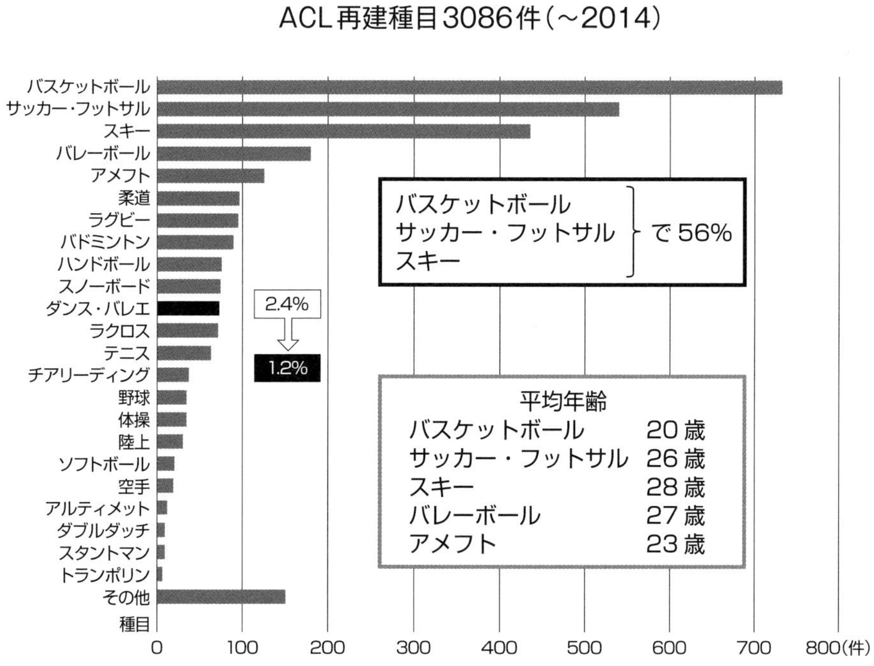

ACL再建種目3086件（～2014）

図3：ACL再建術の種目別件数（1999～2014年：3086件中）

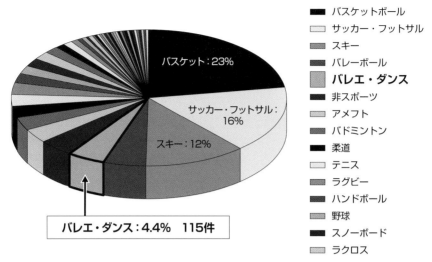

手術比率　4807件（1999～2015内山）

- バスケットボール
- サッカー・フットサル
- スキー
- バレーボール
- **バレエ・ダンス**
- 非スポーツ
- アメフト
- バドミントン
- 柔道
- テニス
- ラグビー
- ハンドボール
- 野球
- スノーボード
- ラクロス

図4：全手術例の種目別手術比率（1999～2015年：4807件中）

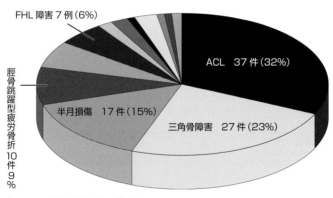

バレエ手術種類　115件

図5：バレエ・ダンスへの手術の種類（115件中）

　内訳をみると、バレエ・ダンスで手術した115件のうち、最も多いのがACL断裂で37件（32%）、その後に三角骨障害、半月板損傷、跳躍型の疲労骨折、長母趾屈筋腱障害などが続きます。バレエ・ダンスで、ACLの再建がいかに多いのかがわかります（図5）。

　クラシックバレエによってACLを断裂し、2018年までに再建手術を行った40例についてみてみると、男性が7名、女性が33名と、女性が8割以上を占めています。受傷年齢は、女性は平均29.0歳（16～55歳）、男性は31.7歳（21～47歳）です。高校生以下は女性4名と少なく、前述した競技系の種目に比べると、年齢が高いことが分かります。

さらに、カンパニー所属のプロダンサーについては、女性が7名、男性が6名でした。

受傷の肢位をみると、やはり高度なジャンプの着地で受傷していることが多く、圧倒的に多いのは前カブリオールの着地です。カブリオールとは、片足を斜め前に蹴り上げて片足でジャンプし、空中で両足を打ち合わせ、同じ足で片足で着地するという動作です。足を空中で止めるような動作が特徴で、同じカブリオールでも、後ろ着地では、受傷が少ないようです。

さらに、ジュッテ・アントルラッセなどのジャンプの着地でも受傷しやすいです。「ジュッテ」は「投げられた」という意味で、まずは、動足の膝を伸ばしたまま、バットマンすると同時に、軸足で飛び上がり、動足で着地します。「アントルラッセ」は「交錯させた」という意味で、跳躍のピークで身体を半回転させ、足を交差させて軸足で着地します。

そのほか、バレルターン（ヘリコプター）も、受傷の引き金になり得る高度なジャンプです。若いダンサーに少ない理由は、技量が未熟なため高度なジャンプが飛べなかったり、高さが十分でなかったりすることが、ACL断裂のリスクを少なくしていると考えられます。

受傷の原因をさらに探ると、手術をしたのは左が30膝、右が10膝と左右差がありました。左で着地することが多いためでしょう。そして、前カブリオールが多いのは、体幹が後方傾斜になって着地時に後方荷重となったときに、大腿が内旋したためと思われます。

Column

受傷は舞台で起こることが多い

受傷は、練習中ではなくリハーサルや公演中に起きることが多いです。衆目の中で失敗できないという緊張感や、よりよい演技をしたいという心理的な影響があるためでしょう。ケガをしたときのことを聞くと、「音楽に合わずに遅れ気味になったので焦った」「いつもより気合いが入って跳んだ」などを原因に挙げられることが多いです。

一般的には、ACL断裂を予防するには、受傷につながるポジションをとらないことが強調されます。しかし、バレエダンサーの場合、動作自体は日々練習をして、正しい動きが身についているため、受傷肢位に原因を求めるのではなく、いかに安定した心理状態で普段通りの演技ができるかという鍛錬が必要となります。

ACLの受傷時の症状としては、ずれた感覚とともに激痛が走ります。図6はMRIの矢状断、横から見た写真です。正常像（左）だと矢印のように構造物としてはっきり分かり

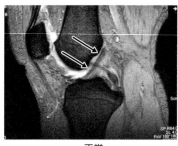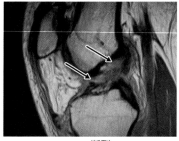

正常　　　　　　　　　　　　断裂

図6：ACL受傷時のMRI画像矢状断

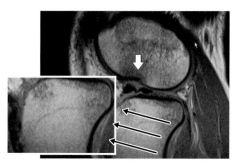

図7：靭帯が切れた直後のMRI画像矢状断

ますが、切れてしまうと（右）、出血で腫れるため、構造物が途絶し、たるんで見えます。また、図7は靭帯が切れた直後を想定したMRIです。回旋しながら脛骨が前に出てきて、脛骨の後ろと大腿骨外顆の中央あたりがぶつかるため、骨挫傷ができ、外側が痛みます。「内側に入った」と表現する人がほとんどですが、実際には脛骨は内旋して前方に移動しています。

　ACL断裂は骨折ではないため、すぐに立ち上がれますが、同じ動作をしようとしても、膝崩れ（ギビング・ウェイ：Giving Way）を起こしてしまいます。二次損傷にもつながるため、本来はすぐに動きを中止しなければなりませんが、公演中は難しいのが実情です。一定の時間が経過すると、出血のため関節が腫れ、単独損傷でも骨挫傷部の膝の外側に痛みが出ることが多いです。それに伴って可動域制限も起きます。

　陳旧性（時間が経過した後）の障害では、ある動作をするとガクンと膝がずれる、膝崩れが起きます。それに伴って半月板を痛め、半月板によるロッキングという症状が出てきます。

❸ACL断裂の診断

　診断は、関節血腫があれば、約8割でACL断裂が予想されます（図8）。「損傷」とい

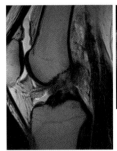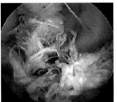

図8：ACL断裂

う言葉も使われますが、ACL に関しては「断裂」が妥当です。断裂すると治らないために、再建術が必要となります。ACL 断裂の診断に際しては、以下のようなテストや検査を行います。

①ラックマンテスト

　前方の制動異常をみるラックマンテストは極めて有効です（図9）。ラックマンテストでは、膝を軽度屈曲して、上下の足を持って前方にリズミカルに引き出します。このとき、ハムストリングスが緊張していると、脛骨が前方に出てこないため、診断ができません。患者は痛みがあるので、触られるだけでも緊張します。そのときに「力を抜いてください」と口頭で促しても難しいので、いかにリラックスさせるかがこの手技のポイントです。

　ハムストリングスの緊張を緩ませるには、仰臥位で完全に寝かせたほうがよいでしょう。枕に膝を乗せて、股関節を軽度外旋させると、脱力を促すため、より分かりやすくなります。診察時は、健側にも同じように行うと、ハードエンドポイント（骨が靭帯で止まる抵抗感）を得られます。

②前方引き出しテスト

　前方引き出しテストは、陳旧性では有効ですが、新鮮例では膝を 90° に曲げて前方に引っ

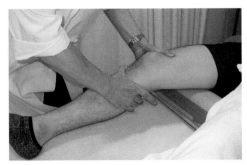

図9：ラックマンテスト

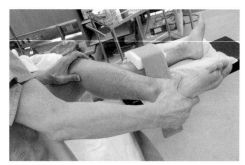

図10：Nテスト

張ろうとしても、痛みがあったり緊張が強かったりするので、ほとんど有効性を見出せません。

③ N テスト（N test）

N テスト（図10）は、中嶋寛之氏（現：東京大学名誉教授）が考案したもので、20°〜 40° の屈曲位で，脛骨外側関節面が前内方に亜脱臼した場合に陽性とします。非常に鋭敏ですが、習熟を要するため、医師でもなかなかできない人が多いです。

④ピボットシフトテスト（pivot shift test）

不安定性の確認の手技で、世界的に有名なものです。軽度伸展位から膝を屈曲するとガクッと整復されることを診ています。N テストは元の状態からずれるのを診るのに対し、ピボットシフトテストはずれているのが戻るのを診るのが特徴です。

⑤ Knee-arthrometer（KT-2000）

機械による Knee-arthrometer は、非常にばらつきが大きいので参考程度です。

⑥ MRI

レントゲンによる判別は限定的で、MRI は必須です。

受傷後、一定時間が経過すると切れたものがずれて、少しくっつくため、ラックマンテストのハードエンドポイント（骨が靭帯で止まる抵抗感）が出てきます。状態はしっかりしてくるのですが、治ってはいないので注意が必要です。ハードエンドポイントが陽性でも、ストロークを延長しているということが多いです。

その状態で、N テストを行うと、回旋の不安定性が出ます。つまり、ACL はどこかに少しくっついて、安定感が出てきてはいますが、本当に必要な回旋に対する制御は効いていません。そのため、この状態で同じ動作をすると、再受傷、膝崩れを起こしてしまいま

す。ちなみに、ピボットシフトテストでは、こうした判断は難しくなります。

　まとめると、初期治療はラックマンテストで診断をつけます。二次損傷を避けるために、競技は中断が望ましいです。そして早期に MRI 検査を行います。

　なお、膝の固定は痛みの緩和だけを目的としており、靭帯を治すわけではありません。数日程度に留め、早期からリハビリでの可動域訓練を行ったほうがよいでしょう。

❹ ACL再建の基本姿勢と時期

　ACL 再建の基本姿勢は、「伸展制御を残さない」ことです。伸展制御が残ると、足が伸びない分、下肢が短縮し、歩容が悪くなります。また、走行スピードが出ず、膝蓋骨下部の痛みが残りやすいほか、疲労感が非常に強く、パフォーマンスが上がりません。さらに筋力回復が遅れます。

　バレエダンサーは、膝の特性である「①関節の遊びが小さい」「②過伸展する」をふまえると、ACL 断裂後は一般の人よりも完全伸展を獲得するのに時間がかかります。完全伸展の的確な評価と、適正な治療の選択が重要となります。そして術後に伸展制御を残さないことを念頭に、靭帯の再建手術を行う必要があります。

　手術の時期については、新鮮例の場合、ケガをして数日経つと、関節が硬くなります。これをファイブローシス（fibrosis）といいます。ファイブローシスが生じている時期に再建術をすると膝関節の可動域制限が戻らなくなります。そのため可動域が改善してからの手術が推奨されています。アイシングを徹底し、初期のリハビリを行えば、大体、2週間程度で手術ができるようになります。

　術前から伸展制限解除を実施します。もちろん痛みがあるため、思うように動かせませんが、ポイントは単なる可動域訓練ではなく、疼痛回避動作による筋腱の緊張を取ることが大事です（図11）。

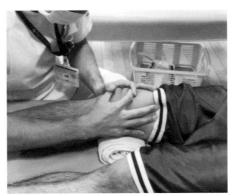

図11：術前の伸展制限解除

> **Column**
>
> ## ファイブローシスと手術
>
> ヨーロッパでは、アルペンスキーなどでケガをした場合、ゲレンデからヘリコプターで
> 直接病院まで運び、ファイブローシスが起きる前に、すぐに手術を行います。ただし、日
> 本の病院では、他の手術予定が詰まっていることが多く、ケガの直後の手術は難しいのが
> 現状です。

❺ ACL再建時の移植腱の選択

　腱を移植するときには、膝屈筋腱（semitendinosus gracilis：STG）か、骨付き膝蓋腱（bone tendon bone：BTB）かのいずれかを用いるのが一般的です。鵞足部から半腱様筋腱および薄筋腱を採取するSTGは疼痛が少なく、安定した時期に復帰できます。ただし、90°以上の深屈曲での筋力低下が問題になります。

　もう一方のBTBは、膝蓋腱付着部の骨を15mm〜20mm程度取るので採取部痛は一定期間継続します。痛みのためか、大腿四頭筋の筋力回復の遅延が起こります。ただし、腱の強度としては、STGよりも強いといわれています。なお、骨を付けるのは移植腱の長さを確保するためです。

　STGとBTBには、それぞれメリットとデメリットがありますので、患者の復帰後の動きを考えて選択する必要があります。球技系は深屈曲時の筋力低下が問題になることが少ないため、痛みの少ないSTGを選択することが多いです。しかし、クラシックバレエの場合、安定性があるだけでは不十分で、深屈曲の筋力低下は致命的となるので、その心配がないBTBを用います。

　実際に、痛みを避けるためにSTGを選択したものの、パッセができなくなってしまったという例があります。深屈曲の力が落ちると、足の上がりが悪くなります（図12）。パッセが垂れると、バランスを取るために上半身もぶれるなど、さまざまな影響が出てきます。股関節の伸展力も落ちるので、クラシックバレエではSTGでの手術は適切ではないと考えています。

　BTBによる再建術では、両端に骨を付けた腱を幅1cmくらい採取します。関節鏡を見ながら脛骨・大腿骨に靱帯設置のための孔を開けて、腱をその中に埋め込みます。削られたところの骨孔は、新たな骨が徐々にできてきて、移植した腱にだんだん噛みこんでくっついていきます。

　靱帯を設置するときは、伸展位で行います。かつては軽度屈曲位20〜30°で固定する

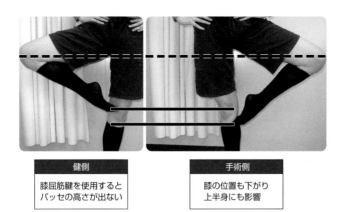

健側	手術側
膝屈筋腱を使用すると パッセの高さが出ない	膝の位置も下がり 上半身にも影響

図12：STGでは術後にパッセの高さがでないことがある

ことが一般的だったのですが、クラシックバレエだけでなく、すべてのスポーツにおいて、伸展しない膝は致命的です。

　昨今は、伸展制限を残してはいけないことが徐々に理解されてきました。伸展制限がいったん起きてしまうと、もとに戻すのは手術でも難しくなります。伸展制限は残さないことが大切です。もともと過伸展している膝は過伸展ができるように設置します。

　関節の固定については、現在は骨孔の位置、再建の材料、固定材料などが改善され、設置後の移植腱の緩みは少なくなっています。緩みを心配して、軽度屈曲位固定する必要はありません。

　BTBでの再建は全体の2割弱です。適用はクラシックバレエのほか、体操や重量系の競技などです。ほかには、ハムストリングスがより重要なスポーツで行います。例えば、スプリンターは、早く走るためにはハムストリングスを使うので、少しでも犠牲にしたくありません。

　それからスキーのジャンプやモーグルは、深い屈曲位での着地の安定感にはハムストリングスが重要です。格闘技は、STGを使うと膝の引き技で最終的な強さが出せず負けてしまいます。この場合もBTBを行います。

　また、10代の男子は再断裂が特に多いため、BTBを使うことが多いです。

　再断裂の場合、再度の再建は基本的にBTBで行います。

❻ACL再建後のリハビリテーション

　膝の伸展角度は通常0°といわれています。しかし、実際は0°までも伸展しない膝もあれば、0°以上伸展する過伸展の膝もあります。そのため、伸展の評価においては、左右差がどれくらいあるかが重要となります。

　その評価方法として、最も簡便なのが、HHD（ヒールハイトディファレンス）です。

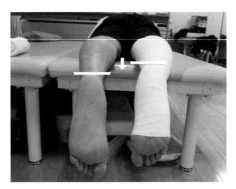

図13：HDDの評価の実際

HHD の測定では、ベッド上に腹臥位にして、膝関節裂隙より遠位をベッドの端から垂らします。そのとき正常ならば、踵の高さは同じ位置となりますが、もし、膝の完全伸展が得られていなければ、踵は健側より上にあり、逆に過伸展していれば、踵は健側より下にあります（図13）。

　伸展制限が大きければ、術後の筋力回復も遅れて筋力も落ちます。そのため、前述の通り術前の伸展制限の解消は非常に大事です。術前に HHD が 0 の人は、術後 0.5 横指程度ですが、術前に HHD1.5 横指以上の人は術後も 1.2 横指と改善しないというデータもあります（図14）。

　特にクラシック・バレエでは、膝が過伸展しなくなると、ダンサーとしての価値が下がるため、伸展制限は絶対に避けなければなりません。術後、早期に伸展可動域を獲得する

術前の伸展制限が
術後（8ヶ月）伸展可動域に与える影響 (STG 再建)

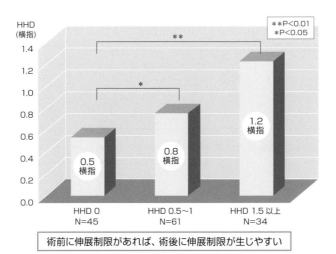

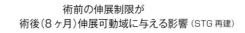

術前に伸展制限があれば、術後に伸展制限が生じやすい

図14：HDDの評価の実際

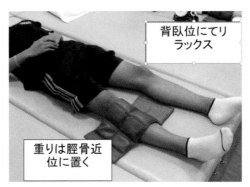

背臥位にてリラックス

重りは脛骨近位に置く

図15：伸展可動域訓練

ことが大切です。

　ただし、無理な伸展訓練は、膝の緩みを起こす可能性があります。全身をリラックスさせて、必要最低限の重りを乗せて伸ばしていきます（図15）。術後2週で2横指以下、術後1カ月でHHDが0になるように、目指すとよいでしょう。もう一つ大切なことが、膝蓋骨周囲が硬くなるということです。特にBTBの場合、膝蓋腱が硬くなるため、モビライゼーションが非常に大事です。

　ダンサーに対する術後のリハビリについては、4〜5日で松葉杖歩行を解除し、保護なしの全荷重を行い、7日目には手すりを使って階段訓練も行います。3週後からエアロバイクを開始します。半月板損傷などなければ8週でジョギングを開始しています。ここまでは他のスポーツ種目と同様です。

　3カ月目からステップ動作やドゥミプリエ、4カ月でバーレッスン、ピルエットなど、順番に負荷を増やしていきます。7〜8カ月で徐々に復帰するパターンとなります。

　退院基準は、松葉杖なく歩容が安定して、伸展制限が5°未満、屈曲は120°としています。現在では術後7日で、ほぼ退院となります。

　術後のリハビリでは、可動域や筋出力の回復、痛みの緩和が大切になります。痛みがあると動かせないので、術後の痛みをなくすことは特に努力しています。骨孔は荷重部ではないため、歩行によって再建ACLに負荷が生じないので、荷重制限は不要です。

　実際、ACLが切れている人が歩いていても、直線で走っていても、膝崩れはまず起こしません。4カ月以内に再断裂した例や、途中で急な緩みが生じてしまった例は今まで経験していないので、保護期間を長く置く必要はないと考えています。

　舞台復帰に関しても、7〜8カ月のオーディションで復帰しているという人がいます。7〜8カ月で舞台には立っていますが、主役のプリンシパルは11カ月、ソリストだと11〜14カ月かかったと聞いています。

　今まで手術を行ったダンサー40例の中で再断裂は起きていません。内側の半月板損傷が2人いました。

Column

ＡＣＬ再建後の疼痛対策

　術後の疼痛対策は、全身麻酔の手術中に痛み止めのカクテル注射にモルヒネなども使います。非常に有効で、手術後 4 時間の時点で SLR が可能となります。またほとんどの人が夜眠れるようになります。なるべく炎症を起こさないように、術中は潅流水を 4℃に冷やして行っています。

---

❼ＡＣＬ以外の膝の外傷

1）半月板損傷

　半月板損傷は 20 代までの若年層で多く、特に 10 代では円盤状半月が原因で損傷につながることが多いです。内側半月は変性が起きやすい 40 代でも増加します。

　バレエとその他のダンスの半月板損傷を比べると、バレエは外側半月板で発生する比率が高く、80％を占めます。過伸展動作で、外側半月板の前節が常につぶされる格好になるためです。それに比べてダンスは 66％です。若い世代では外側半月板が多いものの、バレエよりも回旋の動作が多くなるジャンルで、内側の半月板損傷が多くなります。

2）腸脛靱帯炎（膝外側痛）

　腸脛靱帯炎では、膝の外側が痛くなります。外側半月板損傷と間違われることがありますが、腸脛靱帯炎はその名の通り腸脛靱帯が緊張して硬くなり、柔軟性がなくなってくると、外顆でこすれて痛くなるものです。

　では、なぜ腸脛靱帯が緊張するのでしょうか。これは、過負荷による疲労のため、腸脛

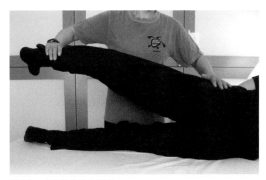

図16　中殿筋の筋力測定

靭帯が過緊張となり、硬くなるので大腿部外顆部でこすれやすくなるためです。腸脛靭帯が過負荷で過緊張して硬くなるのは、骨盤を安定させる中殿筋の筋力が低下するのが原因です。中殿筋を鍛えれば、腸脛靭帯の緊張が徐々にとれてきます（図16）。

　バレエの場合、股関節の外転には中殿筋ではなく、大腿直筋が使われていると思われます。そのため、中殿筋の筋力が知らず知らずに落ちていることがあり、注意が必要です。

3）疲労骨折

　グランプリエのような動きを短期間にやると過負荷が生じて、膝蓋骨が疲労骨折を起こすこともあります。

　疲労骨折の分類で、骨形成型はよく見られる疲労骨折ですが、骨がよくできて治ります。問題は骨吸収型です。伸長ストレスによって骨が吸収されてきます（図17）。完全骨折を起こしてしまう危険があるので手術になることがあります。膝蓋骨疲労骨折も吸収型ですが、代表的なのが脛骨の跳躍型で、それ以外では、サッカーでのジョーンズ骨折が知られています。バレエで見逃され問題となりやすいのは、第二中足骨の基部です。吸収型の疲労骨折は、続行すると必ず悪化します。

　脛骨の跳躍型疲労骨折は、ジャンプの時に必ず伸長ストレスがかかるために起きます。疲労骨折を起こすと、脛骨の真ん中に硬い骨の出っ張りが触れるようになります。私のデータですが、種目別にみると、約80例中18例と、クラシックバレエの人が最も多いです。その他はバレーボール、バスケットボールなどジャンプ競技などです。陸上、サッカー、体操の選手もいます。4カ月努力して保存治療を行っても、半数は治りません。不完全な治り方で引退したり、種目を変更したりしており、非常に治りにくいです。

　漫然と運動を継続すると慢性化してしまいます。少し休むと痛みが消えてまた戻れるのですが、そうするとまた再び痛みが出て、徐々に悪化していきます。クラシックバレエの

脛骨跳躍型疲労骨折

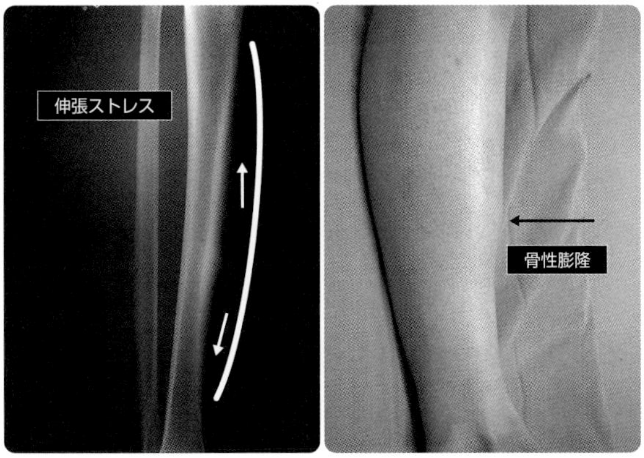

伸張ストレス

骨性膨隆

図17：脛骨跳躍型疲労骨折

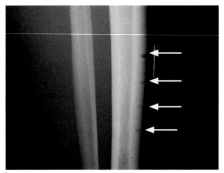
図18：多発部位例（ブラックライン）

人の場合は、十数カ月〜数年間我慢しながらバレエを続け、いよいよ来院して手術になる人が多いです。なかには、吸収像が何箇所も出る、多発部位例「ブラックラインの多発」に陥ってしまう人もいます(図18)。完全骨折例としては、バレエの公演中に折れてしまった人のほかに、バレーボールで解放骨折になった人もいます。実際、今まで手術件数は33件で、両足を手術した人が2人います。手術例ではやはりクラシックバレエが多く、そのあとにバレーボール、サッカーなどが続きます。

　保存療法が有効な場合もあります。ごく初期であれば6週間運動を中止して、殿筋とハムストリングスの強化をしていくと治癒が望めます。

Column

膝蓋骨の脱臼

　数は少ないですが、膝蓋骨脱臼もあります。膝蓋骨が外側に脱臼し、受傷後には血腫が出現します。脱臼後すぐに整復されるので、ACL断裂と勘違いされることがあります。見た目では判別できず、レントゲンを撮ってもわかりません。MRIを撮ればすぐにわかりますが、膝に血が溜まりますので、ACL断裂と勘違いされることがあります。膝内側膝蓋大腿靱帯（MPFL）が断裂して外れてしまいます。

　脱臼すると骨片ができることがあります。この骨片は2種類あり、脱臼した時に膝蓋骨と外顆がぶつかったところに骨片ができて関節遊離体になるのが一つです。もう一つは、MPFLが付着しているところが剥がれて、骨片となるタイプです。関節遊離体の場合は、後に遊離体症状を出すことがあるので、取らなければいけないことがあります。

　MRIをみると、膝蓋骨の内側と、大腿骨外顆の側面に広範囲な輝度変化が出ます。ACL断裂とは骨同士がぶつかった場所が当然違うので、このような変化が出てくることになります（図19）。

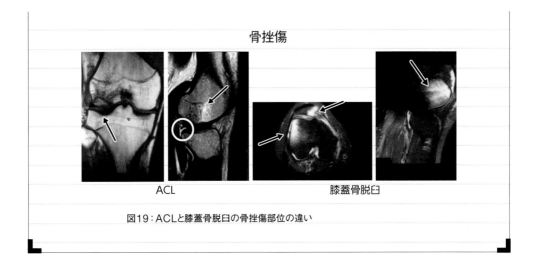

骨挫傷

ACL　　　　　　　　膝蓋骨脱臼

図19：ACLと膝蓋骨脱臼の骨挫傷部位の違い

❽まとめ

　ACL断裂治療で重要なことは、再建前に膝伸展を確保することです。クラシックバレエではハムストリングスの働きは重要なので、ハムストリングスが犠牲とならないBTB再建が適しています。クラシック・バレエの膝は過伸展となることが必要です。靭帯設置時は過伸展位で固定することを勧めます。

　吸収型疲労骨折は練習を続ければ必ず悪化することを銘記すべきです。初期の管理が重要です。

【参考文献】

1）　内山英司．一流バレエダンサーの前十字靭帯損傷事例に見る損傷のメカニズム、診断、治療、舞台復帰まで．舞台医学入門．新興医学出版社, 2018. p.41-44.
2）　内山英司．前十字靭帯再建術．Sportsmedicine 2015; 176（12）:1-19.
3）　内山英司, 岩噌弘志監修．改訂版スポーツ外傷・障害に対する術後ノリハビリテーション．運動と医学の出版社, 2013.

脊柱・骨盤の障害と治療

金岡恒治

早稲田大学スポーツ科学学術院 教授
整形外科医

❶ はじめに

　一般の人でも腰痛を抱えている人は多くいますが、バレエダンサーの約9割が腰痛を経験しているという報告があります。バレエの振り付けには跳躍や回転などのさまざまな動作が伴い、腰椎の反復的な過伸展や過屈曲、体幹の回旋運動を起こすため、腰の負担になっていると考えられます。

　腰部の神経は、腰椎の椎間関節の隙間から出て、下肢や足部へ達します。腰椎は、前後屈に大きく動ける一方、回旋については、1つの椎間板で5°程度の可動性しかありません。椎間関節は2枚の板が垂直に寄り添って立っているような位置関係で並んでいるため、回旋しようとしてもぶつかってしまいます。こうした腰椎の動きの特徴が、特にダンサーで腰痛を引き起こす要因となります。

　また、骨盤と肋骨をつなぐ脊柱起立筋も、腰痛の原因となりやすいです。そのほか、腹横筋、内外腹斜筋、腹直筋が腰痛に関係してきます。筋肉の損傷や萎縮、あるいは癒着が起きると、筋の機能が低下し、それに伴って他の場所も腰痛を起こす——そんな悪循環を招くことも考えられます。

　ダンサーの腰痛のケアを行う際は、腰痛が起こるメカニズムをふまえて、体幹をどのように用いれば腰痛を予防できるのかを知り、適切なアドバイスをする必要があります。本稿では、腰部の特徴と、腰痛の原因、そして治療法・予防法を解説していきます。

❷ 腰痛の原因となる障害

1）仙腸関節の障害による腰痛

　腰痛を感じる場所を患者に尋ねると、高い確率で仙腸関節を指し示します。大きな動作をきっかけに、仙腸関節に障害が発生することはよくあります。特に、女性は柔軟性が高く、妊娠・出産で仙腸関節を損傷しやすいです。対処法としては、腹横筋を単独で収縮させる「ドローイン」を行うことが最適です。

2) 筋筋膜性の障害による腰痛

　腰部の筋筋膜に障害が起きて、腰痛になることもあります。腸骨稜には、脊柱起立筋、腸肋筋と最長筋が付着しています。脊柱起立筋に強い遠心性の収縮が加わると、筋肉自体が縮んで、筋膜から筋肉が引き剥がされるようにして、損傷が起きます。

　上後腸骨棘や仙腸関節のあたりは、分厚い筋膜に覆われています。体幹下部には筋筋膜が集約していて、このあたりは高い筋膜の滑走性が求められる場所です。

　筋肉自体は、それぞれが別の方向に動くことによって、身体に複雑な動きを起こします。そのためには、滑走性が必要となります。筋膜が引っ張られて、痛みの症状になり、腰痛が発生します。それがいわゆる筋筋膜性の腰痛です。

　筋筋膜性の腰痛を改善の最近のトレンドは、「筋膜リリースで滑走性を取り戻す」方法です。整形外科では、筋膜に生理食塩水を注入し、滑走性を得て、痛みを取っているところもあります。

3) 筋の付着部の障害による腰痛

　腸骨に付着する脊柱起立筋では、付着部に力が加わり損傷が発生することで、腰痛が発生します。上後腸骨棘よりも少し外側で、ズボンのベルトと同じぐらいの高さに痛みがある場合は、脊柱起立筋で付着部障害が起きている可能性があります。

　どのようなタイプの人に、この腰痛が起きるのでしょうか。それは、うつ伏せになって足を持ち上げてもらうと分かります。脊柱起立筋を使って骨盤の前傾動作で足を持ち上げると、脊柱起立筋が骨盤を引っ張ってしまい、腰痛を引き起こします。腹横筋をしっかり収縮させ、大殿筋で股関節を伸展させていれば、脊柱起立筋での付着部障害は起きにくいです（図1）。

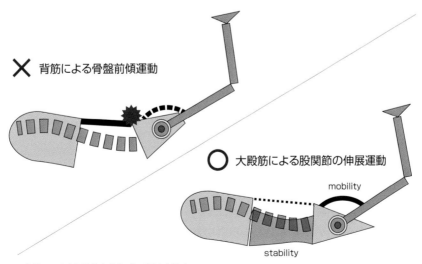

図1：背筋ではなく大殿筋を使うことで腰痛を防ぐ

両者は、見かけ上は同じ動作にみえますが、身体の使い方は大きく異なります。脊柱起立筋の付着部障害による腰痛の場合、身体をうまく使うことができれば、痛みが出ることなく、腰痛は治まります。ダンサーでも多い症状かと思われますが、その際には、腹筋を使うよう指導することが大切です。

4）椎間板性腰痛（前屈による痛み）

　椎間板性腰痛は前屈で起きやすい症状で、その代表例が椎間板ヘルニアです。メカニズムとしては、前かがみになるとき、あるいはスクワットをするように物を持ち上げるときに、骨盤が後傾してしまった瞬間、椎間板に屈曲力が加わります。

　例えば、スクワットでは、膝をだんだん曲げてお尻を落としていきます。そのときにハ

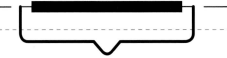

[**MEDICAL RECORDS**]

腰 痛 の 例 ①

クライアント：１４歳、男性のサッカー選手。

　１日に４試合出場したところ、その後から、走ったり、キックをするときに腰をひねったりすると、痛みが出るようになったとのことでした。脊柱所見では、前かがみになる途中では痛みがありませんが、終末時に痛みが出ます。また、腰を後ろに反らせても痛いといいます。

　圧痛点は両側の腸骨稜でした。そこで、うつ伏せで足を持ち上げると、側方が痛むといいます。ところが、ドローイン（腹横筋の収縮）をさせながら、足を持ち上げさせると、痛みはなくなりました。

　この場合、脊柱起立筋の付着部障害を疑います（図２）。「４日後に試合があり、どうしても出たい。すぐに痛みをとってほしい」ということで、普段は子供に注射はあまりしませんが、脊柱起立筋の付着部に注射を打ちました。すると、足を持ちあげても痛みがなくなりました。

　リハビリテーション

　この患者には、アスレチックリハビリテーションとして、体幹深部筋に介入して、腹横筋の収縮をきちんと行わせることを行いました（図３）。腹筋に力を入れて骨盤を安定させながら、足を持ちあげて少し外に開きます。これで骨盤がぐらつかないように、腹の位置で骨盤の位置を調整することを指導しました。

　腹筋にきちんと力を入れて体幹を安定させながら、大殿筋も使って、股関節の収縮運動によって持ち上げていきます。このような正しい身体の持ち上げ方をすることで、脊柱起立筋への負荷は減って、痛みが出にくくなりました。

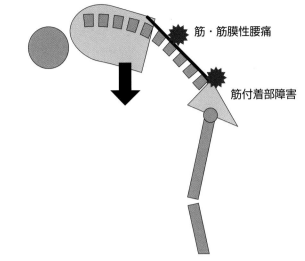

筋・筋膜性腰痛

筋付着部障害

図2：前かがみで脊柱起立筋の付着部障害が起こる

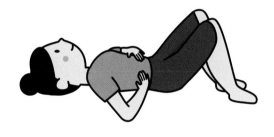

図3：体幹深部筋への介入（腹横筋に手をあてて収縮を確認する）

ムストリングスが硬いと、骨盤が後傾してしまいます。そうなると、下位の椎間板に圧縮が加わり、椎間板に損傷が発生します。

　アスリートで多いのは、デットリフトの瞬間に骨盤が後傾してしまい、椎間板に損傷が発生することです。本来の骨盤前傾位をキープできない状態でデットリフトを行おうとすると、椎間板の損傷が起き、腰痛を起こします。

　椎間板のなかにあるゼリー状の髄核には、プロテオグリカンというタンパク質が水分を保持しています。さまざまな負荷や加齢、遺伝的な要素により、プロテオグリカンの量が減少すると、空気の抜けたボールのようになります。この状態で負荷がかかると、線維輪

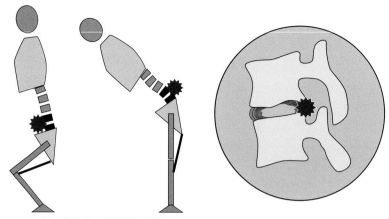

図4：前屈によって椎間板が損傷を起こす

（椎間板の髄核の周りにある靱帯）に強い力が加わり、椎間板が損傷を起こします（図4）。

　椎間板の内側だけの損傷なら違和感程度で、痛みは出ません。椎間板は正常な状態では中に神経や血管が入っていないためです。しかし、外側には神経や血管が走っています。さらに、損傷がだんだん外側に進行すると、白血球がサイトカインを放出し、損傷部位を治すために神経や血管が内側に入ってきます。神経が入ってしまうと、次に椎間板の圧が高まることをした場合に、激しい痛みが出現します。

　線維輪が損傷したときの痛みは、前かがみの姿勢で出やすいです。ハムストリングスがしっかりと伸びるようにしたり、前かがみで多裂筋をうまく使う筋肉の使い方を指導するような介入が求められます。

5）椎間関節痛腰痛（伸展による痛み）

　椎間関節は、身体を反らす動作のときに関節に負荷が加わって、可動性を失います。それを繰り返していると、関節に炎症が起きて痛みが出てきます。これを椎間関節痛腰痛といい、後ろに身体を反らすと痛みが出るという特徴があります。左斜め後ろに反らすと、左側の椎間関節に負荷や痛みが加わります。

　同じような負荷が加わり続けると、骨がまだ成熟していない、成長期の子どもたちの場合、分離症ができて腰痛の原因となります。

[**MEDICAL RECORDS**]

腰 痛 の 例 ②

クライアント：20歳、男性。

　アメリカンフットボールの選手で、フェイントをかけて左に抜けようとする動作をしたときに腰痛が発生したとのこと。脊柱所見では、L4-L5 の棘突起に圧痛がありました。左側の椎間関節にも圧痛があり、腰を反らすと痛みが生じ、左斜め後ろに反らしても痛いことから、椎間関節障害が疑われました。

　痛みが強かったのでMRI を撮ると、椎間関節内に白い変化が見られ、関節の炎症が疑われました。この炎症は椎間関節の捻挫といっていいかもしれません。

　まずは、単に腰を反らす動作をやってもらうと、痛みが出ました。そこで2 回目は、腹横筋を収縮させながら反ってもらうと、1 回目よりは反れるようになり、痛みも出にくくなりました（図5）。局所的な動きではなく、全体がしなやかに動かせるようになったために、痛みが減ったと考えられます。もし「腰を反らすと痛い」というダンサーがいたら、腹横筋を収縮させるドローイングを指導してもよいでしょう。

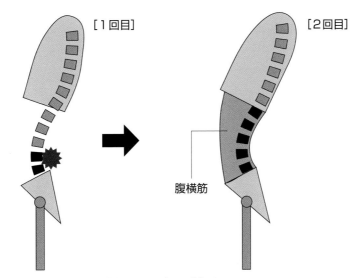

図5：ドローインで腹横筋を用いると痛みが減少した

6）特定脊椎分節の過伸展による障害

　アスリートによく起こるのが、特定の脊椎分節が過伸展したことで起こる腰痛もあります。

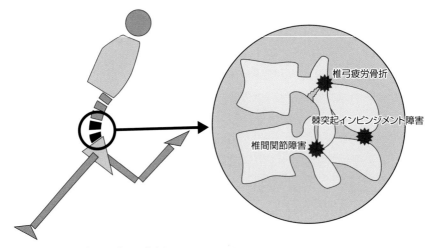

図6：ボールを蹴るとき棘突起同士がぶつかり痛みが出る

椎弓疲労骨折

棘突起インピンジメント障害

椎間関節障害

　あるとき「踵をついた瞬間にボールを蹴ろうとすると、その瞬間に痛みが出る」というサッカー選手がいました。しかも、この選手の場合は、真後ろに反らすと腰痛が出ますが、斜め後ろに反らしても痛みが出ないという症状でした。真後ろに反らすと、棘突起同士が上下で挟まるように接してしまい、棘突起同士がぶつかる形で腰痛が起きていたと考えられます（図6）。

　根本的な原因としては、腹筋が弱く、腹横筋による体幹の安定性ができていないため、蹴る瞬間に下位腰椎 L4 と L5 に局所的な伸展挙動が起きていました。そこで、体幹を安定させるために腹筋群を賦活化し、骨盤の前傾を後傾方向へと動かすというリハビリを行いました。大腿直筋の柔軟性も必要とするリハビリで、痛みを軽減させることができました。「真後ろに反らすと痛い」という症状は、ダンサーにも多いので頭に置いておくとよいでしょう。

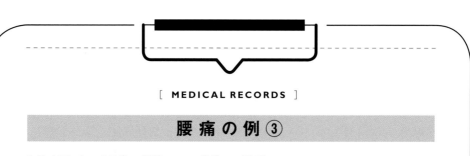

[**MEDICAL RECORDS**]

腰 痛 の 例 ③

クライアント：17歳、男性。ハンドボール選手。

　真後ろに反らそうとすると「痛くてできない」といわれました。MRIでみると、骨がかなり変形して、椎間板も黒くなっています。病院で診断を受けると「椎間板が悪い」と判断されてもおかしくない状態です。しかしこの患者の場合は「真後ろに反って痛い」「棘

突起と棘突起の間が痛い」と訴えていることから、棘突起の間に炎症が起きていると考えられました。そこで、痛みのある部分に、ブロック注射をすることで、腰を反らすことができました。MRIをよく見ると白い炎症が起きていたため、もしかしたら、棘突起同士がぶつかって、滑液包炎を起こしていたのではないかと思われます。

❸ 腰痛を防ぐ身体を考える

1）上部腰椎と胸椎の可動性

　多くの体操選手は、股関節がしっかり動いて骨盤が後傾できています。腰椎だけで後屈すると腰痛につながりやすいのですが（図7）、体操選手の場合は、腰椎はほとんど伸展しておらず、骨盤だけで回っています。胸椎、胸郭の動きが非常に大きいことが分かるでしょう。

　新体操選手にストレッチを行ってもらい、腰椎全体の伸展可動性を調査した研究では、同世代の一般女性が22°であるのに対して、新体操選手は47°とほぼ2倍の可動性をもっているという結果になりました（豊田、島居ら 2009）。下位腰椎では一般人と選手ではほぼ差はなく、上部腰椎では統計上の有意差が出ました。つまり、新体操選手は上位腰椎の可動性が高いために、全体として滑らかな動きができているということです。そこには、体幹の深部筋の活動が影響していると考えられます（図8）。

　この最大伸展動作の変化について、ドローインをして腹横筋の単独収縮を行ったときの角度の変化量を調べました。その結果、何も言わずに反ってもらったときと、「腹横筋を

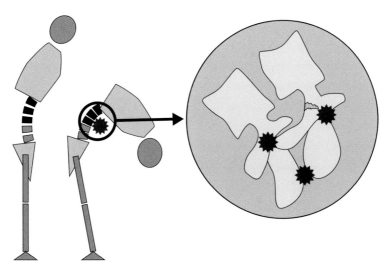

図7：腰椎だけで後屈すると腰痛につながる

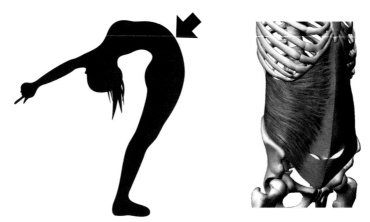

図8：新体操選手は体幹の深部筋が活動しているため、上位腰椎の可動性が高い

収縮させるように反ってください」と言ったときでは、有意差こそ出なかったものの、ド
ローインをして腹横筋を収縮させたときのほうが、下位腰椎（L3-L4、L4-L5）の伸展角
度が減少しました。全体に滑らかに動くようになったのです（図9）。

　また実際に、新体操選手の腰痛を診ると、棘突起間のインピンジメントがL1やL2な
ど上位腰椎にあることが多いです。可動性が高く、全体がしなやかに動くからこそでしょ
う。

　このように、上位腰椎あるいは胸椎の伸展可動性が、腰痛の予防にとって重要になりま
す。それらが十分に伸展可動性を出せなければ、局所的な伸展挙動が起き、棘突起間のイ
ンピンジメント、あるいは分離症、あるいは椎間関節の障害など、伸展型の腰痛を起こす
リスクが高まります。

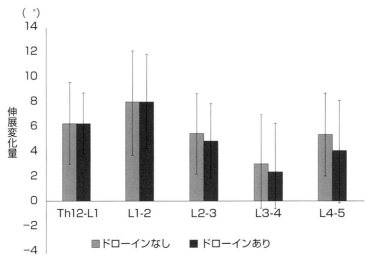

図9：ドローイン前後での伸展角度の変化

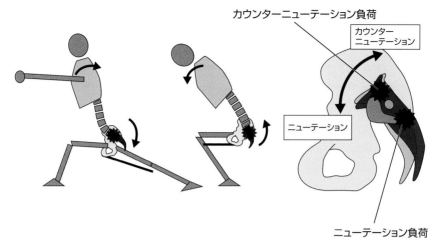

カウンターニューテーション負荷

カウンター
ニューテーション

ニューテーション

ニューテーション負荷

図10：仙腸関節障害を起こしやすい姿勢

2）仙腸関節に負荷をかける姿勢を避ける

　仙腸関節はほとんど動かない関節で、2〜4°の可動域しかないといわれています。周り
を靭帯で固められているからです。仙結節靭帯が、仙骨、尾骨、腸骨の出っ張りを結合し、
坐骨結節から仙骨までをつなげています。骨盤が不安定になると、仙結節靭帯に張力が繰
り返し加わり、痛みを起こすことがあります。骨盤が柔らかいダンサーにも多いと考えら
れます。

　国立科学スポーツセンターでの診療データとして、仙腸関節障害を起こしているアス
リートを調べたところ、フェンシングの選手に多いことがわかりました。フェンシングで
は、股関節を最大に屈曲しながら、反対側は最大に伸展します。骨盤が動いていない状態
で上半身を動かすため、仙腸関節には強いストレスが加わることになります。

　外来で一般の患者を診ていると、草むしりや床掃除などしゃがみこんだ動作が、仙腸関
節に痛みを誘発していることが多いです。しゃがみこむと、股関節の可動域が最大限にな
り、骨盤が床と固定された状態のなかで、仙骨ではニューテーション（うなづき）が繰り
返されます。下側の靭帯が引っ張られることで、負担がかかり痛みが出ると考えられます
（図10）。

　そのため、仙腸関節障害の患者には、関節の中でなく靭帯にブロック注射を行います。
痛みが大幅に軽減されれば、靭帯に原因があったことがわかります。また、片手を仙骨に
当てて、もう片手で腸骨を支えるようにして仙腸関節を安定させれば、動作中の痛みが減
ることもよくあります。その場合も、痛みの原因は仙腸関節にあったと判断できます。

　仙腸関節の痛みを訴えるダンサーには、誘発する動きを避けるように指導し、診断と治
療を兼ねて注射や徒手療法を行い、原因を突き止めていくとよいでしょう。

3) 体幹を安定させる

　脊柱を安定させるためには、体幹筋が重要です。体幹筋は、グローバル筋（表在にある大きな体幹筋群）とローカル筋（体幹深部の脊椎分節間制御に関与する筋群）に分けられます。ローカル筋が機能した状態で、グローバル筋によって身体の動きがコントロールされると、滑らかに動くことができます。もし、ローカル筋が働かない状態で、外側の筋を使い動かそうとすると、腰椎の特定分節の1カ所のみで不安定な動きが起き、椎間関節の障害や椎間板への負荷によって腰痛が発生します（図11）。

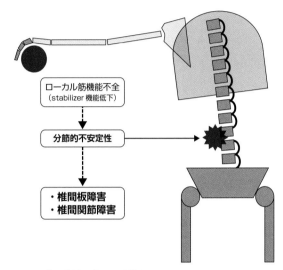

図11：ローカル筋の機能不全による影響

　ローカル筋として代表的なものが、腹横筋です。腹横筋が収縮し、5つの腰椎の横突起が同時に引っ張られると、腰椎は力学的に一つの塊になり、滑らかな動きが可能になります。もし、腹横筋が働いていない状態で前屈や後屈をすると、腰痛の原因になります。さらに、加齢などで腰背筋膜が変性し、筋膜のテンションが落ちたり、あるいは滑走性そのものが低下したりすると、腰痛が起きやすくなると考えられます。

　腹横筋の単独収縮が腰背筋膜を安定させ、腰痛を予防します。腹横筋の収縮を促すには、ドローインが最適です。ドローインは、ある程度の経験年数があるバレエダンサーなら、自然に身についているはずなので、意識を向けてあげるとよいでしょう。

4) モーターコントロール

　体幹の筋力と身体の柔軟性に加え、もう一つ大事なのがコーディネーションとモーターコントロールの機能です（図12）。筋肉には、①しなやかに動かすのと、②硬く固めて強くするという2つの使い方があります。モーターコントロールの機能がきちんと働いてい

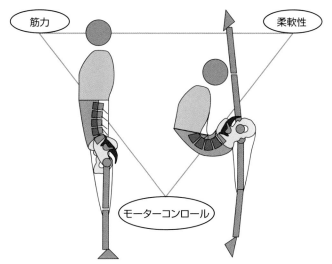

図12：コーディネーションとモーターコントロールの機能

れば、不自然な姿勢でも安定させられたり、筋量を増大させて同時に収縮させて硬く強くさせたりすることもできます。

　もし、柔軟性が足りなかったり、体幹がきちんと働かなかったりすると、局所的な伸展挙動によって上位腰椎の棘突起がぶつかり、棘突起インピンジメント障害が腰痛や椎間関節障害を引き起こすことになります（図13）。

　また、体幹や下肢の筋肉を鍛えることで予防になる可能性があります。

　サイドステップをする際に、体幹や下肢の筋肉がどのように働いているか調べるべく、4つのフェーズに分けて、どの筋肉がどのくらい働いていたかについて、データ解析をし

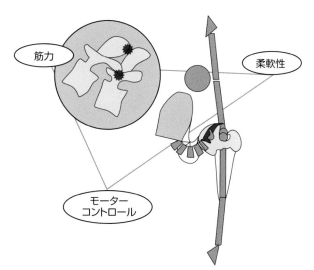

図13：棘突起インピンジメント障害が腰痛や椎間関節障害を引き起こす

ました。

　これらを、①75％の努力で行ったとき、②最大限の努力で行ったとき、③サイドステップをたくさんやって疲れ切った後、の３条件でデータを取りました。その結果、②最大限の努力でやったときの条件では「足が着く前」に最も内転筋が働いていることが分かりました。

　なぜ、足が着く前に、内転筋が最も働いたのかというと、「安定した状態で足を着くた

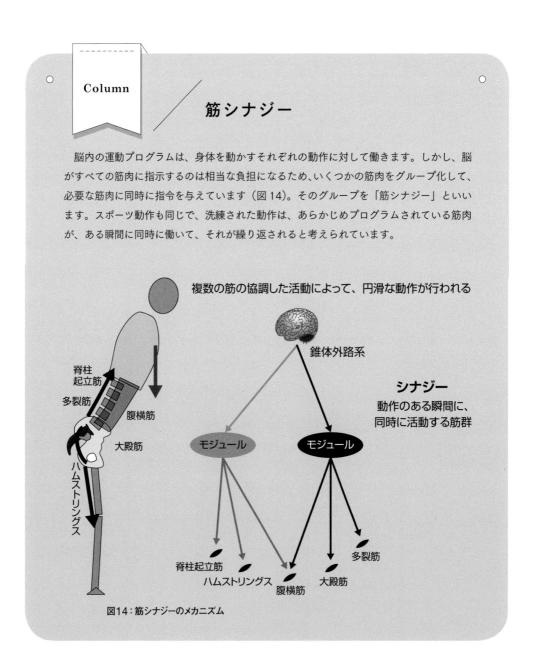

Column

筋シナジー

　脳内の運動プログラムは、身体を動かすそれぞれの動作に対して働きます。しかし、脳がすべての筋肉に指示するのは相当な負担になるため、いくつかの筋肉をグループ化して、必要な筋肉に同時に指令を与えています（図14）。そのグループを「筋シナジー」といいます。スポーツ動作も同じで、洗練された動作は、あらかじめプログラムされている筋肉が、ある瞬間に同時に働いて、それが繰り返されると考えられています。

複数の筋の協調した活動によって、円滑な動作が行われる

錐体外路系

シナジー
動作のある瞬間に、
同時に活動する筋群

脊柱
起立筋

多裂筋

腹横筋

大殿筋

ハムストリングス

モジュール　　モジュール

脊柱起立筋

ハムストリングス

腹横筋

大殿筋

多裂筋

図14：筋シナジーのメカニズム

めに、脳が事前に起こると予測されている衝撃に対して、筋肉を働かせているから」です。

　先ほどのサイドステップの動作を解析すると、内腹斜筋と内転筋は着地する前に機能していることが分かり、さらに、③の疲労によって、機能するタイミングが遅れることが分かりました。

　サイドステップを繰り返すとき、体幹筋と下肢の筋のモーターコントロールがうまくいかないと、着地のときに安定性が得られず、膝のケガや足のケガ、椎間関節の障害を起こすことにもなります。左右に振られることで安定性が乏しいと、負荷が加わり膝の損傷が起きることが考えられます。

5) ジャンプとひねりに備える

①ジャンプ時の体幹

　立った状態からジャンプして、着地する瞬間、どの体幹筋が働いているかを調べた実験があります。結果は、足が地面を蹴って、足が床を離れる瞬間に体幹筋が最も働いていることがわかりました。一方で、空中に上がっていると、体幹筋の活動は急激に下がります。

　筋肉は正直ですので、必要のないときは働きません。筋活動をみると、ジャンプをするときには腹横筋が最初に働き、その後に外腹斜筋、腹直筋という順番でした。体幹深部筋が最初に働いて、安定性を与えているといえるでしょう。

②ひねり時の体幹

　ジャンプをしてひねるときの体幹筋の活動はどのようなものでしょうか。たとえば、右に身体をひねると、左の肩を右の腰に引き寄せます。そのとき、左側の外腹斜筋と右側の内腹斜筋が働いて、ひねり動作を起こします。

　このひねり動作にジャンプを加えるとどうなるのか調べた実験では、健常男性11名を対象に、①垂直飛び②180度回転③最大限の回転、における体幹筋の活動量を調べました。その結果、ジャンプ時の体幹の動きと同じく、足が地面から離れるとき、左右の腹斜筋が両方とも働き、着地のときにさらに強く働きました。

　これは、着地の衝撃に備えようとして体幹筋が働いていると考えられます。また、内腹斜筋は左右差なく、飛ぶ直前と着地する直前に働くことが分かりました。外腹斜筋は回ろうとする反対側の腹斜筋が多く働いたということになります。つまり、ジャンプ時には腰の骨を安定させるために、両側の内腹斜筋が働きます。そこから回転を加えるために、片側の外腹斜筋が使われていると考えられます。

　モーターコントロールエクササイズ、体幹筋と腹横筋が同時に働くエクササイズは、ヨガやピラティスなどでも指導されています。ダンサーのケアに取り入れるとよいでしょう。

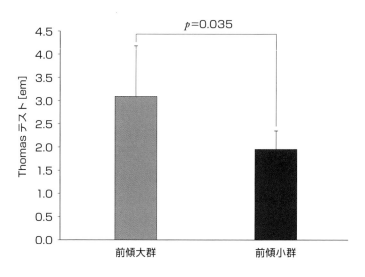

図15：腸腰筋のタイトネスを見るトーマステストの結果

6）腸腰筋のタイトネスをケアする

　バレエダンサーは、さまざまな腰痛のなかでも、「反らすと痛い」伸展型の腰痛が多いです。

　バレエサークルの12人を対象に、ターンアウトをしたときの骨盤の前傾角度を計測し、角度が大きくなる人とそれほど変わらない人の2群に分けました。そして、前傾が大きい6名と少ない6名とで、骨盤の可動性や筋肉のタイトネスを比較しました。

　その結果、群間で最も差があったのが腸腰筋のタイトネスを見るトーマステストの結果でした。骨盤の前傾が大きい群のほうが、腸腰筋が明らかに硬かったのです（図15）。逆

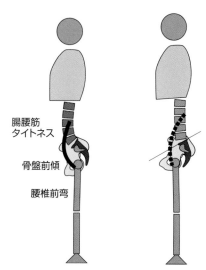

図16：ターンアウト時は伸展型の腰痛になりやすい

に言えば、腸腰筋が硬い人は、ターンアウトしようとすると腰椎の前傾が大きくなり、伸展型の腰痛になりやすいというリスクがあることになります（図16）。

腸腰筋は股関節の内側に付着しているため、ターンアウトをすると腸腰筋が引っ張られ、腰椎が前弯してしまい、骨盤を前傾するのだと考えられます。

このことからも、股関節のタイトネスが腰痛のリスクファクターだといえます。タイトネスがなければ、ターンアウト時にも腰が反らずに済みます。伸展型の腰痛を減らすには、腸腰筋のタイトネスを取る介入はとても重要だといえるでしょう。

この筋のタイトネスを取るようなことを心がければ、腰痛が減ると思います。ランジのストレッチも有効でしょう。

❹ まとめ

ダンサーは、筋力、柔軟性、筋肉のコーディネーション、モーターコントロールなどをうまく機能させることで、美しい動作を実現しています。腰痛は、それらがうまく機能していないことの一つのサインともいえるかもしれません。

腰痛が発生すれば、病院でのメディカルケアで痛みを緩和させながら、理学療法士によるメディカルリハビリテーションで日常生活に戻り、さらに、アスレティックリハビリテーションによって競技力を高め、最終的にはストレングスコンディショニングを行って、よりよい状況にもっていきます。ヨガやピラティス、コレクティブエクササイズ、ファンクシルトレーニング、DNSなど、方法はさまざまですが基本的な体幹の動きがなければ、どれをやってもうまく結果は出ないでしょう。しかし、できれば腰痛が起きる前に、ケアしておかなければなりません。

ダンサーがしなやかな動きをするためには、基本的な体幹の動きが必要になります。姿勢を制御する動き方と身体をつくっていくことを忘れずに、ダンサーのケアを行えば、よりよい効果が得られるのでは思います。

ダンスの動作特性
〜ダンス傷害予防から考える〜

水村（久埜）真由美

お茶の水女子大学基幹研究院 教授
NPO法人芸術家のくすり箱 理事長

❶ 身体が動くことの意味

1） 運動は身体へのストレス

「運動」という刺激は、よい意味でも悪い意味でも身体にとってストレスとなるものです。このストレス（負荷）が刺激となって身体が反応することで、トレーニングの効果や、練習の積み重ねによる成長が現れます。

　ダンスに限らず、運動は身体にさまざまなよい変化をもたらします。しかし、場合によっては運動によって与えられるストレスのマイナス面ばかり増えてしまって、「運動なんてやるんじゃなかった」「運動は大嫌い」と考えてしまう人も少なくありません。したがって運動をする際は、負荷を調節し、つらくなりすぎないように、でも一方で楽すぎない内容を吟味し、運動によるマイナスの効果、すなわちダメージが大きくならないようにすることが必要です。

2） 運動の生理的・物理的・心理的な負荷

　運動によって身体に与えられる負荷には、生理的な負荷と物理的な負荷があります。

　生理的な負荷には、運動による酸素の消費や、エネルギー消費、心拍数の上昇などがあります。本人が感じている運動のつらさを主観的に評価した得点（主観的運動強度 RPE：Rate of Perceived Exertion）と、酸素摂取量や心拍数といった生理的強度には、直線的な関係性があることがわかっています。つまり、心拍数や主観的運動強度で、生理的な負荷のを調整することができます。

　一方、物理的な負荷とは、「地面からどのぐらい物理的な反力を受けているか」が一例としてあげられます。このストレスは、体重が増えるほど地面反力が大きくなるため、体重当たりで示す場合が多くなります。関節角度の変化と地面反力から関節まわりのトルクモーメントといった物理的な量を計算する方法もあります。日常的な地面反力の例を示すと、たとえば歩行中、人体は体重の1.2〜1.4倍の反力を地面から鉛直方向に受けています。

　さらに、運動における心理的な負荷もあります。現在、ダンスでも競技会・大会の頻度

運動を行った結果としての変化

図1：運動によるプラスの効果とマイナスの効果

が増えており、参加者も増えています。そういった大会への参加頻度が増えることによる
競争や緊張などのストレスも、心理的な負荷に相当します。

　運動をする際、これらの負荷が適当な範囲であれば、体力や、技術レベルの向上など、
よい効果が出ます。反対に、トレーニングをやり過ぎたり、悪い動作パターンを繰り返し
ていたりすると、運動によるマイナスの効果のほうが強くなってしまいます。そのため、
運動や練習は、適切にプログラムを組んで計画的に取り組むことが大切です（図1）。

❷ ダンスの傷害発生要因

1）運動の内的因子と外的因子

　ダンスの傷害発生要因には、内的因子と外的因子があります。内的因子はダンサー自身
の問題で、外的因子というのはダンサー以外の問題です。一般的には、傷害発生における
動作要因は外的因子のなかの運動要因と考えられています。たとえば、練習量が増える、
トウシューズを履く、ブレイクダンスで行う頭や首で回る動きなど、その種目の決まった
衣装・道具や必ず行う動作や振り付け、あるいはその動作を行う時間の長さや回数が外的
因子になります。しかし実際は、外的因子と内的因子は関係性が高いので、両者を一緒に
考える必要があります（図2）。

　たとえば、同じ経歴の2人のダンサーが、同じダンススタジオに行っていて、同じ動き
を、同じ時間練習していたのに、このうちの1人だけがケガをしたとします。このとき、
ケガをしなかったほうのダンサーは、身体に負担がかからないようなアライメントで、よ
り体幹の筋力を使って動いていたのに、一方のダンサーは不良なアライメントで体幹の筋
機能が弱いまま踊り続けたためケガをしてしまったと考えられます。つまり、動作要因と
はダンサー自身に起因する身体要因や体力要因とも関係しているのです。

145

ダンスの傷害発生因子

内的因子

身体要因
アライメント、体格など

体力要因
筋力、持久力、柔軟性、平衡性、スキルなど

心理要因
緊張、競争、不安など

外的因子

環境要因
気温、湿度など

運動要因
練習量、振付など

用具要因
靴、服装など

図2：ダンスの傷害発生における要因

2）傷害予防のための外的因子・内的因子の修正

　ケガを防ぐため、現実的に「変えられる」ダンスの動作要因は何かを考えてみましょう。

　外的因子には、トウシューズなどの靴、練習量、振り付けの内容などがありますが、ケガを防ぎたいからといって、トウシューズを履かない、あるいはダンサー自ら振り付けを勝手に変えることはなかなか難しいでしょう。そう考えると修正しやすいのは、練習量や動きの反復回数などです。

　一方、内的因子には、アライメント（骨格配列）や骨格自体の個人差、動き方などがあります。アライメントや骨格は変えられませんが、よりケガのリスクが低い動き方に変えることはできます。ただし、「動き方を変える」ことは想像以上に難しく、ダンサーにとって大きな負担になります。なぜなら、ダンサー本人は、今の身体の状態で自然にその動きができています。さらに幼い頃から踊りを始めて、繰り返しその動きをしているダンサーが多いので、ダンスの動きもほぼ自動化してしまっている可能性が高いからです。たとえば動作を変えようとして重心の位置が変わると、とても不安定な状態で踊ることになります。その不安定さを克服し、さらに新しい動き方を自動化していくためには、年の単位での修正時間が必要です。動き方を変える介入を行う際は、ダンサーと相談しながら慎重に行わなければなりません。

3）ダンスの種類ごとの傷害の差

　ダンスには、たくさんの種類があります。その多様なダンスごとに環境もさまざまなので、それぞれの傷害発生要因は個別に考える必要があります。しかし、バレエの先行研究はたくさんあるのに対し、まだまだ研究が進んでいないダンスのジャンルもあります。

　バレエの傷害の特徴は、足関節の傷害が多く、ACL損傷などはほかのスポーツ選手と比べると発生率は少し低いことが報告されています。また研究によって、調査対象となる

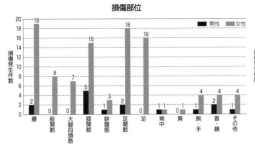

図3：モダンダンス、コンテンポラリーダンスによる損傷部位数
（水村ら、未発表資料）

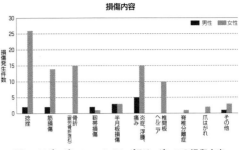

図4：モダンダンス、コンテンポラリーダンスの損傷内容
（水村ら、未発表資料）

ダンサーのレベルや団体がさまざまなので一概にいえませんが、ダンサーの傷害率は少ない研究でも32%、多いところでは80%以上です。日本のあるバレエ団での調査では、傷害発生率は86%でした。また、年齢とともに発生率が上がる、使い過ぎによる傷害が多いと報告する研究もあります。

　モダンダンス、コンテンポラリーダンスのコンクールに参加したダンサーへの調査では、男性は膝（半月板損傷など）が多く、女性は足（捻挫）や腰への傷害が多いという結果となりました（図3）。足部以外にも傷害が発生しているのがモダンダンスの特徴です（図4）。

　また、アマチュアダンサーとプロの指導者に分類して社交ダンスの傷害を調べた研究では、学生は腰痛を訴える人が多く、プロになると首の痛みが多いことがわかりました。

　社交ダンスのスタンダードという種目では、常に同じ方向に向かって踊り、さらに女性は同じ側に首を傾けた状態となるため、使い過ぎのような痛みのある方が多いようです。

　現代的なリズムでのダンス（ストリートダンス系）を踊っている学生サークルに、傷害についてアンケート調査をした結果では、ジャズダンス、ヒップホップダンスはそれほど損傷発生率が高くない反面、ブレイクダンスは上肢や肩を痛めている人が圧倒的に多いという特徴がありました。

　このように、ダンス傷害はダンスジャンルごとに特徴があり、さらに技術レベルによっても、傷害の内容や発生率が違います。つまり、ダンス傷害の原因は、動作、練習量、練習環境によって実に多様なのです。

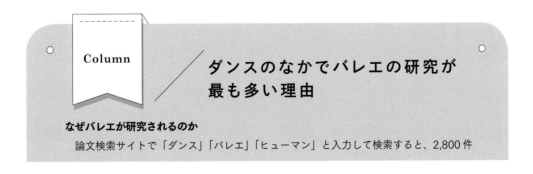

Column ／ ダンスのなかでバレエの研究が最も多い理由

なぜバレエが研究されるのか
論文検索サイトで「ダンス」「バレエ」「ヒューマン」と入力して検索すると、2,800件

以上の論文がみつかります。なぜバレエの研究が多いかというと、基本練習や踊りの動きが世界的に共通しているためと考えられます。また、世界各国にプロのカンパニーがあり、所属しているダンサーが踊り続けられるよう、いろいろな研究や医療関係者がサポートに入っていることも、理由の一つです。芸術系のスポーツであるフィギュアスケートや新体操、アーティスティックスイミングなどの基礎練習で行われていることも先行研究が多い所以でしょう。

ダンスの科学研究歴史の変遷

　1940年代頃のダンスを対象にした科学研究は「痩せ型女性としてのダンサー」を科学的に調査するものが多くありました。その後、1970年頃からはダンサーの女性が抱える無月経、骨粗鬆症に対する研究が散見されました。1980年ごろからは、スポーツ傷害と同様の研究が広まり、ダンスにも特徴的な傷害があることが取り上げられてきました。その後、身体特性、動作解析の研究がすすみ、2000年に入った頃には、ダンスを見ている観客の脳活動、あるいはダンサーがダンスの画像を見ているときに賦活する脳の部位など、脳科学の分野での研究が増えてきました。

　近年は、高齢者やパーキンソン病の患者、発達障害のある子供、障害者がダンスを行うことによる社会心理的な効果などの研究が増えています。研究の分野においても、踊る対象は年々多様化しています。

❸ 跳躍動作のバイオメカニクス

1）跳躍動作と膝前十字靭帯の損傷

　ダンスの動作のなかで、地面からの力学的な衝撃が最も大きいのは跳躍動作です。Leiderbackらによると、バレエダンサーが前十字靭帯を損傷してしまうケースには、「ジゼル」の第二幕の主役の男性ダンサーが行うような、カブリオーレなどの大技の後に片足着地で失敗してしまう場合、あるいは小さなジャンプの連続で何度も負荷がかかり損傷してしまう場合があるようです[1]。また、主役級のダンサーは回転や跳躍の支持脚を自分が得意な方に変更することが許されているため、自分が得意な方ばかりが支持脚になり、負荷がかかって損傷してしまう場合もあるでしょう。

　しかし研究によると、バレエ、モダンダンスともに、5年間では膝の傷害発生率は6～8%程度で、他のスポーツ傷害に比べると少ないと報告されています。前十字靭帯の損傷はknee in toe outのアライメントのときに発生するといわれています。しかしバレエダンサーは基本的にターンアウトしており、膝は外に向く傾向があるので、knee in toe outになる確率は低く、前十字靭帯の損傷が少ないのではないかと考えられています[2]。別の先行研究は「ダンサーは着地のときの体幹の安定性が高く、安定して着地できるため、膝の傷害が少ないのではないか」ともいわれています[3]。しかし前十字靭帯の損傷は、手術・

リハビリが必要となり、長期間にわたって踊れなくなるので、ダンサーとしてのキャリアを考える際にも、注意しなくてはいけない危険なケガだと思います。

2）跳躍動作の着地の研究

　膝の傷害の多いスポーツ種目（バスケット、バレーボール等）では、ドロップ着地と呼ばれる約30cmの高さの台から片足で降りたときの地面反力や、三次元動作解析により股関節、膝、足、上体の動作特性を分析し、着地動作のバイオメカニクスから着地動作を評価する方法が広く行われています。Orishimo らは、ドロップ着地でのダンサーの着地衝撃と脚の動作を分析し、一般的に膝の傷害発生率は男性よりも女性の方が高いのに対し、ダンサーには性差がなく、さらにダンスを早く始めている人の方が危険な着地動作はしていないという関係性を報告しています[4]。これは、長いダンスのトレーニングにより、着地の衝撃を吸収するような動き方ができているのではないかと考えられます。

　また、女性ダンサーとダンサーではない男女の着地動作を比較した研究では、「ダンサーではない女性は、着地時に足部がより背屈・外返しの状態になっている」と報告しました[5]。この背屈・外返しのポジションでの着地は、上体のバランスを崩してしまう可能性があると、この研究では述べています。

　ダンサーについては、膝や足部だけでなく、跳躍時の体幹の協調や安定についての研究も注目されています。ダンサーが一番ポジションでシャンジュマンを8回跳んだとき際、体幹をまっすぐに保つためにどのようなコントロールをしているのか調べた実験では、「飛び上がるときより降りる時のほうが、体幹を安定させるパターンの動き方をしている」という結果が出ています[6]。

シャンジュマン

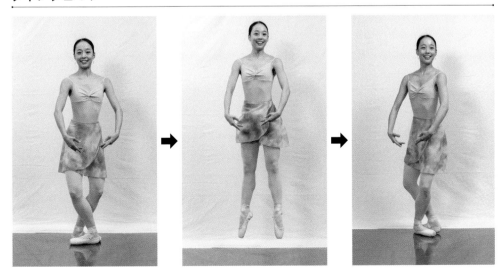

ジャンプでは何が大切？

　ダンサーがグランジュッテ（開脚での跳躍動作）を行ったときの着地衝撃をフォースプレート（床反力を計測する装置）で解析する実験を行ったところ、2つの動作パターンがありました[7]。

　ひとつは、着地をした後、その推進力で前方へ駆け抜けていき、もう一方は着地後に1回止まって脚を後方に挙げるポーズで停止していました。肉眼でみると、ほんのわずかな違いですが、地面反力で比較すると、前者よりも後者の方が着地時の地面反力、すなわち力学的衝撃は大きくなりました。身体への衝撃が大きい動作パターンのダンサーが、舞台で何度もジャンプを繰り返す役を演じた場合、力学的衝撃はどんどん蓄積されていきます。

　スポーツの跳躍動作は、高さや距離といった確固とした動作の成果が存在します。またグランジュッテは、新体操などでも行われる動作ですが、新体操では、開脚角度が180度以上でないと技として認められません。ダンスでは、跳躍の出来栄えは、より高く、より大きく、遠くまで飛ぶことも、跳躍時の開脚角度を大きくすることも大切ですが、動作の成果を評価する確固たる指標は存在しません。また動作に関するルールもないことから、何がよい動作かという評価も簡単ではありません。跳躍動作の出来栄えから考えると、前述のような着地動作の違いも関係してきます。動作の個性は、上手になっても存在すると思いますが、もし傷害発生のリスクになるような動きをしている場合には、修正したほうが、将来のケガを予防することに繋がると考えます。

グランジュッテ

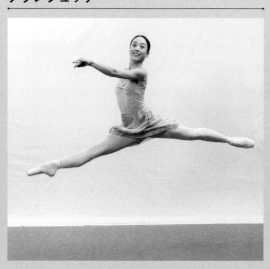

また、いろいろな競技スポーツとダンスの着地衝撃を比較した研究もあります。この研究によると、ダンスの開脚ジャンプや鉛直方向の跳躍動作でかかる衝撃はどんなに大きくても体重の2倍程度であり、機械体操、陸上競技、バスケットボールのリバウンドなど、他のスポーツ種目での地面反力に比べると、それほど大きいものではありませんでした[8]。このようにスポーツに比べると、ダンスは1回の動作による着地衝撃でケガをするリスクは大きくないといわれています。ただし、衝撃を受ける回数でいうと、他のスポーツよりも多くなることがあるので、使い過ぎによる傷害には注意が必要です。

❹傷害予防から考える動作要因

1）ケガ・痛みと動作特性の関連

膝の痛みが現在ある、あるいは過去に痛みを持ったことがあるダンサーと、そうでないダンサーのグランエシャペを三次元の動作解析をして比較した研究があります[9]。グランエシャペは基礎練習でよく行う動きで、舞台では男性が行うことが多い動作です。この研究では、痛みがある人の方が、少し高くジャンプをするという結果になりました。当然、高いジャンプのほうが膝にかかる衝撃が大きくなります。

膝の痛みは、ジャンプが得意な人の方が発生しやすい印象があります。そして膝に痛みをもった後もそのまま同じ動作を続けることは、傷害を再発するリスクとしても注意が必要です。

グランエシャペ

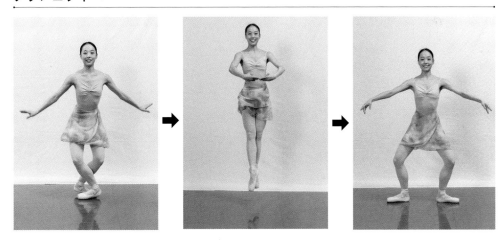

また利き足側にケガをしたことがあるダンサーと、ケガをしたことのないダンサーが、シソンヌフェルメを行ったときの利き足側と非利き足側の筋電図を調べた実験があります[10]。それによると、ケガをしたことのあるダンサーは、ケガをしていない方の足関節の底屈筋

と背屈筋、外反筋と内反筋で共収縮が高いという結果が報告されています。

　共収縮とは、ひとつの関節周りで、屈曲に力を入れながら伸展にも力が入ることで、その結果、関節は動かずに角度が固定されます。たとえば態勢を崩してぐらついてしまったときに、バランスをとろうとすると、足関節の底屈筋ばかりでなく背屈筋にも力が入り、安定させようとします。ケガをしたことがあるダンサーの、ケガをしていない方の足関節は、底屈と背屈、外反と内反、それぞれ両側の筋肉が一緒に活動していました。移動しながら着地をするときは不安定になるので、ケガをしたことのあるダンサーは、ケガをしていない側の足関節が共収縮することによって、安定性を高めて着地しようというストラデジーが働いていると解釈できる研究結果です。

シソンヌフェルメ

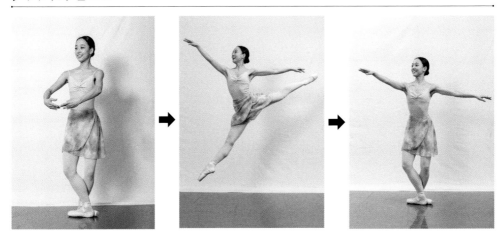

2）疲労と動作特性との関連

　ダンサーはジャンプの着地において、より底屈位で着地が始まり、つま先が着いてから踵が接地するまでに時間を長くかけます。一般の人は、着地するときは足裏全体を一瞬のうちに床に着けるので、秒単位当たりの地面から受ける反力は大きくなります。ダンサーは、着地に時間をかけることによって、運動量は変わらなくても、力のピークを小さくすることができるのです。こうした着地動作は、膝をはじめとした下肢にかかる負担を軽減します。

　先述のとおり、ダンサーの膝の傷害発生率は他の競技に比べて低いわけですが、「疲労をしてもダンサーは着地衝撃を緩衝するような動作ができるのかどうか疑問をもち、調べたことがあります。ダンサーがその場でのホッピングを50回、移動して行う小さいジャンプを100回跳んだ前後で、着地衝撃がどう変化するかを比較する実験をしました。その結果、疲労試行を行う前は着地により長い時間かけて力学的な衝撃を小さくすることがで

きていたのに、疲労試行の後は一般の人と同じように、すぐに足裏全体がつくような着地になっていました。つまり、スキルがいくらあっても、疲労が起きると、せっかくのスキルも活かせないというわけです。

　いくら上手に身体を動かせていても、疲れてしまうと上手な動きができないことによって、本来はケガをするはずではないところでケガをしてしまうことが現場ではよくあります。そう考えると、技術レベルが上がるほど、疲労の影響を受けないように体力を高めることがより重要になります。

Column

技術レベルと動作の研究

　アイリッシュダンスで行われる「ロックステップ」という、足を床に何度も打ち付ける動作の地面反力を測定した研究があります[11]。これによると、ダンスが上手な人は一定時間、床を打ち付ける力の強さが変わらないのに対し、下手な人は、力の強さの大小にバラつきが大きくなりました。この研究では、「ダンスが下手な人の傷害発生のリスクのひとつに、毎回の動作が安定していない、スキルの未熟さがあるのではないか」と考察していました。毎回の動作の安定して行えるダンサーこそが「ダンスが上手」な人ともいえるかもしれません。

Column

男性バレエダンサーの腰痛

　日本人の男性・女性バレエダンサーの傷害の調査では、男性だけが腰痛の既往歴が高いことを報告しています[12]。また、オーストリアのスポーツバイオメカニクスの研究グループは、男性ダンサーが女性ダンサーを持ち上げる際に、女性の腰を持って持ち上げて降ろす動作を繰り返したときの男性ダンサーの腰への負担を三次元動作解析で調べています[13]。このときの腰への負荷の増加に関係があったのが、①体幹を素早く伸展させてしまうこと、②女性ダンサーとの適切な距離を保って持ち上げるスキルがないことでした。これらが男性バレエダンサーの腰痛の発生原因ではないかといわれています。このように、

腰痛の発生ひとつをとっても、不適切な動作を修正することが、傷害予防の一環になります。

❺トウシューズと傷害

1）トウシューズを履く年齢

　最近は大人になってからバレエを始める女性がとても増えています。中高年で始めるという方も少なくありません。なかには、「トウシューズが履きたいからバレエを始めました」という人も多いと思います。しかし、あこがれのトウシューズを履いた結果、身体を痛めてしまった……ということもよくあります。

　国際ダンス医科学会（IADMS）のガイドラインでは、「12歳以下の子供はトウシューズを履いてはいけない」という条件があります[14]。なぜなら、解剖学的水準や身体的な能力が不十分だと、トウシューズ履くこと自体がほかのリスクを誘発するためです。胴体や骨盤、足が弱かったり、ある程度可動域がないとトウシューズで立つ動作ができません。このガイドラインの最後には、「16歳からトウシューズを履き始めた人が、トップのバレエ団でプリンシパルになっている。急ぐ必要はない」と書かれています。

　現在、日本のバレエ教室では、10歳くらいからトウシューズを履くことが一般的だといわれています。比較的早熟で、身体も大きくて発達しているであれば、ガイドラインが求める身体機能が獲得されている場合もあるかもしれません。またIADMSの基準にある12歳以上という年齢であっても、身体機能が未発達な場合は、慎重に考えて、もう少しトウシューズを履く時期を遅らせてトレーニングを続けたほうがよい場合もあります。トウシューズを履き始める時期については、ひとり一人に合わせて、個別に考えなければいけません。

トウシューズを履き始める条件について [14]

1．決して12歳以下ではないこと。
2．もし解剖学的に適切な水準に達していないのなら（例えば、足首と足関節の底屈可動域が不十分であったり、下半身の骨格配列が悪かったりすること）決してトウシューズを履かせないこと。
3．もし本気でプロを目指しているというわけではないのなら、トウシューズを履くことを思いとどまらせること。
4．もし胴体と骨盤（体幹の筋肉）や脚が弱いなら、トウシューズの練習開始を遅らせること（そして筋力強化プログラムを行うことを考える）。

5．足と足首が過度の関節可動域をもっているなら、トウシューズの練習開始を遅らせること（そして筋力強化プログラムを行うことを考える）。

6．もしバレエのレッスンが週1回なら、トウシューズを履くことを思いとどまらせること。

7．もしバレエのレッスンが週2回で、上記の条件に当てはまらないなら、バレエを初めて4年目にトウシューズの練習を始めること。

2）トウシューズのバイオメカニクス

トウシューズの中での足趾の動きを動作解析している研究で[15]、中足趾節関節の角度の変化と最大角運動量を、1番ルルベ、2番ソテ、ソデシャで比較した結果、角度の変化はルルベが最も大きく、次にソテ、ソデシャとなり、運動量はソデシャが最も多く、続いてソテ、ルルベとなりました。この結果から考えると、トウシューズを履いた状態の開脚や跳躍などの動作は、足趾に負荷がかかっており、結果として第二中足骨の疲労骨折のような状況にもつながる動作要因と考えられます。

医療現場で測定されているバレエダンサーの踵挙上動作の可動域は、ダンスで繰り返し

Column

モダンダンサーがトウシューズを履いたら？

以前、モダンダンサーに初めてトウシューズを履かせてみたときの動作を調べた実験[16]を行いました。一般の人は、関節の可動域が小さいので、トウシューズを履いて立てないのは当たり前です。しかし、モダンダンサーのように、ある程度可動域がある人ならば、トウシューズを履いて立てるのではないかと考え、調査を行いました。バーに掴まった状態で、トウシューズを履いてもらいポワントの姿勢をとってもらったところ、バレエダンサーとモダンダンサーの一番大きな違いは、ポワントの状態になる前に、一度小さく跳躍をしてから、爪先立ちをする人が多かったことです。プリエで膝を曲げたところから、軽くジャンプしてつま先立ちになり、戻るときも少しジャンプをするような跳躍に近い動きをして、プリエに戻っていました。

バレエダンサーは、トウシューズを履いて爪先立ちをする時に、足趾を伸展させたところから屈曲させて滑らかに立ったり降りたりします。モダンダンサーは、立ち上がった最終的な足関節角度の可動域はありますが、足趾を十分に動かすことができていなかったのです。トウシューズを履いてなめらかに立ち上がって踊るためには、足趾の可動域に加えて、筋力や調整力、また体幹の安定性も必要だということが考えらえます。

行われているルルベの動作の可動域を反映しているのかどうかを調べた研究があります[17]。この研究では、10代前半の成長期の女性ダンサーの足関節の底屈可動域と、ルルベを繰り返したときの底屈角度がどれくらい変化するかを調べています。これによると単関節で測った可動域は、ルルベとして踵を上げている高さと関係しているほか、身長と年齢はルルベの角度に相関があり、身体がある程度大きくならないと、ルルベの角度も発達しない可能性があることが示されました。バレエにおける足関節の十分な可動性は、成長期のダンサーにおいては、身体の発達も考慮する必要があるでしょう。

3）その他のトウシューズの研究

　裸足・バレエシューズ・トウシューズで、アッサンブレを行ったときに、靴により地面から受ける力に差があるのではないかと調べた研究では[18]、特に靴による差はなかったのですが、地面反力は動作によって変わるという結論でした。

　また、真新しいトウシューズと20時間以上履いたトウシューズで、立ったときの中足部の角度がどう違うのかを調べた研究もあります[19]。トウシューズで立った時の中足部の角度を測ると、20時間以上履いたトウシューズの方が、足関節底屈角度が大きくなりました。しかし、角度が大きいからといって、動作をしたときの地面反力や側圧中心の速度、つまり動き自体に力学的な差はありませんでした。力学的に差がないのにもかかわらず、足関節の動作域が大きいということは、傷害のリスクと関係する可能性があるとこの研究では言及しています。

❻ ターンアウトと傷害

1）ダンストレーニングによるターンアウトの獲得過程

　ターンアウトの姿勢は、股関節だけではなく、足部や上半身とも関係しており、最近の研究でも、全身的な調整が関連しているという見方に変わってきています。

　ターンアウトの角度を評価する際に、足部がどのように動くかを調べた研究では[20]、ターンアウトの姿勢では、少し中足部が外転したり、後足部が外返ししており、角度がついているという結果になりました。また、ターンアウトで立っているときと、ジャンプをしているときの舟状骨高（ナビキュラドロップ）は、ジャンプをしているときのほうが高く、立っているときは土踏まずのアーチが少し下がることがわかりました。

　ターンアウトに関係する身体要因も、さまざまなものがあります。過去には大腿骨の前捻角が関係しているというデータが使われていましたが、最近ではあまり影響を受けないとも言われています。

　いろいろなダンサーの関節角度を測っている研究では、長期間ダンストレーニングを続けているダンサーは関節角度が増加しますが、トレーニングの量や期間が足りないと可動

域に変化がないことを考えると、ターンアウトは、適切なトレーニングを一定期間以上続けることで獲得される可動域と考えることができます。

　また、ダンサーの関節可動域に関しては、ターンアウトばかり注目されていますが、股関節内旋可動域が極端に小さいことも、ダンサーの特徴の一つです。ダンサーは、股関節外旋可動域ばかりを意識しますが、股関節を内旋することはほとんどありません。股関節外旋筋の筋力やや可動域だけが大きく、股関節内旋筋の筋力や可動域が小さくなってしまっていることは、ダンサーの特徴として、診察・治療の際に注意すべき点と考えられます[21]。

2）ファンクショナルターンアウトと傷害発生

　ファンクショナルターンアウトとは、左右の股関節外旋可動域を足した数値と、実際にバレエの1番ポジションで立った時の開足角度との差で評価をする場合もあれば、スタジオ等でも実施可能な評価方法として、ターンテーブル上にダンサーに立ってもらい、自力で1番ポジションに開くことのできた角度で評価する場合もあります。いずれも、膝から下の下腿部や足部を捻じることなく、股関節の外旋動作によってターンアウトを行っている時の角度を指します。

　傷害に関するいくつかの先行研究で、股関節外旋可動域が十分でないのに、膝や足首を捻って足元を無理やり開いているダンサーの方が、ケガが多いという結果が出ています[20]。これは、研究対象が10代前半の若いダンサーで、バレエ学校やプロになる前の人たちの場合には、無理に足元だけを開く足のポジションを行っていることと傷害発生は関連があることが予想されます。プロダンサーや、アマチュアでも10代後半で技術レベルがあがっていくと、筋力および可動域がダンスのトレーニングによる効果で増え、無理に足元だけを開く足のポジションを取るダンサーは少なくなっていきます。

3）ダンスの動作中のターンアウト角度にトレーニング歴が及ぼす影響

　同じバレエであっても、トレーニング方法のバックグランドで、ターンアウトの角度が変わることを、動作解析で調べた研究の例を紹介します[21]。

　イギリスにはロイヤルアカデミーオブダンシング（RAD）というバレエ指導の大きな団体があります。RADでは、レベル別の学習指導方法が確立されており、指導者の資格発行も行っています。イギリスだけでなく、イギリス文化圏である香港、シンガポール、オーストラリア、ニュージーランド、南アフリカなども、バレエ教室の指導者は、RADの教師資格をもっている人が多いです。研究では、①RADのトレーニングを受けてきたダンス上級者、②RADのトレーニングを受けている初心者と、③RADとは違う他のダンストレーニングも受けたことのあるダンサーの3群を設定し、ソテをしたときのターンアウト角度をを調査しました。その結果、①RADの上級者と②RADの初心者では、ターン

アウトの角度に差はありませんでした。一方、RAD の初心者は、立位でも跳躍中でもターンアウト角度が一定ではなく、不安定にばらついていました。そして、③のその他のトレーニングを受けているダンサーのターンアウト角度が最も大きくなりました。技術レベルによらず、RAD の学習者はターンアウト角度が変わらず、他のダンストレーニングを受けたダンサーのほうが、ターンアウト角度が大きかったことから、ターンアウト角度を増大させることをどの程度強調するかは、ダンスの教授法によって異なっている可能性が考えられます。

❼その他のダンスのバイオメカニクス

1）上級ダンサーと初級ダンサーの動きの差

　指導現場でいわれていることが、実際、科学的に事実ではない場合があります。ダンス指導者は、ダンサーにうまく動きのイメージが感覚的に伝わるように言葉を用いて指導します。

　たとえば、ロンデジャンプアンリエールの練習のときに、指導者は「なるべく骨盤を動かさないように脚を挙げましょう」と指導することがあります。Wilson らは、「骨盤を動かさずに本当に脚を挙げられるのか」という問いを三次元の動作解析で調べています[22]。

　上級ダンサーと、初級ダンサーのロンデジャンプアンリエールを比べると、実際は上級ダンサーのほうが、骨盤を多く動かして脚を挙げており、なおかつ挙げている角度も高い

ロンデジャンプアンリエール

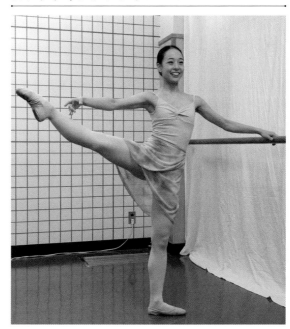

ことがわかりました。ただし、骨盤を大きく動かしている時間はそれほど長くはありませんでした。通常、骨盤を動かすと、一緒に上半身が傾きやすくなりますが、上級ダンサーは、肩の位置は変えずに、骨盤だけを動かしていました。指導者が現場で言う「骨盤を動かさないように脚を上げなさい」という言葉の効果は、骨盤は多少動かしつつも、骨盤を動かさないという意識をすることで、他の部分、特に上半身が連動して動かなくなることだと推察できます。

　ダンスの回転中の動作を、上級ダンサーと初級ダンサーを比べた研究では、回転中の上体の傾きを比べています[23]。初級ダンサーの方が、回転中の上体の傾きが大きいのは想像がつきますが、上級ダンサーは支持脚によって、上体の傾きに左右差がありました。上級ダンサーは利き足を支持足にした回転のほうが、非利き足に比べて上体の傾きが小さいという結果でした。回転動作の事例でみると、ダンサーは熟練していくにつれて、左右の得手不得手が生じて、動きに左右差が生じるようです。

2）ダンサーの脊柱の運動特性

　ダンサーは、基本姿勢を長く続けることによって、「脊柱の生理的弯曲が小さい」といわれています。ダンサーの立位姿勢の脊柱の弯曲角度を調べた研究でも[24]、ダンサーは、立位の胸椎の弯曲が小さく、胸椎下部と腰椎上部の矢状面での可動域も小さいという結果となりました。腰痛があるダンサーとないダンサーで比較したところ、胸椎の弯曲が小さいダンサーに腰痛があるかというと、必ずしも相関性がないとも報告しています。ダンサーの腰痛の発生要因は、脊柱の弯曲といった解剖学的な個人差以上に、影響する要因が他にある可能性を示しています。

3）ダンサーが頻繁に行うプリエの動作特性

　バレエダンサーの多くは、準備動作として度々プリエを行います。基礎練習であるバーレッスンの最初も、プリエから始まります。このプリエを対象に、動作特性の違いをバレエダンサーとモダンダンサーで比較した研究があります[25]。プリエによる身体重心の上下運動については、バレエダンサーもモダンダンサーも同じでしたが、バレエダンサーは、プリエの最後に膝を伸ばしたときに、少し過伸展するような、膝を意識的に伸展させる筋収縮があるのに対し、モダンダンサーでは、そうした筋肉の活動はみられませんでした。同じダンスの動きも異なるジャンルのダンサーが行うと筋活動が異なる可能性を考慮しなくてはなりません。

4）コンテンポラリーダンスの動作特性

　ここまでバレエの動作特性について述べてきましたが、コンテンポラリーダンスについても簡単に紹介しておきます。コンテンポラリーダンスの動作は実に多様で、動作特性を

一般化して解説することは難しいのが特徴です。

　コンテンポラリーダンスの動作は、バレエと比べると、身体重心の上下動が大きい動きがよくみられます。バレエは、どんなに身体重心を低くしても、床に座りこむことはほとんどありません。一方、コンテンポラリーダンスは、床で転がったり、ずっと床で踊っている作品、あるいは床から突然跳躍をする等、身体重心の上下動が大きく、緩急の激しい動作も見られます。また、両腕や片腕で倒立に近いような上肢で身体を支持する動作もみられます。

　バレエは、重力方向とは逆に、上向きの意識や、実際にトウシューズを履いて身体重心を高くしたまま踊る動きがありますが、コンテンポラリーダンスでは、重力を利用し力学的な法則に従って踊るテクニックもみられます。こうした動きは「スィング」と呼ばれることもありますが、わざと脱力しながら自分の身体重心あるいは上半身を床方向に動かすことで、重力を表現します。バレエダンサーが、初めてコンテンポラリーダンスを踊る際に、この脱力や身体重心を下げる動きがなかなかできず、苦労している様子を時々見かけます。

　私達の研究グループで、コンテンポラリーダンスの床に座りながら移動する動きと、スィングと呼ばれる脱力しながら重力の表現をする動作の三次元の動作解析をしたことがあります。

　床に座りながら移動する、いわゆるフロアテクニックと呼ばれる動作は、バレエダンサにとっては、初めての動きです。バレエダンサーは、連続した動作として、立った状態から一度床に座り、座位から立ち上がって移動することは一度もしたことがないでしょう。この動作をバレエダンサーとコンテンポラリーダンサーで比較した結果、身体重心の位置変化には大きな差がみられませんでした。一方、コンテンポラリーダンサーは、床に着いたほうの肘の屈曲角度が曲がっていたのに対し、バレエダンサーは肘が伸びたまま座位に移ろうとしていました。これではスムーズに身体重心を床に近づけることはできません。

　またスィングと呼ばれる上半身を脱力しながら前方や側方に足を一歩だして戻る動きでは、上手な動きと評価されたダンサーとそうでないダンサーを比較すると、やはり身体重心には差がみられませんでしたが、上手な動きをしたダンサーの動きを観ている人は、重心位置が低くなっていると「知覚」していることがわかりました。動作の違いとしては、頸や肩といった上半身の上下方向の位置変化が、上手な動きをしているダンサーでは大きく、それらの動きの速度変化も早いことがわかりました。こうしたコンテンポラリーダンスにみられる多様な動きも、上手なダンサーとそうでないダンサーの動作特性の違いに、傷害発生と関連する要因が今後明らかになる可能性はあるものと考えています。

❽ まとめ

　先行研究が多いバレエの事例から考えると、動作の修正によるダンス傷害の予防の可能性は高いと考えられます。ダンスのさまざまな動作の中で、傷害発生のリスクが高い動作は、外傷に関して言えば跳躍系動作、障害に関して言えば繰り返しの多い同じ動作、あるいはダンスの基本姿勢でのアライメントの問題、動作中のダイナミックなアライメントの問題が考えられています。

　また、ダンサーは長い時間をかけて獲得した技術を変化させることに消極的な印象があります。繰り返しの練習で獲得した動作は自動化している可能性も高く、そこに傷害のリスクが存在する場合も考えられます。また、動作修正をする場合でも、動作の問題の背景に、可動域不足や筋タイトネス、筋力不足やアンバランス等、身体機能が一因して動作が修正できない可能性もあります。

　そういう意味では、動きの修正と合わせて、ダンサーの身体をよく理解することが大切です。体力づくりや筋力トレーニングなども並行して取り組みながら、段階的に動作の修正を行う必要があります。

【参考文献】

1）Liederback M, Dilgen FE, Rose DJ. Incidence of Anterior Cruciate Ligament Injuries Among Elite Ballet and Modern Dancers: A 5-year Prospective Study. Am J Sports Med 2008 Sep;36(9):1779-88.
2）Arai T, Miaki H. Influence of Static Alignment of the Knee, Range of Tibial Rotation and Tibial Plateau Geometry on the Dynamic Alignment of "Knee-In" and Tibial Rotation During Single Limb Drop Landing. Clin Biomech (Bristol, Avon) 2013 Jul;28(6):642-8.
3）Orishimo KF, Liederbach M, Kremenic IJ, Hagins M, Pappas E. Comparison of landing biomechanics between male and female dancers and athletes, part 1: Influence of sex on risk of anterior cruciate ligament injury. Am J Sports Med 2014 May;42(5):1082-8.
4）Orishimo KF, Kremenic IJ, Pappas E, Hagins M, Liederbach M. Comparison of landing biomechanics between male and female professional dancers. Am J Sports Med 2009 Nov;37(11):2187-93.
5）Hansberger BL, Acocello S, Slater LV, Hart JM, Ambegaonkar JP. Peak Lower Extremity Landing Kinematics in Dancers and Nondancers. J Athl Train 2018 Apr;53(4):379-385.
6）Smith JA, Siemienski A, Popovich JM Jr, Kulig K. Intra-task variability of trunk coordination during a rate-controlled bipedal dance jump. J Sports Sci 2012;30(2):139-47.
7）吉田康行，片野坂有紀，松浦愛，水村（久埜）真由美，グランジュッテにおけるバレエダンサーの衝撃緩衝スキル．人文科学研究，2012.8，159-164.
8）Mayers L, Bronner S, Agraharasamakulam S, Ojofeitimi S. Lower extremity kinetics in tap dance. J Dance Med Sci 2010;14(1):3-10.
9）Peng HT, Chen WC, Kernozek TW, Kim K, Song CY. Influences of Patellofemoral Pain and Fatigue in Female Dancers during Ballet Jump-Landing. Int J Sports Med 2015 Aug;36(9):747-53.
10）Hsing-Hsan Lee, Chia-Wei Lin, Hong-Wen Wu, Tzu-Chuan Wu, Cheng-Feng Lin. Changes in Biomechanics and Muscle Activation in Injured Ballet Dancers During a Jump-Land Task With Turnout (Sissonne Fermée). J Sports Sci 2012;30(7):689-97.
11）Shippen JM, May B. Calculation of Muscle Loading and Joint Contact Forces During the Rock Step in Irish Dance. J Dance Med Sci 2010;14(1):11-8.
12）横尾 直樹，牧田 浩行，山下 孝之，本田 淳，斎藤 知行．クラシックバレエダンサーの腰痛・第２報―アンケート調査による男女の比較―．日本腰痛学会雑誌 2004;10(1):100-106.

13) Alderson J, Hopper L, Elliott B, Ackland T. Risk factors for lower back injury in male dancers performing ballet lifts. J Dance Med Sci 2009;13(3):83-9.

14) Weiss DS, Rist RA, Grossman G. When Can I Start Pointe Work? Guidelines for Initiating Pointe Training. J Dance Med & Sci2009; 13(3), 90-92.

15) Jarvis DN, Kulig K. Lower Extremity Biomechanical Demands During Saut De Chat Leaps. Med Probl Perform Art 2016 Dec;31(4):211-217.

16) Yoshida Y, Hamamoto I, Kuno-Mizumura M. Differences in skills through ankle joint kinematics and vertical ground reaction force during dance movement with pointe shoes. Art Biomech, 2012. 1(2), 131-142.

17) Abraham A, Dunsky A, Hackney ME, Dickstein R. Kinematic and Kinetic Analysis of Repeated and Static Elevé in Adolescent Female Dance Students. J Dance Med Sci 2018 Mar 15;22(1):33-43.

18) McPherson AM, Schrader JW, Docherty CL. Ground Reaction Forces in Ballet Differences Resulting from Footwear and Jump Conditions. J Dance Med Sci 2019 Mar 15;23(1):34-39.

19) Bickle C, Deighan M, Theis N. The Effect of Pointe Shoe Deterioration on Foot and Ankle Kinematics and Kinetics in Professional Ballet Dancers. Hum Mov Sci 2018 Aug; 60:72-77.

20) Carter SL, Bryant AR, Hopper LS. An analysis of the foot in turnout using a dance specific 3D multi-segment foot model. J Foot Ankle Res 2019 Feb 4;12:10. doi: 10.1186/s13047-019-0318-1. eCollection 2019.

21) Armstrong R, Relph N." Screening Tools as a Predictor of Injury in Dance: Systematic Literature Review and Meta-analysis." Sports Med Open. 2018 Jul 18;4(1):33. doi: 10.1186/s40798-018-0146-.

22) Negus V, Hopper D, Briffa NK. Associations between turnout and lower extremity injuries in classical ballet dancers. J Orthop Sports Phys Ther 2005 May;35(5):307-18.

23) Picon AP, Rodes CH, Bittar A, Cantergi D, Loss J, Sacco. Sauté External Rotation in Beginner and Advanced Ballet Dancers Trained in Different Backgrounds The Turnout Paradigm. J Dance Med Sci 2018;22(4):218-224.

24) Wilson M., Joong-Hyun R, Kwon Y-H. Contribution of the Pelvis to Gesture Leg Range of Motion in a Complex Ballet Movement Grand Rond de Jambe en l'air en Dehors. Journal of Dance Medicine & Science, 2007; 11(4): 118-123.

25) Lin CW, Su FC, Wu HW, Lin CF. Effects of leg dominance on performance of ballet turns (pirouettes) by experienced and novice dancers. J Sports Sci 2013;31(16):1781-8.

26) Swain CTV, Bradshaw EJ, Ekegren CL, Orishimo KF, Kremenic IJ, Liederbach M, Hagins M. Multi-segment Spine Range of Motion in Dancers With and Without Recent Low Back Pain. Gait Posture 2019 May;70:53-58.

27) Trepman E, Gellman RE, Solomon R, Murthy KR, Micheli LJ, De Luca CJ. Electromyographic analysis of standing posture and demi-plié in ballet and modern dancers. Med Sci Sports Exerc 1994 Jun;26(6):771-82.

28) Khan K, Brown J, Way S, Vass N, Crichton K, Alexander R, Baxter A, Butler M, Wark. Overuse injuries in classical ballet. J.Sports Med 1995 May;19(5):341-5.

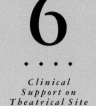

CHAPTER 2
NO.
6

• • • •
*Clinical
Support on
Theatrical Site*

劇場等での治療・ケア
Part1. 劇場・稽古場での医師の対応

瀬尾理利子

横浜市スポーツ医科学センター 整形外科
スポーツドクター

❶ はじめに

1）文化力プロジェクトヘルスケアサポートに参加して

　本稿では、主に NPO 法人芸術家のくすり箱が文化庁の委託事業として行った「文化力プロジェクトヘルスケアサポート」^{※1)} の活動としてバレエカンパニーに帯同した現場での体験をもとに、ダンサーの練習現場および、劇場での医療的な対応について公演帯同ドクターの目線で解説します。

　アメリカ、カナダ、オーストラリアやヨーロッパではカンパニーがトレーニングや医療連携の仕組みを用意しており、医師やトレーナーのサポートを受けながら日々ダンサーのケアを行い、よりよいパフォーマンスの追求、ケガの予防を行っています。多くのカンパニーの組織の中に医療者が関わり、カンパニー所有のトーニングルームまで用意されているところもあります。しかし、日本にはなかなかそのようなシステムが根付いていません。

　今回のこの活動により現場のダンサーにメディカル・フィジカルスタッフが帯同するシステムがあると踊りやすいということを感じていただき、カンパニーサイドも安全に公演ができることを理解することで、日本にもダンサーへのサポートが根付いていくきっかけになればよいと思います。

※「文化力プロジェクトヘルスケアサポート」は、芸術家のくすり箱が文化庁の委託を受け、医師、理学療法士、柔道整復師、鍼灸師、アスレティックトレーナー等で構成するトレーナーチームで活動したプログラム。ダンスカンパニーの稽古場や劇場で個別のケアやグループワークショップを行った。現場でのサポートにとどめず、実績を個人が特定されないよう処理しデータ公開することで、現状とニーズを共有し広く活かすことを目的とする。

❷ フィジカルチェック

　私たちは最初に、カンパニーのダンサーに対してフィジカルチェックを行いました。

1）アンケート調査

　既往歴として今までにケガしたことがあるか、普段の生活でどんなことに気をつけてい

るか、セルフケアを行っているか、食事や精神面で気になっていることがないかを確認します（問診票は p.178 〜 181 に掲載）。

2）測定内容

　身体測定は日にちを決めて、体重、身長などの基本的なことと、関節可動域を調べています。また併せて、医師が問診をします。今までケガがないかどうか、アライメントの異常がないかどうか、リスクチェックで圧痛を確認し、実際に本人が気づいていないケガがないかどうかや、バランスのチェックなどを行っています。

　フィジカルチェックは時間がかかります。アンケートは事前に回答をしてもらっていますが、身体測定・関節の可動域の測定が1人約15分、医師によるチェックが約20分です。流れ作業で計測・チェックをしていきますが、1時間にチェックできる人数は限られます。また、ダンサー、医師、トレーナーのスケジュールを合わせることが難しく、人数制限ができてしまいました。今回のプロジェクトでは全部で4つのカンパニーのチェックに参加しましたが、ある大人数のカンパニーでは、出演者70人全員をチェックすることはできず、カンパニー側が指定する時間内に実施できる人数を選出し、チェックをする形になりまし

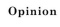

Opinion

有症率

　4団体のカンパニーに行ったチェックの結果では、有症率56.4%と、半数以上の人が何かしらケガを抱えていました（表1）。「ケガをしているから踊れない」というわけではありませんが、「痛みを抱えて踊っている」という人が半分以上です。

　有症部位で多いのは足部、腰、股関節でした。ダンサーの股関節のレントゲンを撮るともともと臼蓋形成不全の人もいます。「臼蓋不全があるから踊れない」ということではありませんが、痛みが出ると踊れなくなってしまいますので、それをどうカバーしていくのかを、指導することが必要です。

表1：フィジカルチェックで判明した有症率

	男性	女性
人数	30	48
有症人数	18	26
有症率	60%	54%

	総計	バレエ		コンテンポラリーダンス	
		男性	女性	男性	女性
総人数	78	17	35	13	13
有症人数	44	11	20	7	6
有症率	56.4%	64.70%	57.10%	53.80%	46.20%
有症件数	68	19	29	8	12

部位	件数	例
頭頚部	8	頚部痛、頚部捻挫
上肢	2	両肩インピンジメント症候群、TFCC損傷
胸、背部	5	側弯症、背部痛
腰、股関節	17	腰痛症、股関節臼蓋形成不全、腰椎すべり症
脚（膝含む）	14	肉離れ、腸脛靱帯炎
足	23	捻挫、長母指屈筋腱炎、アキレス腱炎

た。

　バランス力のチェックでは、あまりバランス力が高くないダンサーもいました。その場合は、その場で本人にも気づいてもらうのと、バランス力を向上させるためにどこを鍛えないといけないかなど、その場でできるだけ指導します。今回のようなプロジェクトでは、今後もずっとダンサーに寄り添ってケアをし続けることができず、また、ダンサーも医師もトレーナーもお互い時間を擦り合わせることが難しいため、できるだけその場で解決できる方法を伝えるようにしました。

　フィジカルチェックを行ってから、実際に練習や公演に介入することは大切なことです。各ダンサーの「どこをケガしているのか」「どこに問題があるのか」を踏まえたうえでケアに入ることができ、動きを見ることで、「この間よりも股関節の可動性があがったな」などという形で改善したかどうかや振付けでケガをしやすいかどうかなど確認することができます。比較的長期間、帯同できる場合は、日々の練習の様子を見ることができ、ダンサー側と医療者側も顔見知りになるため、身心の悩みを相談しやすくなると今回のプロジェクトを通して思いました。

Opinion　サポートをする際の立ち位置

　このプロジェクトが始まったとき、ダンサーたちは最初、私たち医師・トレーナーのことを怖がっているような、受け入れられない感じがしました。「フィジカルチェックをして問題点があったらカンパニーに言いつけられて、もしかしたら降板になってしまうのではないか」と不安を抱えていたのかもしれません。我々が練習などに参加し、長期的に関

わることにより、「よりダンサー側の考えで、よりよいパフォーマンスができるように協力しますよ」という姿勢が示され、徐々にダンサーにも伝わっていったと感じています。

しかし、私たちもカンパニーを通して活動を行っているため、カンパニー側にもある程度、ダンサーが望まないような報告をしなければいけないこともあります。こうした活動は、トレーナーはダンサーとカンパニーの板挟みの状態になることも否めません。今回のプロジェクトの場合は、出資がカンパニーではなかったため、ダンサー寄りの立ち位置で活動ができたと思いますが、実際に活動を行うとなると、公演に支障がでるような症状の場合は医療者はどうしても雇い主であるカンパニーに報告しないといけない立場にあるかもしれません。医療者として適切な判断が必要になります。

ワークショップ

このプロジェクトでは、フィジカルチェックや個別のケアのほかに、ダンサーが元気に活躍を続けるために役立つ知識をグループワークショップで提供しています。

テーマは、食事栄養や、応急処置方法、テーピング演習、あるいは効果的なウォーミングアップ方法などからカンパニーが選んだ1つのテーマについて、各分野の専門家が実施します。医療者がいつも活動現場にいることはできない環境ですので、セルフケアでできることを学ぶ機会も、ダンサーのサポートとしては重要な役割だと思っています。

❸ 劇場・稽古場での活動

1）劇場での持ち物と準備

劇場に帯同した際の医師の活動を紹介します。私は、内服薬、外用薬、必要に応じてはトリガーポイントや関節内注射ができるように注射薬も用意しました。トレーナーは、基本のアイシングやテーピングはもちろん、超音波、低周波、鍼など、自分の専門分野のものを持参し、ベッドとヨガマットも準備しました。

現場に到着したら、ダンサーが倒れたときに救急でどこの病院に連れていくかなどの下調べをし、劇場のどこにAEDがあるかなど導線をチェックします。

1日の公演や練習に、大人数の団体では医師やトレーナーを2～3人配置していました

が、アンケートには「ケアを受けたかったのに受けられなかった人」もいたので、もっと人数を配置してもよいのでしょう。

2）実際の例

　公演当日のリハーサルの際、腰痛が出現したダンサーがいました。このダンサーは残念ながらフィジカルチェックを受けていません。フィジカルチェックを行っていたら、きっと身体の硬さなどに気づいて、もしかしたら今回の痛みを防げたかもしれません。這うような姿勢で「腰が痛い」と訴えたため、薬、アイシング、テーピング、注射、超音波など、劇場に持参した応急処置をほぼ全て行いました。

　本来ならそこでドクターストップをかけないといけなかったかもしれません。しかし、立って歩くことも困難ですが、本人が自分のパートを「踊れる」こと、リハーサルをこなせたこと、チケットを買ってくれた知り合いが観に来ているなどの理由から降板を拒否するため、カンパニーと相談し「今日は踊って、明日以降は全て降板にしよう」という形になりました。本人は「テーピングしたらどうにか踊れます」と言い、本当に踊りきって、舞台袖まで帰ってきました。その姿に、ダンサーのプロ意識の高さを間近に感じました。踊ったことで悪化しなかったことは幸いでした。後日MRI検査で腰椎椎間板ヘルニアであることがわかりました。

　また、アキレス腱炎になったダンサーもいました。このダンサーもフィジカルチェックを受けておらず、「練習時、痛みでうまく踊れていないダンサーがいる」とのことでカンパニーから相談を受けました。これは、私たちが長期で帯同しており、カンパニーから信頼されていた一つの現れと思います。現場帯同のトレーナーに超音波をとって映像を送ってもらいドクター2人で画像のチェックを行い、アキレス腱が全周にわたって炎症を起こしていると診断しました。「そのまま踊っているとアキレス腱断裂の危険性がある」と伝えました。スポーツ現場でもそうだと思いますが、本人が「これが人生最後の公演で、ここでアキレス腱が切れてもよい」という覚悟で、なおかつその状態をカンパニーが了承するという場合であれば、無理にでも出演をさせたかもしれません。しかし、若いダンサーで今後の活躍が期待できることを考慮し、本人とカンパニーと相談して、今回の公演は部分的に降板し、終演後しばらくは今後のために治療に専念していただきました。

　（これらのダンサーに関してはPart2でもトレーナーの立場から解説しています）

3）インフルエンザ

　帯同をしていると、さまざまな問題がおきます。クラシックバレエは、12〜3月の公演が多く、ちょうどインフルエンザの流行時期と重なります。練習現場は、そこまで広くない部屋に多くのダンサーが集まって練習することが多く、1人でもインフルエンザ患者が出てしまうと、全員に感染してしまう可能性があります。ダンサーはマスクをして踊る

ことはできないと思うので、現場としてはとても危ない環境になります。実際に、プロジェクト中にインフルエンザ患者が1人出てしまい、接触の多い人にインフルエンザの薬をすすめるか検討し、少量を用意しました。

　出演者がインフルエンザにかかり、公演が中止になった事例もあるようです。今後、カンパニー内で公演が重なる時期は全員にインフルエンザの予防接種を促すかどうかを、考えていかなければならないでしょう。しかし、インフルエンザの注射は2回の接種で5～6,000円程度の出費となってしまうため、ダンサーが自費で払うのはなかなか難しく、だからといってカンパニーが全員の何十人分も負担するのも困難です。また、普段からダンサーは熱があったり体調不良のときにも練習を休むことがないと思いますが、感染症が疑われるような危険な時は早めに休ませることを、カンパニー側がも考えないといけません。今後検討すべき重要な課題です。

　これらの事例からも、カンパニーに帯同する医療者は、①普段からうがいをする、②換気する、③バーの消毒をする、④適切な湿度を保つ、⑤十分な栄養と睡眠など、環境衛生への指導も行わなければなりません[2)]。

Column

観客のインフルエンザ

　インフルエンザはダンサーだけがかかるものではありません。今回の帯同中も、インフルエンザの観客が来場していました。観客席で具合が悪くなった場合は劇場側で対応することが一般的です。しかし、この日は偶然、バックステージツアーが催され、発熱している人が、バックステージにきたのです。楽屋を見学しているうちに気分が悪くなって座り込んでしまい、ケアルームに運ばれて来たので、検温とバイタルチェックのうえ病院の受診をすすめました。幸いご友人が一緒でしたので少し休み、水を飲んで帰宅してもらいました。

　インフルエンザ以外にも、場合によってはどんな急患が出るかわかりません。医療者はAEDの場所を必ず確認しておき、ダンサー以外が倒れても、何かあったら自分が一番に動けるよう準備が必要です。

4）出血の相談

　ダンサーからの相談では出血について聞かれることがありました。「自炊していた際に手を切ってしまった」というような生活上のトラブルや、裸足で踊るコンテンポラリーダ

ンサーから「まめが剥けてしまいどうしても治らない」という相談などもありました。出血したまま舞台や稽古場を歩いてしまうと感染源になります。それを避けるために肌色のテーピングが役立つことが多いですが、観客から見えてしまっては困るときは、水絆創膏を使って対応しました。

❹ まとめ

1）公演活動にサポートが役に立ったが100%

プロジェクト終了後、ダンサーに対し、このようなサポート受けたことによって利益があったかをアンケートで調査しました（図1）。ダンサーの約9割、制作スタッフの100%の方が必要性を感じており、実施をしてよかったととても嬉しく思っています。

またこの結果からわかることは、本来であればこのようなサポートシステムが必要であると言う事でしょう。

ジュニアダンサーの育成から医師やトレーナーが介入し、将来ダンサーになるための身体作りから、問題があれば早めに見つけけがを予防し、時にはダンサー以外の道もあることを教えるような環境は多くの海外のカンパニーに見られるシステムです。

今の日本では10代後半になり、体重が増えたり、身体を壊してしまい、これ以上踊れなくなり運動が嫌いになってしまったり、トップダンサーで踊っていても元々の身体的特徴を知らず、例えば臼蓋形成不全や三角骨形成があるのを知らずにトレーニング不足やケアが行き届かず、引退する人もいます。

ケガの予防、早期の診断やケアについて、整形外科やフィジカルセラピストなどの筋骨格系だけでなく、婦人科系、精神メンタル、栄養、トレーニングなどに及ぶ分野で支えることにより、ダンサーのパフォーマンスを向上させ、その生涯で活躍する期間をより長く

公演活動にヘルスケアサポートが必要だと思いますか？

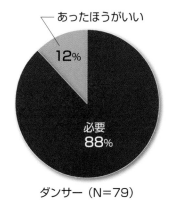

あったほうがいい
12%
必要
88%
ダンサー（N=79）

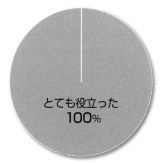

とても役立った
100%
制作スタッフ（N=7）

図1：終了後のアンケート[1]

保つことができれば、日本のダンス、芸術分野のクオリティはどんどん向上することでしょう。

【参考文献】
1）特定非営利活動法人芸術家のくすり箱. 文化力プロジェクトヘルスケアサポート基盤整備事業報告書. 2018.
2）厚生労働省. 令和元年度インフルエンザ Q&A
　　https://www.mhlw.go.jp/bunya/kenkou/kekkaku-kansenshou01/qa.html

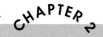

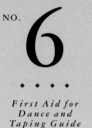

CHAPTER 2

NO.

6

• • • •

First Aid for
Dance and
Taping Guide

劇場等での治療・ケア
Part2. 劇場・稽古場でのトレーナーの対応とテーピングの基本

田原 和幸

株式会社ケアナビ　たばる鍼灸整骨院院長
柔道整復師、鍼灸師

❶トレーナーの活動

1）帯同での症例

　ここからはトレーナー（柔道整復師・鍼灸師）の目線で、文化力プロジェクトヘルスケアサポートに参加し、実際にバレエ団に帯同した際の症例と、対応方法を解説します。まずは帯同時に対応をした、3人のダンサーの症例を紹介します。

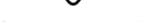

[MEDICAL RECORDS]

症例1　腰椎椎間板ヘルニア

患者：25歳男性バレエダンサー
症状：ゲネプロ（前日のリハーサル）時にジャンプの着地で腰部を捻り、受傷。腰部の前屈時痛と疼痛性の側弯が強く出現。受傷直後にアイシング、鍼、テーピングで治療。ゲネプロでは踊りきったが、翌日より本公演のため、医師に連絡。相談の結果、注射処置ができる準備がなされた。
→公演後、腰椎椎間板ヘルニアと診断された。

- -

　この男性ダンサーは、ゲネプロ中に受傷したため、降板は難しい状況でした。本番当日は、疼痛性の側弯が出現し、かなりひどい状態となりました。衣装が比較的しっかりしていて露出部分も少なかったので、ダンスの動作内容を見て、曲がった身体をさらしで固め、鍼治療、テーピングを施し、医師が注射も行ってなんとか最後まで踊りきることができました。公演終了後、検査の結果、椎間板ヘルニアと診断されました。

　ダンサー本人も知人を招いていたこともあり、「どうしても踊らないといけない」と強い意志があり、どうすべきかをトレーナー、医師、芸術監督を含めてみんなで話し合った症例です。

症例2　下腿の肉離れ

患者：33歳女性バレエダンサー
症状：白鳥の湖の主要キャスト。本番1週間前のリハーサルで右下腿の違和感訴え、エコー検査を行い、肉離れと診断。3日間の公演の最終日（受傷9日目）にフル出演するため、医師とトレーナーチームでの連絡を密に取り合い、カンパニーに状況を随時報告し、カンパニーの不安をできる限りとる努力をした。

　この女性は、白鳥の湖の主要なキャストでした。本番の1週間前にふくらはぎに違和感があるとのことで、私の治療院まで来院してもらいました。エコー検査をした動画を医師へ送ったところ、肉離れという診断でした。本人から「知り合いの整骨院が通いやすい」という申し出があったので、そこでの治療を優先してもらいました。また、カンパニーから「初日、2日目は無理をさせなくてよい（代役をたてる）ので、最後の2日間だけはフル出演させたい」「白鳥の踊りはしっかり踊らせたい」という希望があったため、トレーナー同士で相談し、安静期間中に、理学療法士のトレーナーによる体幹トレーニングプログラムを提供して、目標どおり出演をしました。

症例3　アキレス腱炎

患者：22歳女性バレエダンサー
症状：本番1週間前にカンパニー事務局より「調子が悪いダンサーがいる」と連絡があり、帯同トレーナーが対応。アキレス腱の炎症が強く、エコー検査をしたところ炎症とても強い状態。画像を医師に転送し、医師より事務局に報告。医師からミストレスに現在の状態と、本番でどこまで行えるかなどの予測を伝え、降板か出演かの判断を委ねた。

　このダンサーは、事前のフィジカルチェックの対象ではなかったのですが、本番近くになって、カンパニー事務局から心配なのでみてほしいと連れてこられました。
　アキレス腱に強い痛みがありながらずっと我慢して踊っていた結果、ルルベも辛いという状態になっていたのです。当院でエコー検査をおこなったところ、強い炎症がみられたため、エコー画像を医師に送り、相談しました。「炎症が強く、断裂の危険性もあり、可

能ならば降板、踊れている範囲なら可」と診断され、カンパニーに状態を報告しました。結果、出演シーンの半分は降板となりましたが、本番は医師がヒアルロン酸を注射して乗り切りました。本人は、本番が近づいてきて仲間が盛り上がっているところに水を差したくないという気持ちもあり我慢を続けていたようですが、出番が減ることがきまったときには、「正直なところほっとした」という言葉が出ており、かなり追い詰められていたのだろうと思いました。

トレーナーは、ダンサーと、現場の医師、芸術監督など様々な人との接点になるので、ダンサーの気持ちが一番伝わってくる立場です。ダンサーに寄り添いつつ、現場の状況を見て、適切に、時には医師やトレーナー同士で相談をしあいながら対処・判断することが必要です。また、トレーナーや医師が「これなら舞台に出られる」というような動けるレベルと、現場で舞台監督やミストレスが「舞台で踊れる」というレベルは、パフォーマンスという観点からは全く違うということも、念頭に置いて対応する必要もあります。

❷ ダンサーへのテーピングの活用

1）現場で使えるアイテムテーピング

ダンサーが受傷した際は、応急処置として RICE 処置を行います。

その後、テーピングや鍼などの処置をします。テーピングは現場でのケアや再発の予防として活用できるアイテムの一つです。

テーピングの主な目的は、①外傷・障害の予防、②応急処置、③再発予防です。関節の特定の動きを任意に制限する、圧迫を加える、痛みを和らげることです。また、ダンサーにとっての精神的な助けにもなります。ただし、テーピングはあくまでも補助的なものであり、テーピングに依存しないためにも、筋力やその他のトレーニングは必須となります。

現場でテーピングを行う際は、大前提として正確な診断が必要です。そもそもこのままテーピングをして踊ってもよいのかという部分での判断をする必要があり、テーピングを過信して本番中に動けなくなってもいけません。さらに、実際に巻く際は腫れの有無を確認し、循環障害・筋腱障害・神経障害がないように、足背動脈、脛骨動脈、膝窩動脈、腓骨神経や尺骨神経などは確認できるようにしておきます。

パフォーマンスを円滑に行うために巻いたテーピングの適用時間は、3時間程度です。2〜3時間程度を一つの目安にしてください。1公演終わったら外してすぐ15〜20分程度のアイシングを行うケースも多いです。使っているテーピングの材質や巻き方によっても多少変わってきますが、一般的に、1周ぐるっと巻かないである程度血液の循環を妨げないようにするのであれば、3日程度テーピングできます。

2）テーピングの種類

　テーピングの種類を紹介します。一般的にホワイトテープと呼ばれているものは、非収縮性のテーピングです。これが基本のテーピングになるため、トレーナーとしてうまく巻ける必要があります。しかしホワイトテープは、「固める」というイメージがあるため、バレエダンサーはあまり好まないことがあります。

　その他にも、ハサミを使わないと切れない伸縮性のハードタイプや、ハンディカットができるソフト伸縮タイプ、キネシオロジーテープという伸縮性の粘着テープなどがあります。また、ロイコテープといって、レーヨン素材でできた硬めのテープも有効です（図1～5）。汗でも比較的問題のないテープや、自着性テープなど、各社から新しい商品が出ているので、さまざまな種類のテーピングを駆使して行っています。

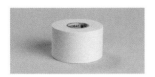
図1：非伸縮性テープ

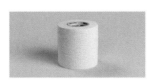
図2：ソフト伸縮テープ

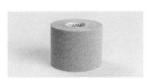
図3：ハード伸縮テープ

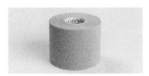
図4：キネシオロジーテープ

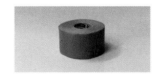
図5：ロイコテープ

3）ダンスにおけるテーピングの注意

　どのスポーツ競技でも同じですが、ダンサーへのテーピングは、ダンサーのパフォーマンスにできる限り影響を与えないよう工夫する必要があります。テープの素材の特色、巻き方の効果を理解し、無駄なテープを巻かないようにします。ダンサーは多忙なので、予防のために自分でも巻けるよう、できるだけ簡単な巻き方を教えてあげることも必要です。さらに、相当汗をかくので、汗に耐性のある素材を選ぶなどをします。

　また、照明に当たって反射するテープがあります。肌の露出がある衣装で、反射性のあるテープを巻く場合は、現場で上からカバーするなどの対策が求められます。

❸ ダンサーへのテーピングの活用

1）基本的なテーピングの巻き方の名称

　テーピングの巻き方を紹介します。ただし、基本的には、症状とダンサーごとのニーズに合わせて個別にやり取りして巻き方を決めていきます。

　次に基本的なテーピングの巻き方の名称を紹介します。

① アンカーテープ

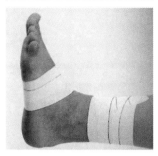

固定・圧迫しようとする関節や筋肉の上下または左右に巻くテープのことで、基本的にはテーピングの最初と最後に行います。

② スターアップ

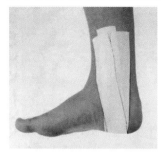

足関節のテーピング方法です。足関節の内返し、外返しを制限することを目的にしています。内返し捻挫の場合はアンカーの内側から踵を通ってアンカーの外側に貼ります。

③ ホースシュー

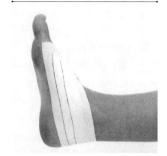

足関節のテーピング方法でスターアップに横方向の圧迫を加え、そのズレを抑えることが目的です。中足部アンカー外側より踵を通ってアンカー内側に貼ります。

④ ヒールロック

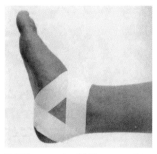

足関節のテーピング方法です。踵骨および足関節の内返し、外返しの制限を目的としています。

⑤ フィギュアエイト

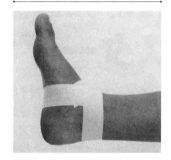

関節を中心にテープが8の字を書くように連続して巻いて関節の可動域を制限する方法です。主に足関節、足底部、母指などで用いられます。

⑥ サーキュラー

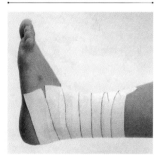

サポート力を安定させるために患部全体を1周巻きます。

⑦ スプリット

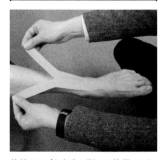

伸縮テープを半分に裂いて使用します。膝関節では関節部に圧迫を加えるため、足関節では底・背屈の制限や内・外転の制限する目的で用いられます。

⑧ Xサポート

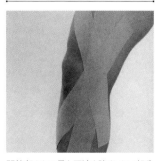

関節部または最も圧迫を強くしたい部分を中心に、X字形に貼ります。

⑨ スパイラル

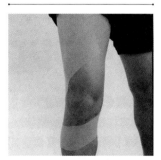

関節部を中心に螺旋状に貼ります。主に回旋を制限する働きがあります。

①〜⑥、⑧〜⑨は『テーピング療法最前線』（医道の日本社）より転載

2）巻き方の例

①足関節捻挫（初めての受傷）へのテーピングの現場での一例

アンカー足関節近位部

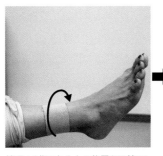

外踝より指3本分上の位置を下端にして、アンカーテープを1周巻きます。

アンカー足関節遠位部

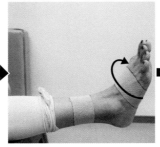

リスフラン関節にアンカーテープを1周巻きます。

スターアップ

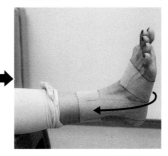

下腿内側のアンカーテープ上端から、脛骨に沿って足底に向けて貼っていき、足底の外側で上方へのテンションをしっかりかけ、外側のアンカーテープ上に貼ります。

ホースシュー

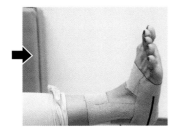

第5中足骨か踵骨隆起を通って、外側から内側に向かってテンションをかけながらテープを貼ります。最後にアンカーテープの上にそれぞれもう一度アンカーテープを巻いて完成。

②後方インピンジメントのテーピングの一例

アンカー足関節近位部

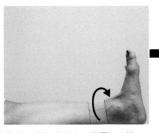

外踝より指3本分上の位置を下端にして、アンカーテープを1周巻きます。

アンカー足関節遠位部

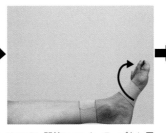

リスフラン関節にアンカーテープを1周巻きます。

スターアップ

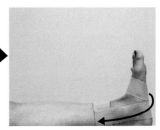

下腿内側のアンカーテープ上端から、脛骨に沿って足底に向けて貼っていき、足底の外側で上方へのテンションをしっかりかけ、外側のアンカーテープ上に貼ります。

スプリット

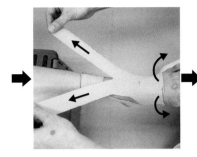 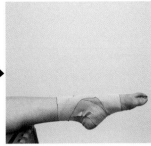

上下からそれぞれ切り込みを入れ、テープの中央を足の甲に乗せ、下側の切り込みを甲側から足底に向けて貼り、上側はアンカーテープ上に重ねて巻くようにテンションをかけて貼ります。スプリットを貼るときは、ダンサー自身に痛みが出ない角度まで足を底屈してもらいながら貼るとよいです（右図）。アンカーテープの上からそれぞれアンカーテープを巻いて完成。

③シンスプリント（疲労骨折も含む）のテーピング一例

変形スターアップ

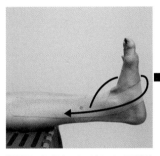

脛骨下1/3部をスタートとして、下腿前面を斜めに下り、足底部のアーチを上げるように脛骨に沿って貼ります。

スプリット

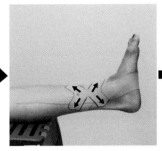

正方形（一般的には7.5cm四方を使う）に切ったテープに2カ所切り込みを入れ（スプリット）、痛みがある位置から3枚分下に1枚目のテープの中央を乗せ、4方向にテンションをかけながら貼ります。

スプリットを重ねる

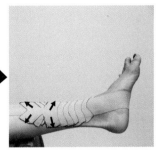

4方向にテンションをかけて、残りの5枚を編み上げます。ように重ねて貼っていきます。こうすることで、疼痛部位の荷重ストレスを分散させます。

サーキュラー

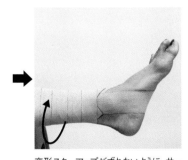

変形スターアップがずれないように、サーキュラーを巻いて完成です。ふくらはぎにテーピングの圧があると気になるというダンサーには、1周巻かなくてよいですが、少なくとも脛骨を超える程度のテープを貼ります。

【付録】公演ヘルスケアサポート「フィジカルチェック問診票」（男性用）

XXXX 年 X 月 XX 日(Y) 実施

太枠内をご記入（または該当項目に〇をつけて）のうえ、ご持参ください。

ふりがな 氏名		年齢 生年月日		才 西暦　　　年　月　日	性別	男性
活動歴	プロとして活動している年数　：　　　年		バレエを始めた年齢			歳
受診歴	芸術家のくすり箱のフィジカルチェックを 受けたことが（ある・ない）		在籍年数			年

既往歴

○過去に、1週間以上、稽古を休むような大きな怪我はありましたか？

[　<u>ある</u>　・　ない　]
↓

＜いつ＞	＜部位＞	＜怪我名（わかる範囲で）＞	＜現在の状態＞
（　20 才頃　）	（　右足首　）	（　捻挫　　　　　　　　　）	（ 治った・治療中・様子見 ）
（　　　　　）	（　　　　　）	（　　　　　　　　　　　　）	（ 治った・治療中・様子見 ）
（　　　　　）	（　　　　　）	（　　　　　　　　　　　　）	（ 治った・治療中・様子見 ）
（　　　　　）	（　　　　　）	（　　　　　　　　　　　　）	（ 治った・治療中・様子見 ）
（　　　　　）	（　　　　　）	（　　　　　　　　　　　　）	（ 治った・治療中・様子見 ）

○過去に、1週間以上、稽古を休むような大きな病気はありましたか？

[　<u>ある</u>　・　ない　]
↓

＜いつ＞	＜部位＞	＜病名（わかる範囲で）＞	＜現在の状態＞治った・治療中・様子見
（例）　22 才頃）	（　盲腸　）	（　虫垂炎　　　　　　　　）	（ 治った・治療中・様子見 ）
（　　　　　）	（　　　　　）	（　　　　　　　　　　　　）	（ 治った・治療中・様子見 ）
（　　　　　）	（　　　　　）	（　　　　　　　　　　　　）	（ 治った・治療中・様子見 ）
（　　　　　）	（　　　　　）	（　　　　　　　　　　　　）	（ 治った・治療中・様子見 ）

○現在、心身面で気になっていることはありますか。該当するものに〇をつけてください

・体に痛みがある→裏ページに記入してください　・体重コントロール　・食生活　・睡眠　・メンタル

・その他（　　　　　　　　　　　　　　　　）

○定期的に体のケアやトレーニングをおこなっていますか？

[　<u>はい</u>　・　いいえ　]
┗→ どんなものを受けて（やって）いますか？
（　　　　　　　　　　　　　　　　　　　　　　　　　　　）

○たばこは

・以前は吸っていた　・吸ったことはない　・吸う（1日　　　本）

個人情報の取り扱いについて：「公演ヘルスケアサポート事業」において、収集された情報は、公演出演者の方のケアをよりよく行うために、本事業を実施する医療者、施術者と共有します。また、舞台芸術の環境整備の目的で、個人および団体が特定されないよう統計処理されたデータは、研究や報告のために使用されることがあります。いずれの場合も、個人のデータが外部に漏れることは一切なく、NPO 法人芸術家のくすり箱プライバシーポリシー（ホームページ参照）に則り、取り扱われることをご承知おきください。
サポート実施中に記録報告のための写真撮影を行います。使用にあたっては、カンパニーに確認承諾を得ますので予めご了承ください。

上記について承諾します。　　日付：　　　年　　　月　　　日　　署名：

氏名：		身長(自己申告)	cm

現在痛みやつらい部位があれば、部位に○をつけてください。

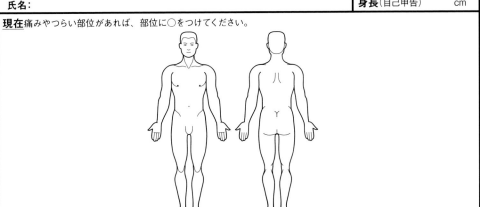

医師メモ欄 （担当： ）	
脊柱	（－） ・ 側弯右 ・ 側弯左 ・ 前弯 ・ 後弯
	前屈 （－），（＋）　　後屈 （－），（＋）
メモ	

	体重	kg	体脂肪率	％	BMI	
	左			右		
股関節	屈曲	度	屈曲			度
ハムストリングス		度				度
股関節可動域	股関節伸展・内旋	度	股関節伸展・内旋			度
	股関節伸展・外旋	度	股関節伸展・外旋			度
	股関節屈曲・内旋	度	股関節屈曲・内旋			度
	股関節屈曲・外旋	度	股関節屈曲・外旋			度
足関節可動域	底屈	度	底屈			度
	背屈	度	背屈			度
トーマステスト						
腸腰筋　股関節伸展　0度	（－） ・ （＋）		（－） ・ （＋）			
大腿直筋　膝関節屈曲90度	（－） ・ （＋）		（－） ・ （＋）			
腸脛靭帯　股関節－膝ライン	（－） ・ （＋）		（－） ・ （＋）			
ターンアウト	床＿＿度/台＿＿＿度/差＿＿度		床＿＿度/台＿＿＿度/差＿＿度			
プリエ　　骨盤・スタート	ニュートラル　・　前傾　・　後傾					
骨盤・プリエ後	ニュートラル　・　前傾　・　後傾					
膝・足	安定・ロールイン（静・動）・トーアウト		安定・ロールイン（静・動）・トーアウト			
足関節背屈	（可）　・　（不可）		（可）　・　（不可）			
閉眼(開眼)片足立ち	閉眼 A/20秒達成・B/5秒以上19秒以下 開眼 C/20秒以上・D/20秒未満		閉眼 A/20秒達成・B/5秒以上19秒以下 開眼 C/20秒以上・D/20秒未満			
片足ルルベアップ	（ 25回可 ・ 24回以下 ）		（ 25回可 ・ 24回以下 ）			
踵の高さ	（可）・（不可）		（可）・（不可）			
骨盤	（－）・前傾・後傾・トレンデレンブルグ		（－）・前傾・後傾・トレンデレンブルグ			
足	（－）・（＋鎌）・（＋逆鎌）		（－）・（＋鎌）・（＋逆鎌）			
母趾（主観）	硬さ（ － ,＋）痛み（ － ,＋）		硬さ（ － ,＋）痛み（ － ,＋）			
四つ這い体幹テスト	同側5回・同側可・クロス可・不可		同側5回・同側可・クロス可・不可			
トレーナー （担当： ）						

【付録】公演ヘルスケアサポート「フィジカルチェック問診票」（女性用）

XXXX 年 X 月 X 日（Y）実施

太枠内をご記入（または該当項目に〇をつけて）のうえ、ご持参ください。

ふりがな		年齢				才	性別	女性
氏名		生年月日	西暦	年	月	日		
活動歴	プロとして活動している年数 ： 年	バレエを始めた年齢						歳
受診歴	芸術家のくすり箱のフィジカルチェックを受けたことが（ある・ない）	在籍年数						年

既往歴

〇過去に、1週間以上、稽古を休むような大きな怪我はありましたか？

[<u>ある</u> ・ ない]
↓

＜いつ＞	＜部位＞	＜怪我名（わかる範囲で）＞	＜現在の状態＞
（ 20 才頃 ）	（ 右足首 ）	（ 捻挫 ）	（ 治った・治療中・様子見 ）
（ ）	（ ）	（ ）	（ 治った・治療中・様子見 ）
（ ）	（ ）	（ ）	（ 治った・治療中・様子見 ）

〇過去に、1週間以上、稽古を休むような大きな病気はありましたか？

[<u>ある</u> ・ ない]
↓

＜いつ＞	＜部位＞	＜病名（わかる範囲で）＞	＜現在の状態＞治った・治療中・様子見
（例） 22 才頃）	（ 盲腸 ）	（ 虫垂炎 ）	（ 治った・治療中・様子見 ）
（ ）	（ ）	（ ）	（ 治った・治療中・様子見 ）
（ ）	（ ）	（ ）	（ 治った・治療中・様子見 ）
（ ）	（ ）	（ ）	（ 治った・治療中・様子見 ）

〇月経は順調ですか

はい（ 日周期）・いいえ（ 日～ 日周期）・閉経 初潮年齢 （ 才）

〇現在、心身面で気になっていることはありますか。該当するものに〇をつけてください

・体に痛みがある→裏ページに記入してください ・体重コントロール ・食生活 ・睡眠 ・メンタル
・その他（ ）

〇定期的に体のケアやトレーニングをおこなっていますか？

[<u>はい</u> ・ いいえ]
└→ どんなものを受けて（やって）いますか？
（ ）

〇たばこは

・以前は吸っていた ・吸ったことはない ・吸う（1日 本）

個人情報の取り扱いについて：「公演ヘルスケアサポート事業」において、収集された情報は、公演出演者の方のケアをよりよく行うために、本事業を実施する医療者、施術者と共有します。また、舞台芸術の環境整備の目的で、個人および団体が特定されないよう統計処理されたデータは、研究や報告のために使用されることがあります。いずれの場合も、個人のデータが外部に漏れることは一切なく、NPO法人芸術家のくすり箱プライバシーポリシー（ホームページ参照）に則り、取り扱われることをご承知おきください。
サポート実施中に記録報告のための写真撮影を行います。使用にあたっては、カンパニーに確認承諾を得ますので予めご了承ください。

上記について承諾します。 日付： 年 月 日 署名：

180

氏名：	身長(自己申告)　　　　cm

現在痛みやつらい部位があれば、部位に○をつけてください。

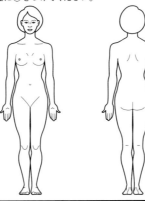

医師メモ欄　（担当：　　　　　）	
脊柱	（－）　・　側弯右　・　側弯左　・　前弯　・　後弯
	前屈　（－），（＋）　　　　後屈　（－），（＋）
メモ	

体重　　　　　kg	体脂肪率　　　　%	BMI

	左	右
股関節	屈曲　　　　　　　　　　度	屈曲　　　　　　　　　　度
ハムストリングス	度	度
股関節可動域	股関節伸展・内旋　　　　度	股関節伸展・内旋　　　　度
	股関節伸展・外旋　　　　度	股関節伸展・外旋　　　　度
	股関節屈曲・内旋　　　　度	股関節屈曲・内旋　　　　度
	股関節屈曲・外旋　　　　度	股関節屈曲・外旋　　　　度
足関節可動域	底屈　　　　　　　　　　度	底屈　　　　　　　　　　度
	背屈　　　　　　　　　　度	背屈　　　　　　　　　　度
トーマステスト		
腸腰筋　股関節伸展　０度	（－）　・　（＋）	（－）　・　（＋）
大腿直筋　膝関節屈曲９０度	（－）　・　（＋）	（－）　・　（＋）
腸脛靭帯　股関節ー膝ライン	（－）　・　（＋）	（－）　・　（＋）
ターンアウト	床＿＿度/台＿＿＿度/差＿＿度	床＿＿度/台＿＿＿度/差＿＿度
プリエ　　骨盤・スタート	ニュートラル　・　前傾　・　後傾	
骨盤・プリエ後	ニュートラル　・　前傾　・　後傾	
膝・足	安定・ロールイン（静・動）・トーアウト	安定・ロールイン（静・動）・トーアウト
足関節背屈	（可）　・　（不可）	（可）　・　（不可）
閉眼(開眼)片足立ち	閉眼 A/20 秒達成・B/ 5 秒以上 19 秒以下 開眼 C/20 秒以上・D/ 20 秒未満	閉眼 A/20 秒達成・B/ 5 秒以上 19 秒以下 開眼 C/20 秒以上・D/ 20 秒未満
片足ルルベアップ	（　25 回可　・　24 回以下　）	（　25 回可　・　24 回以下　）
踵の高さ	（可）・（不可）	（可）・（不可）
骨盤	（－）・前傾・後傾・トレンデレンブルグ	（－）・前傾・後傾・トレンデレンブルグ
足	（－）・（＋鎌）・（＋逆鎌）	（－）・（＋鎌）・（＋逆鎌）
母趾（主観）	硬さ（　－　,＋）痛み（　－　,＋）	硬さ（　－　,＋）痛み（　－　,＋）
四つ這い体幹テスト	同側 5 回・同側可・クロス可・不可	同側 5 回・同側可・クロス可・不可
トレーナー（担当：　　　　　）	

Chapter 3

· · · ·

ダンサーの
ヘルスマネジメント

Dancers'
Health Management

NO. 1

・・・・
Dancers'
Screening

ダンサーのスクリーニング

鍋田友里子

理学療法士、米国理学療法士臨床博士（DPT）、
ニューヨーク州認定理学療法士（PT）

❶ダンス傷害のスクリーニング

1）スクリーニングとは

　スクリーニングという言葉は、英語では一般的ですが、日本語ではあまりなじみがない
かもしれません。ダンサーのスクリーニングとは、一連の検査を通じてダンサーの健康に
関する情報収集をすることです。国際ダンス医科学会（International Association for
Dance Medicine and Science：IADMS）とダンサーのスクリーニングの研究者によると、
スクリーニングの目的は大きく4つに分かれます[1]-[2]。1つ目は、ダンサーがツアーや
パフォーマンスを安全に行える状態かどうかを確認することです。たとえば、そのダンサー
が所属するカンパニーが2カ月間のツアーを控えている場合、所属しているダンサーたち
がそのツアーを乗り切ることができるかどうかなどを確認します。2つ目は、傷害の傾向
の調査です。コスチュームや振り付けによって痛みや傷害が発生する場合、その要因に介
入したり、治療者の立場からアドバイスする場になるのがスクリーニングです。3つ目が
医療者との面識を作る目的です。スクリーニングを設けることで、思わぬ大病が潜んでい
る可能性に備えて医師に会う機会にもなります。4つ目が、リサーチデータの収集です。
団体向けのスクリーニングを行う際、データを収集して解析することで、ケガの傾向など
の情報を集め、そういったデータをもとにワークショップを開催してケガの予防に備える
などの対策を立てやすくなります[1]-[2]。

　スクリーニングの内容は、ダンスのジャンル、ダンサーの年齢、日程の都合などにより
大きく変わります。ここで紹介する内容は、いくつか公開または出版されている参考資料
と、私のアメリカでのスクリーニングの経験（モダン・バレエ、成長期～30代、趣味～
プロレベル）を元にしています[3]-[4]。

2）スクリーニングの必要性

　ダンサーはとても忙しい職業です。アマチュアではほかに職業を持っていることが多く、
人気のあるプロダンサーでも、経済的・精神的な余裕がないことも多いです。そういった

ダンサーのためにスクリーニングという場を設けて、弱点を認識してもらい、それに対しての予防・対策をするといった取り組みをする必要性があります。ダンサーにとっては、個人的に健康管理ができているか不安という場合でも管理方法を知れる場となり、団体においても練習プログラムの見直し（たとえばコンディショニングプログラムが入っているにもかかわらず効果的に働いていない場合など）に際しても、スクリーニングのデータをもとにアドバイスを受けられるというメリットがあります[5]。アメリカのモダンダンスのカンパニーでは、スクリーニングを設けることで、労災の費用削減にもつながったというデータがあります[6]。

❷ スクリーニングの準備

1）事前に問診票、アンケート調査表を記入

　まずはスクリーニングを行う際の準備について説明します。スクリーニングを行う予定が決まったら、事前にダンサーに問診票とアンケート調査表を記入してもらいます。最近はオンラインで行うことが多いです。ダンサーも手軽に取り組みやすく、医療者側も後でデータ管理をするときにスムーズです。p.178 ～ 181 にある「フィジカルチェック問診票（NPO 法人芸術家のくすり箱作成）」は、簡易的な問診票の一例としてご参照ください。本来は下記の「ステーション 1」にある詳細を含むことが理想ですが、日本で行われているスクリーニング検査では時間の都合上簡易化されています。

2）スクリーニングに必要な備品を用意する

　次に、スクリーニングに必要な道具を準備します。

必要な道具

①検査用紙と筆記用具

②検査台

③血圧計、体重計、身長測定器

④ゴニオメーター

⑤ダイナモメーター（団体の場合、データ収集のため）

⑥ターンアウト 測定道具（ターンアウトディスク［図 1］や Functional Footprints® ［図 2］、手書きで分度器を書き入れた厚紙［図 3］）

⑦バレエバー（現場に掴まる壁スペースがあれば尚可）

⑧有酸素テスト（踏み台昇降）用の備品：踏み台、ストップウォッチ、メトロノーム（あれば心拍センサー）

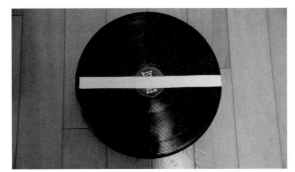

図1：ターンアウトディスク

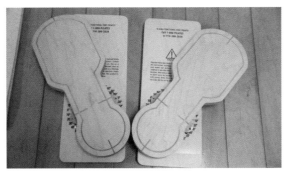

図2：Functional Footprints ®（Balanced Body社製）

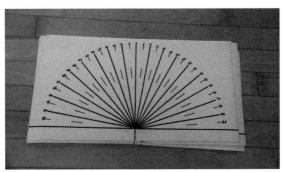

図3：手書きで分度器を書き入れた厚紙

　⑤のダイナモメーターとは、徒手筋力測定（MMT）の際に、筋力評価を定量的に行うことができる器械です。団体からの依頼でスクリーニングする際は、何名かのスタッフで手分けをして検査をするため、誤差を少なくするためにもダイナモメーターを使ってデータを収集します。また、⑥のターンアウトの測定道具のなかで、日本で一般的に使用されているものはターンアウトディスクです。くるくると回るディスクにラインを引いて、ターンアウト時のラインの角度を図ります。また、手書きの分度器を書いた厚紙を準備しておくことで、床でのターンアウトの角度をすぐ測れます。

3）スタッフの事前研修

団体のスクリーニングの場合は、事前にスタッフを何名か研修しておく必要があります。

IADMSによるプロジェクトで、Standard Measures Consensus Initiative（SMCI）と呼ばれる、スクリーニングの標準測定方法の合意を得るためのプロジェクトがあります。SMCIによると、問診は医療者がやるべきであるとしています。また検査については、基礎身体検査を医療者またはトレーナーが行い、動的検査であるダンスの動きなどは、ダンスに精通する医療者、トレーナーまたはバイオメカニクスに理解のあるダンスの指導者が行うべきだと推奨しています[1]。しかし日本においては、ダンスに精通する医療者が少ないので、このような理想的なスタッフィングは難しいかもしれません。その場に応じて臨機応変に対応する必要があります。

4）ダンサーの服装、その他の準備

ダンサーの服装は、上半身は脊柱のラインが見えるタイトなトップ（スポーツブラ）、下半身は脚のラインが良く見えるタイトな短めのパンツ（スパッツ系ショーツ）で参加してもらうようにし、踏み台昇降テストなどを行うためのスニーカーを持参してもらいます。

また、団体からの依頼の場合、練習を抜けて順番に参加してもらうため、時間帯を区切ったスケジューリングなどを予定してもらう必要があります。

❸ スクリーニングの各ステーション

1）ステーション1　問診・測定

スクリーニングでは1人1枚用紙を持って、スクリーニングの各ステーションを回ってもらいます。所要時間は、問診から検査まで、1人あたり約1時間です。問診の時点、検査評価の時点で、専門家の紹介の必要性があるのかなどを判断しながら進めていきます。ここからスクリーニングの4つのステーションについて解説します。

ステーション1は問診で、最初にテスターとダンサーが向かい合って座り、下記のことを行います。

ステーション1で行うこと

①記入済みの問診票の確認

　a. 既往歴・現病歴・治療歴

　b. 精神面・仕事や生活環境面

　c. ダンス関連の活動状況と履歴

　d. 生活習慣

②アンケート調査表1〜3つ程（参考資料リスト参考）

---

③血圧、心拍数の測定

④身長体重の測定

　まずはダンサーにあらかじめ記入してもらっている、問診票に沿って問診を行います。ダンサー向けの問診票は質問項目が膨大であることが多いです。既往歴、現病歴、精神環境面の質問から、どのようなダンスを踊っているのか、シューズやフロアの環境、今後の公演のスケジュールなどの質問があります。精神環境面は、うつ傾向があるのかどうかなどのチェック項目になります。この点に関しては問診票に沿ってダンサーの意見をしっかり聞かなくてはいけません。まれにある思わぬ大病や骨折（英語で言う Red Flag）を発見するための質問だけでなく、ダンサーによくある疲労骨折や、女性アスリート三主徴のリスクの有無を判断をするための質問（月経、食事、疲労・睡眠など）がここには含まれます。3カ月間無月経または、15歳で無月経の場合は産婦人科での受診が必要となります[7]。

　②の質問票もできればあらかじめ記入してもらいます。団体ごとにどのアンケート調査表を、何種類使用するかなど内容や数は異なります（本稿の最後にアメリカで推奨されている質問票のリストを掲載していますので、参考にしてください）。③の血圧・心拍数の測定については、プロフェッショナルのモダンダンサーの理想的な血圧は 100/65 で、心拍数は 65bpm が基準になるとされています。④では、身長、体重の測定をして BMI を算出します。BMI が $17.5kg/m^2$ 以下の極度な体重減少がある場合は要注意としています[8]-[9]。

2）ステーション2　姿勢のチェック・バイトンテスト

　ステーション2は、立位のテストを行うコーナーで、下記を行います。

ステーション2で行うこと

①姿勢・アライメントチェック項目

　　1．頭　前方突出；肩　前方突出

　　2．胸椎　脊柱後弯・前弯・側弯；腰椎　伸展

　　3．骨盤　前傾・後傾

　　4．股関節・膝　内旋、膝過伸展・膝外反（X 脚）・膝内反（O 脚）

　　5．足部　回内、外反母趾、トーアウト・外転

②バイトンテスト（関節弛緩性テスト）

③アダムス前屈テスト（側弯症）、スコリオメーター[10]

　①では、静止状態の姿勢を確認します。この後の動的テストと関連させて動いたときにアライメントが悪化・改善するかをチェックする材料にします。ダンスは全身運動なので、

静止している状態のアライメントだけではあまり有益な情報にはなりません。そのため、頭の片隅に置いておいて次に進むというテスト項目になります。

②では、最高9点で関節弛緩性テストを評価します。ほとんどのダンサーは膝や肘が過伸展しているので、カットオフ値を一般のクライアントと同じにしてしまうと、あまりにも陽性が多くなりますので、その点を注意してデータを解釈しなくてはいけません。しかしダンサーの場合でも9項目中、4〜5項目以上陽性があると関節弛緩性が高い可能性があります[4),11)]。そういった場合は、弛緩性の原因によっては専門家への紹介を検討したり、関節保護のための指導を行う必要があります。また、このテストのスコアが低すぎても（0〜2項目）受傷率が43%高くなるというデータがあります[4)]。低すぎる場合は、関節の動きを高めるような動きをプログラムに入れることも検討します。

③側弯症の可能性がある場合は、前屈状態で目視するか、スコリオメーターという測定器具を使って角度を測ります。スコリオメーターの測定値7度はCobb角20度に換算され、特に痛みや動作に支障がある場合は専門家への紹介が必要であるとも言われています[10),12)]。

3）ステーション3　可動域・筋力・筋伸張性の検査

ステーション3では、主にテーブル（ベッド）を使う検査を行います。

ステーション3で行うこと
①可動域検査（ROM）
　・足関節の底背屈、母趾伸展
　・股関節の内外旋
②筋力検査（MMT）
　・股関節
　・膝関節
　・足関節
　・腹筋、骨盤の安定
③筋伸張性
　・トーマステスト
　・ハムストリングス SLR

①では、足関節、母趾、股関節の可動域検査を行います。身体すべての可動域を測定していても時間がかかってしまいますので、ダンサーにとってより重要な部位をピックアップしています。姿勢の評価と同じく、静止状態で可動域だけを評価してもそれがすぐに傷害の可能性につながるかというと、そういうわけではありません。可動域の制限がそのダンサーの動作にどうつながっていくかなど、他の検査と関連付けて考えることが大切です。

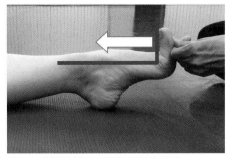

図4-1：母趾伸展他動可動域（足関節底屈）

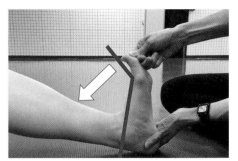

図4-2：母趾伸展他動可動域（足関節屈曲）

　また、股関節の外旋可動域が少ない場合など、単純に数値だけ伝えるとダンサーがショックを受けてしまうこともあります。むやみに可動域の数値だけを伝えることはしないよう、気を付ける必要があります。

　母趾伸展他動可動域を計る際は、足関節は底屈状態で検査します。長母趾屈筋伸張性は足関節を背屈状態で検査します。母趾伸展他動可動域は90度以上、長母趾屈筋伸張性は足関節を背屈した状態で母趾の伸展が20度以上ないと、不可になります（図4-1、図4-2、表1）。②では、股関節（屈曲、伸展、外転、内転、外旋、内旋：回旋は伏臥位と仰臥位）、膝関節（屈曲・伸展）足関節（底背屈、内外反）、腹筋と骨盤の安定（ダブルレッグロワー、アクティブSLR）を行います。筋力検査の結果も、可動域検査と同様に、他の検査と関連付けて考えることが大切です。

　③は、一般的な整形外科的なテストです。トーマステストでは、股関節の前と横にある筋と靱帯（腸腰筋、大腿直筋、大腿筋膜張筋・腸脛靱帯）の長さを計ります。体勢は殿部が検査台の端にくるように仰臥位で寝ることで、検査の脚は検査台からはみ出させ脱力させます。逆の膝は胸にかかえ骨盤を後傾に、腰を丸めることが必要です（図5）。

　ハムストリングスSLRに関して、バレエダンサーでは90度だと少し足りていないという印象があるかもしれません。学生レベルや、ダンスのジャンルによってもカットオフ値

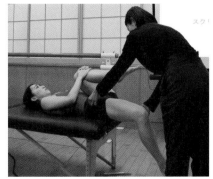

図5：トーマステスト

表1：母趾伸展他動可動域と長母趾屈筋伸張性の検査

	左	右
母趾伸展他動可動域 足関節底屈で90度以上	可・不可（　　度）	可・不可（　　度）
母趾伸展他動可動域 足関節屈曲で20度以上 （長母指屈筋伸張性）	可・不可（　　度）	可・不可（　　度）

はさまざまで、研究者によって90〜120度と、カットオフ値のばらつきがあります。

4）ステーション4　ダンス動作のテスト

　ステーション4では、ダンス動作のテストを行います。ダンスの動作テストは主に下半身のアライメントのチェックですが、まれに上半身も診ます。

ステーション4で行うこと

・ターンアウトの測定

　a.　立位：床、フットプリントまたはターンアウトディスク

　b.　伏臥位外旋可動域

・プリエ：両脚パラレル、ターンアウト

・ルルベ：パラレルで片脚25回、ターンアウトでアラインメントチェック

・バランス：片脚閉眼フラット（ルルベなし）30秒以上

・脚挙げ：パッセ・ディベロッペ（3方向）

・ターン：4番から外または内回り、ダブルまたはシングル

・ジャンプ：8回その場でパラレルホップ

・モーターコントロール・体幹コントロールテストの例

　a.　プランク、サイドプランク

　b.　ファンクショナルムーブメントスクリーニング[13]

　c.　エアプレイン、ディベロップメンタルシークエンス[14]

　d.　バランス（Star Excursion Balance Test、Y-balance test）[15]

　バレエのスクリーニングの場合、上肢の検査がとても少ない傾向があります。実際、バレエでは下肢のケガが多いです。そのため、上肢の安定感を検査するためにプランクやサイドプランクを使用することがあります。他のジャンルのスクリーニングをする場合は上肢のテストも行う必要があることは覚えておいてください。ここで紹介する動作の検査項目はプロまたはプロ養成校の学生レベルのバレエ向けで、成人ダンサーを対象とします。

　ダンス動作のテストの総合的結果を元に、テクニックが上手いとみなされるダンサーは（3段階のうち1番）、テクニックが不足しているダンサー（3段階のうち3番）に比べて

ケガの率が約0.6の割合で少ないという研究結果があります[6]。特に、オーバーターンアウトがダンスの傷害につながることは多くの専門家や指導者が認識していることです。ただ、ターンアウトについての研究結果を、臨床現場で応用するとなると複雑です。立位のターンアウトの数値と股関節外旋可動域は関連性はなく、ターンアウトの数値は使いすぎによるオーバーユースの傷害と関連性がありますが、外旋可動域は必ずしも関係がないという研究結果もあります[16]。つまり、股関節や「ターンアウトの可動域が少ないこと」だけ、もしくは「オーバーターンアウトの傾向」だけでは、簡単に全種類のケガの傾向は判断できないので、結果の解釈とダンサーへの説明は慎重に行うことが必要です。

❹ステーション4の動的テストのポイント

1）ターンアウト測定

　ターンアウトをした状態の、足の指に対する膝の向きの正しいアライメントは、膝と第2趾がほぼ同じ方向を向いています（図6-1）。プリエをしてもアーチが崩れないことが大切です（図6-2）。正しいアライメントの場合は、股関節の深層外旋筋群を使ってアライメントをコントロールしています。ターンアウトをしたときに、膝が第2趾よりも内側に向いていて、距骨側部が過度に回内している状態をオーバーターンアウトといいます。ターンアウトをしたときに、膝が第2趾よりも内側に向いていて（ニーイン）、股関節以外（膝関節、距骨下関節、足関節・足部）から無理に足を開いている状態を、オーバーターンアウトといいます（図6-3）。オーバーターンアウトの状態でプリエをすると、足部が回内し、舟状骨が床に近き、アーチが崩れることがあります（図6-4）。これを足部のロールインといいます。オーバーターンアウトを繰り返していると、長母趾屈筋腱や母趾の傷害、膝関節などをはじめとする、脚全体のさまざまなケガにつながることがあります。

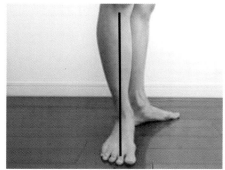

図6-1：正しいターンアウト

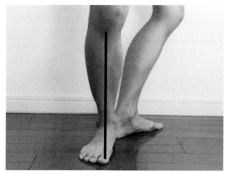

図6-2：正しいターンアウト（プリエ）

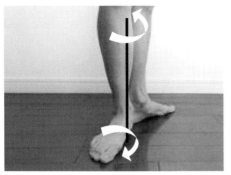

図6-3：オーバーターンアウト

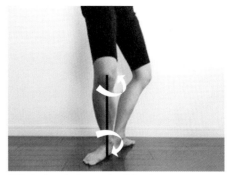

図6-4：オーバーターンアウト（プリエ）

ターンアウトの測定方法

①床摩擦なしでの測定

　Functional Footprints®（Balanced Body 社製）やターンアウトディスクを使うと、床の摩擦を最小限に、股関節から開く角度を計測できます（図7、図8）。また、角度の左右対称も確認します。Functional Footprints® を使った測定はアキレス腱と第2足趾を縦のライン上に合わせ、外果が横のラインよりやや後ろに来るように立って測定します。このとき、膝下からの無理な開きを少なくするために、骨盤と脚のアラインメントを正した状態でターンアウトをすることが大切です。

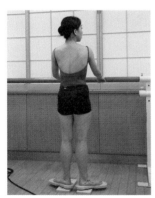

図7：Functional Footprints®
を使った測定

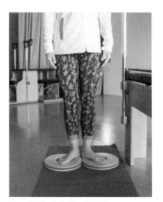

図8：回転台を使った測定

②床摩擦を使った測定

　床摩擦を使っている可能性があるターンアウトの立ち方の確認方法は、まず分度器で角度を描いた厚紙を床に置き、「いつもの1番ポジション」のターンアウトで立ってもらい、第2中足骨の位置を確認します（図9）。この床摩擦を使ったときにどれ

193

くらい開いたかの角度から、床摩擦を使っていない角度（Functional Footprints® などの評価）を差し引いたときに、その差があまりにも大きい場合は、傷害につながる可能性が高いという解釈をします。なぜなら、床摩擦を使って膝や足部・足関節から捻って立っている可能性があるからです。床摩擦を使っていないターンアウトと床摩擦を使っているターンアウトの差が約10度以上ある場合は、床摩擦を利用、またはオーバーターンアウトの可能性があると解釈できます。また、左右差が約10度以上ある場合は修正が必要な可能性があります。

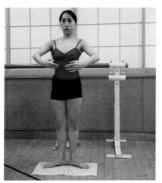

図9：床を使った測定

2）プリエ

　パラレル（足が並行）で立ってもらい、まず骨盤を診て、前傾、後傾になっていないかどうかと、静止状態での足のアーチの高さを確認します。そして、ドゥミプリエをしてもらい、膝・足が安定しているかどうか、ロールイン（極度な回内）をしていないか確認します。ドゥミプリエ時の多少の回内は、正常なことなので問題はありません。しかし、極度な回内をしている場合は不可になります。

　そして、「踵を床に着けたままプリエをどこまで深くできますか？」と聞いて、横から見たときに、膝が母趾よりも前に来ているかどうか、つまり、背屈可動域の確認をします。最初に、パラレルで検査をする理由は、パラレルは人間の足の基本姿勢であり、ターンア

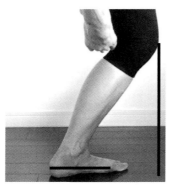

図10：足部の安定や膝の位置を確認する

ウトの前にパラレルで動作の検査をするべきという基礎理念があります。ターンアウトで
のプリエの検査もバレエダンサーにはとても大切なので行います。方法はパラレルと同じ
ように測定します（図10）。パラレルのテスト検査結果がターンアウトに影響するときは、
例えば立位での膝に対する足趾の向きです。膝を前に向くように立つと足趾が外向きにな
る場合は、大腿骨や脛骨などの骨格上のひねりが原因と考えます。このような外向きの足
趾をトーアウトといい、この状態でプリエをすると膝が母趾より内向き（ニーイン）にな
ります。このような修正の効かない骨格上の要因は、後ほど行うオーバーターンアウトの
有無を検査するときにも、原因の解釈に役立ちます。

プリエのチェックのポイント

表2：ドゥミプリエのアライメントと背屈可動域の評価項目（1番ポジション、パラレル）

		チェック項目 （不可の場合、該当項目に丸）	左	右
1番 プリエ	骨盤	ニュートラル／前傾・後傾	可／不可	可／不可
	膝・足	安定／足ロールイン・ニーイン	可／不可	可／不可
	足関節 背屈可動域	膝の位置が母趾より前	可／不可	可／不可

プリエが浅い要因
- 関節後方の軟部組織の長さが短い
- 足関節前方インピンジメント

ニーイン・膝外反の要因
- 近位筋の延伸性収縮機能の低下
- 足ロールイン・回内

足ロールイン・回内の要因
- 内在筋機能低下
- ヒラメ筋延伸性収縮機能の低下
- 近位筋の延伸性収縮機能の低下

3）ドゥミポワント（ルルベ）

　アライメントと底屈可動域を確認します。バーに掴まってもらい、ドゥミポワントをし
てもらいます。骨盤の前傾後傾を横からと、踵の高さを後ろから確認し、対称か非対称か
チェックします。次に、距骨が母趾球の真上に来ているかどうかを確認します。距骨が母
趾球の前にくることは、バレエにおいては必ずしも悪いことではありませんが、関節にか
かりうる負担とケガの予防という観点からは注意が必要なので不可となります。また、重

心が立ち足の母趾球と第2趾の付け根の上に来ているかも確認します（図11-1）。母趾方向に体重が乗ってしまっていると逆鎌足（ウィンギング）となり、小趾方向に乗ってしまっていると鎌足になっています（図11-2、図11-3）。

　次に、片足でドゥミポワントで立って、もう片足をパッセでバランスをとるために、バーを離してもらいます。片方に重心が寄りかかっていないかなどを確認します。骨盤が支持脚のほうに移動できていないと、重心が移動不足となります。また、ターンアウトで検査している場合は、股関節がターンアウトをキープできているかどうかも確認します。

　表3の項目以外にも、足趾のアライメントをチェックすることもあります（図12-1、図12-2）。

ドゥミポワント＆足底可動域（1番ターンアウト）チェックのポイント

表3：ドゥミポワント＆足底可動域の評価項目（1番ポジション、ターンアウト）

		チェック項目 （不可の場合、該当項目に丸）	左	右
両足ルルベアップ （バー）	骨盤	ニュートラル／前傾・後傾	可／不可	
	踵高さ	対称／非対称（右低・左低）	可／不可（低い）	可／不可（低い）
	底屈可動域	正常／過剰・不足	可／不可	可／不可
	足	正常／鎌足・逆鎌足	可／不可	可／不可
パッセ片脚ルルベバランス＋ポール・ドゥ・ブラ アンオー（バーなし）	骨盤・股関節	安定／内転（寄りかかり）・重心移動不足	可／不可	可／不可
	股関節	ターンアウト キープ	可／不可	可／不可
	踵高さ	キープ／踵ドロップ	可／不可	可／不可
	足	不安定・バランスロス	可／不可	可／不可

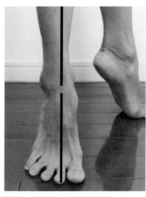
図11-1：正しいアライメント

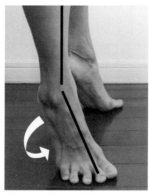
図11-2：エラー（鎌足）

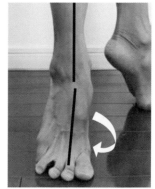
図11-3：エラー（逆鎌足・ウィンギング）

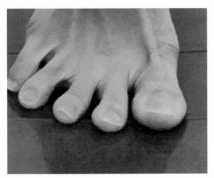

図12-1：正しいアライメント足趾伸展

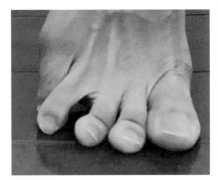

図12-2：エラー（足趾屈曲：第1IP、第2～第4IP）

エラーの原因

　・筋力、モーターコントロールの問題

　・母趾疼痛

　・第1MTP伸展ROMの低下

　・第2中足骨が長い

　・股関節・体幹のコントロール

4）脚上げ

　脚上げはパッセから、ディベロッペ・ア・ラ・スゴンドを行ってもらいます（図13、図14）。横、ア・ラ・スゴンドだけでなく、前（ドゥバン）、後ろ（デリエール）も時間や状況によっては横の時と同じ要領で検査します。骨盤がニュートラルであること、そして支持側の膝が内側に入っていないか、足部が回内していないかを確認します。ジェスチャー脚の股関節の外旋がキープできているか、膝の高さがキープできているかをみます。膝を伸ばす時に、ターンアウトがインになったり、膝の高さが落ちたり、伸びている方の足が鎌足、逆鎌足になっている場合は不可とします。

　また、脚を上げる際、股関節に関してはダンサーの心理としてはもっと開きたいと考えています。しかし上げた脚が自分より後ろ方向に開いてしまうと股関節の解剖上、ターンアウトがキープできない状態になります。股関節の骨頭が骨盤の受け皿にはまっていない状態ですので、股関節に負担がかかる方法で安全とは言えません。そのため、前頭面上ではなく少し前で脚の角度がキープできているかどうかも見ます。

脚上げチェックのポイント

表4：ディベロッペアラスゴンドの評価項目

		支持脚チェック項目（不可の場合、該当項目に丸）	左	ジェスチャー脚チェック項目（不可の場合、該当項目に丸）	右	支持脚チェック項目（不可の場合、該当項目に丸）	右	ジェスチャー脚チェック項目（不可の場合、該当項目に丸）	左
1番から90度	骨盤	ニュートラル／前傾・後傾		可/不可		ニュートラル／前傾・後傾		可/不可	
				脚前頭面角度	正常/前方・後方			脚前頭面角度	正常/前方・後方
	股関節	ターンアウトキープ	可/不可	ターンアウトキープ	可/不可	ターンアウトキープ	可/不可	ターンアウトキープ	可/不可
	股関節	安定／内転（寄りかかり）・重心移動不足	可/不可	90度以上	可/不可	安定／内転（寄りかかり）・重心移動不足	可/不可	90度以上	可/不可
	膝	安定／イン	可/不可	ドロップ	可/不可	安定／イン	可/不可	ドロップ	可/不可
	足	安定/回内・回外	可/不可	鎌足・逆鎌足	可/不可	安定/回内・回外	可/不可	鎌足・逆鎌足	可/不可

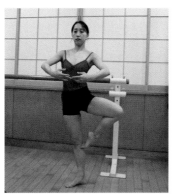

図13：パッセ

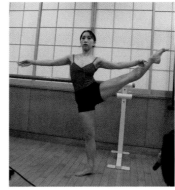

図14：ディベロッペ・ア・ラ・スゴンド

5）ソッテ

　ソッテとはいっても、パラレルで片足でジャンプしてもらいます（**図15**）。8回その場でジャンプしてもらい、脊柱や骨盤が直立でニュートラルのままジャンプができているかどうかと、着地の際に膝と足がロールインしていないか、アーティキュレーション（足の裏をちゃんと使えているか）がどうなっているか、踵を着いて着地できているかどうかも確認します。また、着地のポイントがずれていないかどうかもチェックします。検査の方

法を理解してもらうために、まずはリハーサルなどといった形で、だいたい2回ぐらいずつ行ってもらいます。

ソッテチェックのポイント

表5：ソッテ（バーなし）の評価項目

	チェック項目 （不可の場合、該当項目に丸）	左	右
脊柱	直立／前傾	可／不可	可／不可
骨盤	ニュートラル／前傾・後傾	可／不可	可／不可
膝ー足	安定／ロールイン	可／不可	可／不可
足	アーティキュレーション	可／不可	可／不可
正常／踵が着かない・ 着地ポイントのずれ	可／不可	可／不可	可／不可

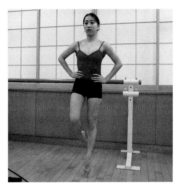

図15：ソッテ

❺ スクリーニング後の結果

1）結果の報告

　スクリーニングの結果は、個別面談の形で報告するようにします。団体の場合は必ずプライバシー保護の配慮をし、ダンサー本人にのみ結果を伝え、運営スタッフには結果を公開しません。団体によっては、スクリーニングの結果を指導するために時間を設けてくれるところがあります。たとえば全員が長母趾屈筋が短い傾向があれば、ワークショップの時間を設けて一斉に全員に指導をすると効率がよいです。また、団体自体がそういった傾向があるという認識にもなります。

２）収集したデータの分析・保管

　プライバシーの保護の観点から、収集したデータの保管は厳重に行います。団体のデータ分析という面では、分析結果を参考に現状報告や予防対策を提案できるので、団体にとってもデータの分析は大きなスクリーニングの利点であります。

❻エクササイズの指導

　面談やセミナーでは、スクリーニングを通して判明したウィークポイントを強化するようなウォームアップの方法や、ホームエクササイズを伝えるとよいです。関節弛緩性、脊柱側弯、慢性の痛みなどがある場合は、それらを保護するまたは悪化させないような特殊な工夫をしながら指導する必要があります。ここでは、特殊ではない一般的に使われるエクササイズ指導の例をご紹介いたします。

１）ウォームアップと能動的なストレッチの指導

　ストレッチの方法で、多くのダンサーが好むストレッチは重力に任せて、ストレッチの状態を数秒キープするスタティックストレッチと呼ばれる方法です。このストレッチ方法に関して、検査員とダンサー共に認識するべきことは、身体が硬いことで悩んでいる多くのダンサーは実はスタティックストレッチだけでは身体は柔らかくならないということです。例えば筋力や動作のコントロール不足のために可動域をフルに活用できないこと、または身体が硬直しやすい踊り方であることが原因で身体が硬いことがあります。その場合の対処法は、特定の筋の強化と動作のコントロール改善のためのエクササイズを指導することが大切です。

　また、スタティックストレッチ方法はウォームアップには向きません。問診で、ウォームアップの方法を聞く項目があります。その際「ストレッチをしています」という答えが多く、そのなかでも実際は力を入れずに重力に任せてスプリットなどをしていることがよくありますがそのような方法でのウォームアップをするダンサーには正しい方法についてアドバイスが必要です。

　ウォームアップでは、まず心拍数をあげて、身体の中をあたためてからストレッチをしましょうと伝えます。また、ウォームアップのためのストレッチは重力に任せて行うのではなく、ダイナミックに動くアクティブなもの（ダイナミックストレッチ）を選ぶように指導するとよいです。ダイナミック動的ストレッチの体勢は人により、またその時の体調により変わりますが、例えばヨガのダウンドッグや、前屈状態で屈伸運動などをすることでハムストリングスが伸びます。冷えた状態でストレッチを無理にキープすると、生理学的には筋肉は縮んでしまうことをしっかり伝える必要があります。

　しかし、ダンサーは地味な動きのエクササイズがあまり得意ではありません。動きが少

なく地味であったり、一見ダンスに関連しなさそうなエクササイズを指導するときには、「このエクササイズをすると、踊りに〇〇という効果がある」など、ダンスのテクニック改善にどう通ずるかを伝えてあげるとエクササイズの大切さを理解してもらえると思います。

2）バランスエクササイズ

　バランスボードの上に片足でバランスをとり、ボードを左右前後に傾けます（図16-1、図16-2）。バーに指を添えて、傾けてから戻す動作を繰り返します。安定してバーから手を離せるようならば、離します。体重が足裏の3点を行ったり来たりするように、分散させることを常に意識して行うことで、体重のかけ方の悪い癖なども気をつける必要があります。

　支持側の脚の外側部（右脚の場合、12時から3時の方向）で支える力が弱いと、内反捻挫が起こりやすくなるので、前・外側への傾きは内反捻挫の予防になります。

　角度はバランスが崩れない程度まで、傾けます。術後やケガ回復時期の可動域改善では、可動域があるだけ行うというケースもありますが、目的はバランスをとることなので、バランスが崩れない範囲で行うようにします。

　後ろ・内側の角度は（右脚の場合6時から9時の方向）、プリエをするときに後足部が回内するのが正常なバイオメカニクスなので、プリエ時の後足部のモビリティを促すためにもこのエクササイズは有効です。

　また、骨盤を並行に、ニュートラルに保ちつつ、ボードを傾けることで、中殿筋を鍛えることができます。中殿筋はバランスや骨盤安定のために大切な筋肉ですが、多くのダンサーが弱い部分です。骨盤が平行でない状態で行うと、正しく中殿筋を使えないので骨盤のアラインメントは必ず正すことは非常に大切です。また、反張膝の場合は、膝が反らない多少曲がった感じがする角度でボードを傾けることで、普段使わない膝の角度で訓練をするとより効果的です。

バランスボード

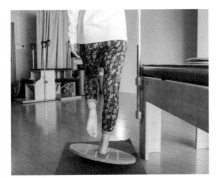

図16-1：前・外側への傾き

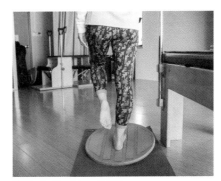

図16-2：後・内側への傾き

　前・外側への傾きは、内反捻挫予防のモーターコントロールとなり、後・内側への傾きは後足部内反モビリティーモーターコントロールおよび、プリエの時の後足部回外の癖の修正となります。注意点は、①骨盤は床と平行にする②中殿筋を常にアクティブに③体重移動を意識する④足底3点に体重を分散させることです。

3）ポワントエクササイズ

　壁際にボールを置き、長座位で足の長さから少し離れた距離に座り、足をボールに当ててドゥミポワントをします（**図17-1**）。そして最後に指を伸ばします。その時に、ボールが軽く押し返してくる程度の強すぎない負荷が指にかかるように、座っている位置を調節します。

ポワントエクササイズ

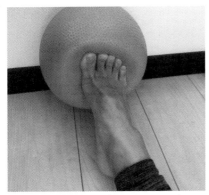

図17-1：ボールを使ったポワントエクササイズ

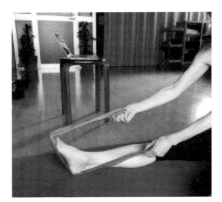

図17-2：バンドを使ったポワントエクササイズ

ボール、もしくはバンドを足裏で押します（足関節底屈）。足指はまっすぐのまま伸ばします（図17-2）。指が曲がらないように、長く保つように心がけます。ポイントは、床の方向に向けてではなく、壁の方向に向けてポワントを行うことです。内在筋を使わず、外在筋を主に使ってつま先を伸ばそうとすると、床に向かって指が丸まってしまいます。内在筋を使う感覚の訓練というのが、エクササイズの大きな目的の一つです。同じようなやり方で、セラバンドを使って行ってもよいです。

4）ルルベエクササイズ

　鎌足、逆鎌足の修正方法としてセラバンドを足関節に引っ掛けて、バーに掴まりながらルルベを行います（図18-1、図18-2）。バンドの負荷は低くして、内反筋群を強化する（逆鎌足を修正したい）場合は内側に引っ張り、外反筋群を強化する（鎌足を修正したい）場合は外側に引っ張ります。

ルルベエクササイズ

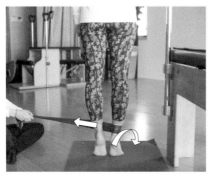

図18-1：内側に引っ張る（内反筋群に負荷・逆鎌足の修正）

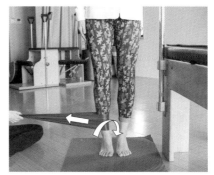

図18-2：前・外側への傾き（外反筋群に負荷・鎌足の修正）

　強く引っ張ると筋力強化のトレーニングになり、軽く引っ張ることで足関節のニュートラルな位置を認識するフィードバックになります。正しく、母趾球と第二中足骨骨頭に重心が乗るようにします。

5）股関節と骨盤のコントロール基礎エクササイズ

　全てのエクササイズの基礎として、まず最初に腰が丸まったり反り返ったりしていない骨盤の姿勢（ニュートラルのアライメント）を見つける訓練をします。次に、骨盤がニュートラルの状態を保つために体幹を使う訓練をします。この訓練の難しいところは、動き自

体ではなく、体幹を使いつつ、腹筋でも浅い部分（腹直筋）や股関節周りの筋肉（大腿直筋、大腿筋膜張筋など）を必要以上には収縮させず、できるだけリラックスした状態に保とうとすることです。このような訓練を、股関節と骨盤の分離運動といい、筋強化ではなく、動作をコントロールする神経の回路を修正する訓練です。ダンサーが脚を激しく動かす時に骨盤が無駄にブレないためにはとても大切な身体能力です。

ディベロッペ改善のためのエクササイズ

分離運動の例①

　仰臥位で膝を立てた状態から、片膝を横に倒したり、曲げ伸ばししたり、脚を片足ずつゆっくり動かしながら骨盤が微妙に揺れ動きそうなところを体幹を使って安定させる練習をします（図19）。

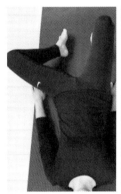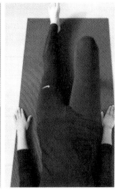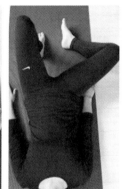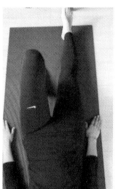

図19：分離動作の例1

分離運動の例②

　側臥位で、ダンサーの股関節（外旋筋と外転筋のアクティベーションと筋強化）のトレーニングとしてとても重要です。

　側臥位の「クラムシェル」は、両膝は曲げた状態で、上にある膝を持ち上げて、深層外旋筋群のアクティベーションの練習をします（図20）。坐骨と尾骶骨・恥骨あたりの筋肉が収縮するように行います。注意点としては、骨盤が後ろに倒れたり、股関節の筋肉の前部分が緊張しすぎたり、殿部全体を収縮しないことです。

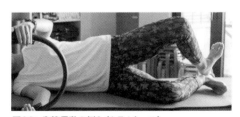

図20：分離運動の例2（クラムシェル）

側臥位の「外転筋」、特に中殿筋のアクティベーションは、股関節が10度ほど伸展状態で大腿筋膜張筋を使わないように行うよう注意が必要です（図21）。

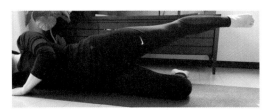

図21：側臥位の中殿筋のトレーニング

　股関節と骨盤のコントロールが難しい原因として、コントロール不足である以外に、股関節前の筋肉・腱の長さが短く骨盤と股関節を引っ張っていることがよくあります。その場合は、対策として、股関節前のストレッチをしますが、ダンサーに馴染みのある深いランジやスプリッツをするのではなく、写真のように膝を立てて行うことをお勧めします（図22）。このストレッチ方法は、普段ストレッチ不足になりがちな、腸腰筋と大腿筋膜張筋にフォーカスをおいたストレッチで、特に股関節が硬くなりがちな成長期またはその前後の若いダンサーに効果的です。また、股関節により負担が少なくなりオーバーストレッチを防げる方法です。

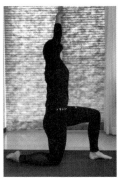

図22：腸腰筋・大腿筋膜張筋のストレッチ

６）脚上げのテクニック改善のためのエクササイズ

　ディベロッペのような脚上げのテクニックを改善するためのエクササイズの例を写真で紹介します（図23〜図24）。これらは、**1）**から**5）**で説明した基礎を全て統合した応用編ですので、スクリーニングの直後に指導するエクササイズとしては稀です。一度基礎指導した後に、再度エクササイズの強度をあげるために、これらのような応用編のエクサ

サイズ指導をすることが一般的です。

脚上げのテクニック改善のためのエクササイズ

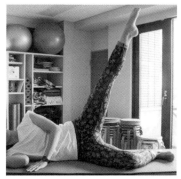

図23：側臥位ディベロッペ（体幹と深層外旋筋群のアクティベーションと股関節の分離運動、クラムシェルの応用）

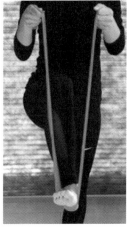

図24：パッセ・ディベロッペ・バンドアシスト（ジェスチャー脚の股関節の分離運動と支持脚のアライメント・バランス）

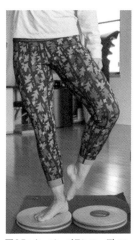

図25：クッペ・バランス・ディスク（支持足のターンアウト・アラインメント・バランス）

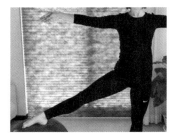

図26：ディベロッペ・ボールアシスト（ディベロッペのフォーム・コントロールの修正）

【参考文献】

1 ）Screening in a Dance Wellness Program. International Association for Dance Medicine and Science. https://www.iadms.org/general/custom.asp?page=174

2 ）Liederbach M. Screening for functional capacity in dancers: designing standardized, dance-specific injury prevention screening tools. J Dance Med Sci. 1997;1（3）:93-106.

3 ）Gamboa, Jennifer & A Roberts, Leigh & Maring, Joyce & Fergus, Andrea. Injury Patterns in Elite Preprofessional Ballet Dancers and the Utility of Screening Programs to Identify Risk Characteristics. The Journal of orthopaedic and sports physical therapy. 2008; 38: 126-36. DOI:10.2519/jospt.2008.2390.

4 ）Bronner, Shaw. Components of Adolescent Dance Screens: What should we include?. 2018; Poster presentation in APTA Combined Sections Meeting.

5 ）Clark T, Gupta A, Ho CH. Developing a dancer wellness program employing developmental evaluation. Front Psychol. 2014 Jul 10;5:731.

6 ）Bronner S, Ojofeitimi S, Rose D. Injuries in Modern Dance Company, Effect of Comprehensive Management on Injury Incidence and Time Loss. The American Journal of Sports Medicine. 2003 ;31（3）:365-373.

7 ）東京大学医学部付属病院 女性診療科・産科. Health Management for Female Athletes Ver3. http://femaleathletes.jp/book/HMFA3/

8 ）Bronner S, Bauer NG. Risk factors for musculoskeletal injury in elite pre-professional modern dancers: A prospective cohort prognostic study. Phys Ther Sport. 2018 Mar 26; 31:42-51. DOI: 10.1016/j.ptsp.2018.01.008. [Epub ahead of print]

9 ）能瀬さやか. ダンサーに多い婦人科の問題とその対策法. 日本ダンス医科学研究会（第10回学術大会）. 2019 Mar 24.

10）Liederbach, Marijeanne; Spivak, Jeffrey; Rose, Donald J., Scoliosis in Dancers: A Method of Assessment in Quick-Screen Settings Journal of Dance Medicine & Science. 1997 Sep 15; 1（3）:107-112（6）.

11）Day H, Koutedakis Y, Wyon M. A. Hypermobility and Dance. A Review Int J Sports Med 2011; 32（7）: 485-489. DOI: 10.1055/s-0031-1273690

12）宇於崎孝. 側弯症に対するシュロス法. 徒手理学療法. 2016; 16（2）: 117-121.

13）Armstrong, R., Brogden, C., & Greig, M. The functional movement screen as a predictor of mechanical loading in dancers e4. Physical Therapy in Sport. 2017. DOI: 10.1016/j.ptsp.2017.08.017

14）Liederbach, Marijeanne. Perspectives on dance science rehabilitation understanding whole body mechanics and four key principles of motor control as a basis for healthy movement. Journal of dance medicine & science. official publication of the International Association for Dance Medicine & Science.2010 ;14（3）:114-24.

15） Batson, Glenna. Validating a dance-specific screening test for balance: Preliminary results from multisite testing. Medical problems of performing artists. 2010; 25:110-5.

16）Negus V. Hopper D. Briffa K. Associations between turnout and lower extremity injuries in classical ballet dancers. Journal of Orthopaedic & Sports Physical Therapy, 2005;35（5）:307–318. DOI:10.2519/jospt.2005.35.5.307

【スクリーニングのためのアンケート調査票　参考リスト】

- Dance Functional Outcome Survey（ダンス傷害ありとなしの識別、英語のフォーム）
  Bronner Shaw, Evie Chodock, Igor Edwardo Reis Urbano, and Teresa Smith. Psychometric Properties of the Dance Functional Outcome Survey（DFOS）: Reliability, Validity, and Responsiveness. Journal of Orthopaedic & Sports Physical Therapy. 2019;49（2）64-79.
  Bronner Shaw. Dance Functional Outcome Survey: Development and Preliminary Analyses. Sports Medicine International Open. 2018; E191-E199. DOI:10.1055/a-0729-3000
- EAT-26（神経性やせ症　日本語の PDF フォーム）
  http://www.edportal.jp/pdf/high_school_05.pdf
- Pre-participation Physical Evaluation（シーズン前の身体検査、英語の PDF フォーム）
  https://cdn.ymaws.com/www.iadms.org/resource/resmgr/imported/Standard_Measures_Appendix_A_PPE.pdf
- Juvia P. Heuchert, Ph.D. & Douglas M. McNair, Ph.D. 横山和仁監訳 , 渡邊一久協力 .
  POMS2 日本語版（気分状態の評価、販売店の日本語ウェブサイト）
  http://www.saccess55.co.jp/untitled514.html

NO. 2
Nutrition

ダンサーの食事・栄養

（岸　昌代）

東京家政大学家政学部 准教授
《パフォーマンス　食サポート》主宰
管理栄養士、公認スポーツ栄養士

❶ ダンサーにとって「食」とは

1）制約が多いバレエダンサーの現状

　本稿では、スポーツ栄養学の理論をダンサー向けに展開して、お伝えしていきます。また、多種類のダンスが存在するなかで、私がこれまでに関わる機会の多かったクラシックバレエのダンサーを例にあげながら、解説します。

　私は、バレエダンサーと関わるなかで「ふだんの食生活、舞台前の準備や本番において、『制約が多い』こと」を感じてきました。そこで、表1に「運動量が多い」バレエダンサーとアスリートのパフォーマンスや食生活などを比較してみました。

　バレエダンサーは、本番の舞台では、役柄に合った衣装を身につけてメイクをした後は、衣装を汚さないように、メイクが落ちないようにと、食事や水分の補給を制限される場合があります。ふだんの食生活においては、バレエ団に所属するプロのダンサーであっても、自分のレッスンだけでなく、バレエ教師などの仕事をかけ持ちで行っているケースが多いため、食事時刻が不規則になりやすい傾向にあります。

表1：バレエダンサーとアスリートとの違い

	バレエダンサー	アスリート
パフォーマンス	物語の役柄を演じる際の「表現」や「美」を追求する。	競技種目に応じて、競技能力を「スピード・パワー・テクニック」などで競う。
パフォーマンスの評価	観客は、ダンサーの芸術性やテクニックを楽しむ。パフォーマンスをどのように感じて受けとめるかは、個人によって、異なる場合がある。評価は、点数化しない（コンクールの場合を除く）。	競技種目のルールや採点基準に基づき、結果は数値化あるいは点数化される。
本番でのウエア	役柄に合わせた衣装を身につける。動きやすい素材で作られているものが多いが、身体を動かしにくい衣装の場合がある。また、トウシューズを長時間履いていることから、足が痛くなったり、炎症などからトラブルを起こすことがある。	良い競技結果を出すために、動きやすい素材で作られたユニフォームやシューズを身につけていることが多い。
ふだんの食生活（食事時刻）	食事時刻が、不規則になりやすい。	定刻に規則的にとれることが多い。
ふだんの食生活（食事内容）	女性ダンサーの場合、トウシューズを履いて動くこと、パートナーにリフトされることなどを考えて、レッスン前には、食べる量を少なくすることが多い。	充実したトレーニングができるように十分なエネルギー量を確保しようとする選手が多い。また、練習前・後にも、補食でエネルギー補給をする選手が増えてきている。
本番のときの食生活	衣装を身につけ、メークをした後は、十分に食事や水分の補給ができないことがある。	本番でのパフォーマンスが高められるよう、本番のタイムスケジュールに合わせて、計画的に食事、補食、水分補給をする選手が多い。

一方、アスリートは、ふだんからトレーニングに必要なエネルギー量を確保するために、「食事＋補食」で十分なエネルギー補給をしようとする選手が多くみられます。また、大会前には、大会の開始時刻に合わせて、計画的に食事、補食、水分補給をする選手が増えてきていると感じています。

　両者とも、「運動量が多い」ことは共通しているのに、バレエダンサーの場合には、さまざまな制約が伴うため、適切なタイミングでの食事、補食、水分補給ができない場面が多いと考えられます。そのため、ダンサーの食生活においては、これらの制約をふまえたうえでの工夫や配慮が必要になるものと考えています。

2）ダンサーが「食」に求めるものとは

　舞台で、ダンサーが見せてくれる華やかなパフォーマンスは、さまざまな体力的な要素に支えられています。長時間にわたる舞台では、「集中力」を維持しながら踊り続ける「持久力」。音楽に合わせて、美しい動きをつくる「しなやかな身体」。ダイナミックな動きを生み出す「パワー」。また、公演が続くときには、初演が終了した後、酷使した身体を「リカバリー（回復）」させて、次の公演に臨みます。さらに、芸術家であるダンサーの場合、心の豊かさが反映される「表現力」も重視されることでしょう（図1）。

　これらの体力的な要素をつくる源となるのが、ふだんの食生活や食環境です。本稿では、食生活に食環境を含めて「食」と表現しています。運動量に見合ったエネルギーや栄養素の補給をすることは、日々のレッスンをより充実したものにします。また、本番の時刻に合わせて、食事や補食をとることは、パフォーマンスの質を高めることに役立つでしょう。

　「食」がダンサーに与えてくれるものは、エネルギーや栄養素の補給だけではありません。ひとときの休息や安らぎ、心の安定や充足感、家族や仲間と食卓を囲んでコミュニケーショ

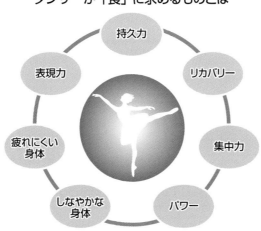

図1：ダンサーが「食」に求めるもの

ンをとることで情報も与えてくれます。

そこで、この後は、ダンサーが「食」に求める要素につながる食事のとり方、食生活についてお伝えしていきます。

---

❷ ふだんの食事 ─レッスンの時刻に合わせた食事・補食のとり方─

ダンサーは、レッスンの時刻が日によって違ったり、公演のリハーサルがあったりと、毎日決まった時刻に食事をとることが難しいという方が多いようです。食事をとる時刻は「朝食は7時に食べなければならない」というような決まりはありませんので、その方のタイムスケジュールに合わせて、食事をとる定刻を設定することをおすすめします。不規則な生活の中でも、計画的に食べるタイミングを見つけていくと、体調をととのえやすくなります。

1）食品・料理の組み合わせ方─食事の基本型─

現役で運動量の多いダンサーであれば、図2のように「主食・主菜・副菜・果物・乳製品」の組み合わせで食卓の準備をすることをおすすめします。「主食・主菜・副菜」という日本人が伝統的に食べてきた料理の組み合わせで食事を準備すると、身体に必要な栄養素をバランスよくとることができます[1]。ダンサーの場合には、さらに「果物・乳製品」を加えると、運動量に応じたビタミンやミネラルを補給しやすくなります。忙しいときには、カレーライスや中華丼のように、1品の料理に、「主食・主菜・副菜」をとり入れてもよいでしょう。

また、外出時には、図3のように、コンビニやスーパーで市販されている食品や料理でも同じような組み合わせが実現できます。

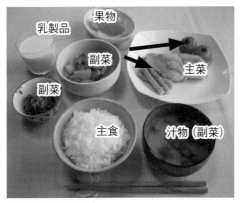

図2：手作り料理の場合

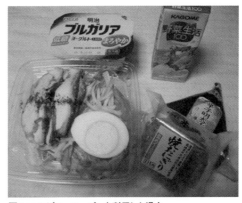

図3：コンビニ・スーパーを利用した場合

①主食から糖質をとる

　主食となるごはん、パン、めん類などは、おもにエネルギー源となる糖質を多く含んでいます。また、ビタミンB₁や食物繊維などの供給源にもなります。糖質は、体内で消化、吸収され、グルコース（ブドウ糖）に分解されます。体内では、多数のグルコースが集まり、グリコーゲンとして筋肉や肝臓に蓄えられていますが、その貯蔵量は多くありません。

　運動するときのエネルギー源となるのは、おもに体内にある糖質か体脂肪に由来する脂肪酸になります。中～高強度運動では、脂肪酸の利用は減少して、糖質の利用量が増加します。そのため、中～高強度運動を長時間続けていると、筋肉に蓄えられているグリコーゲンの量が減少し、血糖値が下がってきます。血糖値が下がってくると、脳がエネルギー不足の状態となり、集中力が低下しやすくなります。また、筋肉に蓄えられているグリコーゲンが減少すると活動する筋肉もエネルギー不足となり、疲労がたまってくるということになります。

　そこで、ダンサーが長時間「集中力」「持久力」を維持するためには、運動前に糖質をしっかりと補給しておくことが大切になります。

　また、運動終了後（レッスン後、公演終了後）も速やかに糖質をとることで、筋肉にグリコーゲンが蓄えられ、「リカバリー（回復）」を促します。「ごはんを食べると太るのではないか」と考える方がいらっしゃるかもしれませんが、糖質は運動量の多いダンサーにとって、必要な栄養素です。運動をしていない人の場合でも、食事からとるエネルギー量のうち、50％以上は炭水化物（糖質と食物繊維の総称）でとることが示されています[2]。

　アスリートの糖質摂取目標量は、表2のとおりです。運動量が多いダンサーにも運用できるものです[3]。ウエイトコントロールが必要な種目である新体操、フィギュアスケートなどの審美系、クロスカントリーなどの選手が減量する場合でも、少なくとも1日に3～5g/kg体重は摂取したほうがよいことが示されています[4]。

　穀類に含まれるビタミンB₁は、糖質をエネルギーに変える働きがありますので、ビタミンB₁が不足すると疲れやすくなります。

　食事と食事の間隔があいてしまうときには、お菓子ではなく、おにぎりやパン、カステラ、バナナなどで補食をとり、糖質補給をすることをおすすめします。

表2：トレーニングと回復のための糖質摂取目標量

	トレーニング強度	糖質の摂取目標量 （体重1kgあたり）
低強度	低強度または技術面のトレーニング	3～5g/kg/日
中強度	1日1時間程度、中強度のトレーニング	5～7g/kg/日
高強度	1日1～3時間程度、中～高強度のトレーニング	6～10g/kg/日

(Nutrition Working Group of the Medical and Scientific Commission of the International Olympic Committee. Nutrition for Athletes. 2016. より引用)

②主菜からたんぱく質をとる

　主菜となる肉、魚、卵、大豆製品などの食品や料理は、たんぱく質を多く含んでいます。

　たんぱく質は、身体の筋肉や臓器を構成する栄養素です。ダンサーにとっては「しなやかな身体」をつくる、さまざまな動きを生み出す「パワー」の源となります。

　肉類や魚介類には、たんぱく質のほかにも、脂質、ビタミン B_1、ビタミン B_2、ビタミン B_{12}、鉄などが含まれています。大豆製品には、ビタミン B_1 やカルシウム、鉄、食物繊維などを含み、低脂肪です。

　たんぱく質は、体内で消化されると、アミノ酸になります。運動後は、運動により損傷を受けた組織をすみやかに回復させるため、たんぱく質の必要量が高まります。そのため、アスリートは運動しない人よりも、たんぱく質の摂取量を増やすことが推奨されています。推薦されている摂取量は、1日に 1.2 〜 2.0g/kg 体重です[5]。運動量の多いダンサーは、アスリートと同様の摂取量を目指してよいでしょう。運動により損傷を受けた組織を回復させるためには、運動後すみやか（直後から2時間以内）にたんぱく質や必須アミノ酸*を摂取することが勧められています。

　さらに、たんぱく質は、朝食・昼食・夕食の3食で均等にとると、1日の筋たんぱく質の合成が高まります[6]。

　前述したとおり、現役のアスリートにおいては、たんぱく質の必要量を体重あたりで考えることが多いのですが、成長期や現役引退後も含めた生涯を考えると、一般人向けに作成された『日本人の食事摂取基準2020年版』[2]（資料1）も参考になると思います。たんぱく質は、年齢を重ねても必要量（目標量）が減少することはありません。

＊必須アミノ酸とは、体内で合成されないか、合成されてもそれが必要量に達しないために、必ず食物からとらなければならないものをいいます。必須アミノ酸には、ヒスチジン、イソロイシン、ロイシン、リシン、メチオニン、フェニルアラニン、トレオニン、トリプトファン、バリンの9種類があります。このうちバリン、ロイシン、イソロイシンは、分岐鎖アミノ酸（BCAA：branched chain amino acid）ともいわれます。

Column

鉄欠乏性貧血を予防するために

　血液中の赤血球およびヘモグロビンが減少すると、体内の各組織に酸素を運搬する機能が低下し、パフォーマンスを低下させる原因となります。

　鉄欠乏性貧血予防のためには、たんぱく質、鉄、ビタミンCをいっしょにとることをおすすめします。体内での鉄の吸収率は、肉や魚などの動物性食品に多く含まれるヘム鉄で高く、野菜などの非ヘム鉄では低いとされています。非ヘム鉄は、ビタミンCにより吸収率が高められますので、動物性食品、野菜類、果物の柑橘類などを組み合わせてとることが効果的です（図4）。

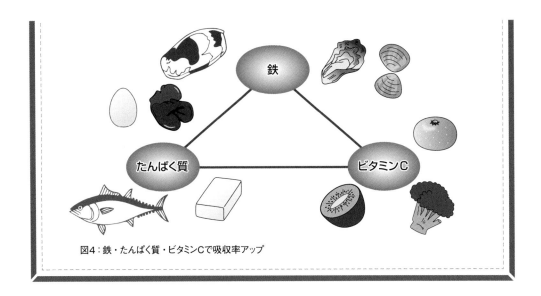

図4：鉄・たんぱく質・ビタミンCで吸収率アップ

③副菜からビタミン・ミネラル・食物繊維をとる

　副菜となる野菜、いも、きのこ、海藻などを使った食品や料理は、ビタミンやミネラル、食物繊維を多く含みます。これらの栄養素は、ダンサーにとって「疲れにくい身体づくり」や肌の調子を整えるなどのコンディショニングには欠かせないものです。

　ビタミンは、体内での代謝や生理機能の調節に関わる栄養素です。糖質のエネルギー代謝やたんぱく質、脂質の代謝に関わるビタミンB群、抗酸化作用や皮膚、軟骨などの結合組織を構成するコラーゲンの合成に関わるビタミンCなどがあります。ミネラルは身体の組織の構成や、生理機能の維持・調節に関わる栄養素です。骨の健康を維持する働きのあるカルシウム、血色素（ヘモグロビン）や酵素を構成する鉄などがあります。

　身体に必要なビタミン、ミネラル、食物繊維が確保するためには1日に野菜を350g以上とることが推奨されています（厚生労働省：『健康日本21（第二次）』）。また、そのうちの1/3（120g以上）を緑黄色野菜でとることが勧められています。運動量が多いダンサーにおいては、ビタミンやミネラルの必要量が増加します。

　野菜を煮る、茹でる、蒸す、焼く、炒めるなど、加熱した料理をとり入れると、野菜をたっぷりととりやすくなります。忙しいときには、電子レンジやグリルなどを利用して調理時間を短縮するとよいでしょう。

④果物からビタミン・食物繊維をとる

　みかんやオレンジなどの柑橘類やキウィフルーツ、いちご、柿などはビタミンCを多く含みます。ビタミンCは、野菜や果物以外の食品からはほとんど摂取できない栄養素です。果物が手に入らないときには、果汁100%のジュースでとってもよいでしょう。

　バナナは、糖質やカリウムを多く含みます。携帯しやすい果物なので、補食に向いてい

ます。

⑤乳製品からカルシウムをとる

　牛乳、ヨーグルトなどの乳製品は、カルシウムやビタミンB₂を多く含む食品です。た

んぱく質、ビタミンA、ビタミンB₁なども含みます。ビタミンB₂は糖質、たんぱく質、
脂質のエネルギー生成に関わる栄養素です。成長期の子供やアスリートには、より多くの
カルシウムやビタミンB₁、B₂が必要となります。

　表3は1日あたりのカルシウム摂取量の目安、表4はカルシウムを多く含む食品です。

　乳製品以外にも、大豆製品にはカルシウムが多く含まれます。納豆や豆腐は、そのまま
単品でも食べられますので、手軽にとり入れやすいやすい食品です。また、カルシウムは
ビタミンDもいっしょにとると、腸管や肝臓からの吸収が促進されます。ビタミンDは鮭、
さば、さんまなどの魚やしいたけ、しめじなどのきのこ類に多く含まれます。

表3：カルシウム摂取量（1日）の目安

年齢	男性	女性
10〜11歳	700	750
12〜14歳	1,000	800
15〜17歳	800	650
18〜29歳	800	650
30〜49歳	750	650
50〜64歳	750	650
65〜74歳	750	650
75歳以上	700	600

（厚生労働省. 日本人の食事摂取基準2020年版,
カルシウムの食事摂取基準　推奨量. より引用）

表4：カルシウムを多く含む食品

食品	1回使用量（g）	カルシウム量（mg）
牛乳	200	220
スキムミルク	20	220
プロセスチーズ	20	126
ヨーグルト	100	120
干しえび	5	355
ワカサギ	60	270
シシャモ	50	165
木綿豆腐	75	65
納豆	50	45
小松菜	80	136
チンゲン菜	80	80

（日本食品標準成分表2015年版. より引用）

2）食事からとるエネルギー量

①『日本人の食事摂取基準2020年版』に示されている推定式

　アスリート限定ではないのですが、一般の健康な方を対象として作成された『日本人の
食事摂取基準2020年版』に示されている内容について説明していきます。食事摂取基準
とは、厚生労働省が、国民の健康の保持・増進、生活習慣病の予防のために「何をどのく
らい食べたらよいのか」ということを示した資料になります。ここでは、「エネルギーを

どのくらいとったらよいのか」という点に着目してみていきたいと思います。推定エネルギー必要量は、下記の計算式から、算出できます。

推定エネルギー必要量（kcal/日）=
基礎代謝基準値（kcal/kg）×体重（kg）×身体活動レベル

「基礎代謝基準値」は資料2、「身体活動レベル」資料3をご覧ください。各値に、対象者の体重を乗じると、推定エネルギー必要量になります。皆さんがよく耳にされる「基礎代謝量」は、「基礎代謝基準値（kcal/kg）×体重（kg）」で算出されるものです。

成長期の子供の場合には、「基礎代謝基準値（kcal/kg）×体重（kg）×身体活動レベル」に、成長に必要な「エネルギー蓄積量*」も加えた値が推定エネルギー必要量となります。

資料4は、各年代の参照体重から、算出された推定エネルギー必要量です。

※エネルギー蓄積量は、0～17歳で設定されています[2]。
　10歳以上の値（抜粋）：10～11歳 男児 40kcal/日・女児 30 kcal/日
　12～14歳　男児 20kcal/日 女児 25kcal/日、15～17歳 男児・女児 10kcal/日

②アスリート向けの推定式

体脂肪率が正確に測定できている方は、上記の式で、推定エネルギー必要量を算出することができます[7]。この式は、過大評価される可能性があることが報告されており、27で乗じる方法も示されています[8]。

推定エネルギー必要量（kcal/日）= 28.5（kcal）×除脂肪量（kg）×身体活動レベル（**表5**）

体脂肪率から、除脂肪量を計算する方法
　体重（kg）×体脂肪率（%）÷100＝脂肪量（kg）
　体重（kg）−脂肪量（kg）＝除脂肪量（kg）

表5：種目系分類別身体活動レベル（PAL）

種目カテゴリー	期分け	
	オフトレーニング期	通常練習期
持久系	1.75	2.50
瞬発系	1.75	2.00
球技系	1.75	2.00
その他	1.50	1.75

1日2,300kcalの食事例

　資料4に示されている18〜29歳女性（体重50kg）、身体活動レベルⅢ（高い）に
対応した推定エネルギー必要量2,300kcalの食事（例）です。

朝食
パン
コーンスープ
ウィンナーソテー
レタスときゅうりの
サラダ
キウィフルーツ

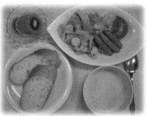

図5-1：1日2,300kcalの食事（例）朝食

昼食
ごはん
みそ汁
鮭のムニエル
粉ふき芋・ブロッ
コリー・レモン
野菜の煮しめ
グレープフルーツ
牛乳

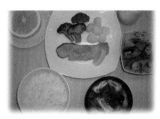

図5-2：1日2,300kcalの食事（例）昼食

夕食
ごはん
みそ汁
豚肉のしょうが焼き
キャベツ・ミニトマト
アスパラガス
納豆
小松菜の炒め煮
オレンジ
ヨーグルト

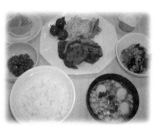

図5-3：1日2,300kcalの食事（例）夕食

　上記の食事例では、1食分のごはんが150g（コンビニおにぎり約1.5個分）です。
1日あたりの糖質量は276g（5.5g/kg体重／日）、炭水化物エネルギー比率は53%です。
また、1日あたりのたんぱく質量は100g（2g/kg体重／日）です。

❸ライフステージに対応した食事

1）ジュニア期：「體（からだ）づくり」が「現在」と「将来」を決める

　ジュニア期は、ダンサーの基盤となる身体づくりを行う時期になります。ちょうど成長
期にあるため、成長のために必要なエネルギーや各栄養素を十分に確保することが重要で
す。

　この時期に、重視したいのが、ダンサーの身体を支え、動きを生み出している「骨」を
強くしておくことです。成長とともに増加していく骨量は20歳頃に最大となり、その後
は歳を重ねるごとに減少していきます（図6）[9]。つまり、骨量を増やすことができるの
は10代までに限定されるということです。そのため、ジュニア期の食生活を充実させて

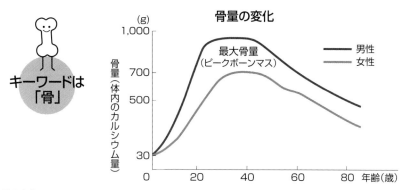

図6：骨量の変化
文部科学省. 食生活学習教材（中学生用）食生活を考えよう（東京都多摩センター 林泰史 原図）より引用

おくことは、成長期の「現在」だけでなく、「将来」に向けて、疲労骨折や骨粗しょう症などのリスクを軽減し、パフォーマンスを高めていくことにつながります。

Column

ジュニア期のダンサーにも
「骨」の大切さを知ってほしい

　私は、年に1回自治体のイベントで骨量測定を行っています。「毎年来てるのよ」と声をかけてくださる方には中高年の方が多く、年齢を重ねると「骨量が減少しないように」と意識なさっている方が多い印象を受けます。

　平成22年国民生活基礎調査（表6）の介護が必要になった原因疾患を見てみると、要支援者には「関節疾患」「骨折・転倒」の割合（32.1％）が高いことがわかります[10]。このようなデータで示されている事実が、「骨量が減少しないように」と中高年の方の意識を高めるきっかけになっているのかもしれません。ジュニア期のダンサーにも「骨」の大切さを知ってほしいと考えています。

表6：要介護度別にみた介護が必要となった主な原因の構成割合

	脳血管疾患	認知症	高齢による衰弱	関節疾患	骨折・転倒	心疾患（心臓病）	パーキンソン病	糖尿病	呼吸器疾患	悪性新生物（がん）	視覚・聴覚障害	脊髄損傷	その他	不明・不詳
総数	21.5	15.3	13.7	10.9	10.2	3.9	3.2	3	2.8	2.3	2.1	1.8	7.5	1.8
要支援者	15.1	3.7	15.2	19.4	12.7	6.1	2.4	3.5	3.5	2.3	2.5	1.9	9.1	2.6
要介護者	24.1	20.5	13.1	7.4	9.3	3.2	3.6	2.8	2.5	2.2	1.9	1.7	6.6	0.9

単位（％）

（厚生労働省. 平成22年国民生活基礎調査. より引用）

①「エネルギー不足」のリスク

　運動量の多いアスリートにおいて、国際オリンピック委員会は Relative Energy Deficiency in Sport（RED-S）の概念を提唱しています。男性アスリートを含む全てのアスリートにおいて、「相対的なエネルギー不足」は発育・発達、代謝、心血管、精神、骨など全身への悪影響を与え、パフォーマンスの低下をもたらすこと。「運動によるエネルギー消費量に見合ったエネルギー摂取量」を確保することの重要性を示しています[11]。その中でも、女性アスリートに多い健康問題としてエネルギー不足、視床下部性無月経、骨粗鬆症を「女性アスリートの三主徴」と呼んでいます[12]。

　ダンサーは、芸術家と捉えられることが多いものの、運動量が多いという点から、アスリートと同様に、「エネルギー不足」が生じないよう配慮が必要です。

　また、無月経は疲労骨折と関係しています。無月経になると女性ホルモンであるエストロゲンの分泌が低下し、骨密度が低くなることがわかっています。国内で女性アスリートを対象に行った調査結果では、競技レベルに関わらず、16〜17歳の高校生時に疲労骨折の頻度が高いという報告があります[13]。

②食事からとるエネルギー量は足りているのか？

「（エネルギー摂取量－運動によるエネルギー消費量）÷除脂肪量」により利用可能なエネルギー量（energy availability）を計算し、30kcal 未満であると、エネルギー不足であると考えられます。ただし、現実的には、運動によるエネルギー消費量を正確に測ることができる選手は限られています。

　そこで、「BMI（体格指数）＝体重（kg）÷身長（m）÷身長（m）」を使って、確認する方法が推奨されています。BMI は、エネルギー量の摂取と消費のバランスを示す指標と考えることができるからです。アメリカのスポーツ医学会は成人では 18.5kg／㎡以上を目標値としており、エネルギー不足のスクリーニングとして 17.5kg／㎡未満、思春期では標準体重の 85％未満を用いて評価しています[12]。成長期の子供の体格を確認する指標として、国内では母子手帳に掲載されている成長曲線、カウプ指数（乳幼児期）、ローレル指数（学童期）などがありますので、それらを参考にする方法があります。また、海外の資料では、表7のローザンヌ国際バレエコンクールのメディカルチェックで使用されているものも参考になるでしょう[14][15]。

　表8は「ローザンヌ国際バレエコンクール」に参加した女性ジュニアダンサー（2004 年・2005 年）の BMI 値です（2011 年公表）[15][16]。成長期において、BMI 値の低いダンサーが多いことがわかります。

２）ミドル期（30〜40 歳代）：「エネルギー過多にならないように」

　ダンスに関わっている方は、年齢を重ねてもスリムな体型を維持している方が多いのですが、なかには「運動量が減ってきて、太りやすくなった」とおっしゃる方がいらっしゃ

表7：International cut-off points for BMI for thinness grade 1,2,and 3 by sex for exact ages between 2and18years. 抜粋

Age(years)	Boys BMI(kg/m²)			Girls BMI(kg/m²)		
	Thinness grades			Thinness grades		
	1	2	3	1	2	3
12.0	15.35	14.05	13.18	15.62	14.28	13.39
12.5	15.58	14.25	13.37	15.93	14.56	13.65
13.0	15.84	14.48	13.59	16.26	14.85	13.92
13.5	16.12	14.74	13.83	16.57	15.14	14.20
14.0	16.41	15.01	14.09	16.88	15.43	14.48
14.5	16.69	15.28	14.35	17.18	15.72	14.75
15.0	16.98	15.55	14.60	17.45	15.98	15.01
15.5	17.26	15.82	14.86	17.69	16.22	15.25
16.0	17.54	16.08	15.12	17.91	16.44	15.46
16.5	17.80	16.34	15.36	18.09	16.62	15.63
17.0	18.05	16.58	15.60	18.25	16.77	15.78
17.5	18.28	16.80	15.81	18.38	16.89	15.90
18.0	18.50	17.00	16.00	18.50	17.00	16.00

〔Thinness〕grades1：underweight, grade2：serious undernourishment, grade3：extremely serious undernourishment.
(Prix de Lausanne. The Prix de Lausanne Health Policy: why? And how? より引用)

表8：ローザンヌ国際バレエコンクール参加者（女性）「年齢別のBMI平均値」

年齢（歳）	人数（人）	BMI平均値（kg/m²）			年齢別・標準 体重の下限値（kg/m²）[15]
		全体	白人種	東洋人種	
15.0-15.4	9	17.1	17.4	16.9	17.45
15.5-15.9	18	17.7	17.9	17.4	17.69
16.0-16.4	23	17.7	18.0	17.1	17.91
16.5-16.9	28	18.0	18.2	17.8	18.9
17.0-17.4	25	18.6	18.8	18.1	18.25
17.5-18.0	24	17.5	17.9	17.1	18.38

(Peter Burckhardt, M.D. et al. The Effects of Nutrition, Puberty and Dancing on Bone Density in Adolescent Ballet Dancers, J Dance Med Sci,15(2),51-60. 2011. より引用)

います。現在の身体活動量に見合った食事量（エネルギー量）とし、エネルギーオーバーとなっている場合には、原因に合わせて体重を調整しておくことが、生活習慣病の予防につながります。エネルギーオーバーの原因が食事にある場合には、糖質や脂質をとり過ぎているケースが多いようです。この年代では、食べ過ぎを「控える」ことが必要になるケー

スが増えます。BMI18.5以上25kg／㎡未満、あるいは20歳の頃の体重を目指すことをおすすめします。

3）シニア期（50歳以上）：「摂取エネルギー量を控えすぎない」

　この年代になると、現役を引退されて指導者などで活躍されている方が増えていると思います。身体活動量が減少してくると、食べる量（摂取エネルギー量）を控えようとなさる方がいらっしゃるかもしれませんが、この世代では、摂取エネルギー量を「控え過ぎない」ことがポイントとなります。前述したとおり（資料1）、年齢を重ねてもたんぱく質摂取量を減らす必要はありません。特に65歳以上では、エネルギーやたんぱく質の摂取量が少ないと低栄養やフレイル（虚弱）になるリスクが高くなります。年齢を重ねても活動的に過ごせるように、食事からとるエネルギーやたんぱく質を十分に確保し、骨格筋を維持していくことを目指したい時期です。

Column

リハビリのときの食事

　骨折などのケガをした後、回復のためのリハビリテーションを行う場合があります。
　そのときには、下記のような計算式でエネルギー消費量を算出する方法があります（図7）[17]。リハビリを行ったときの消費エネルギー量に合わせて、摂取エネルギー量を決めることになります。創傷治癒やケガからの回復のためには、たんぱく質やビタミンA、ビタミンC、亜鉛などが必要です。また、骨折のときには、カルシウムとビタミンDの摂取が必要となります。

エネルギー消費量＝基礎代謝量 *× 活動係数 × ストレス係数

●基礎代謝量(Harris-Benedictの式)*
男性　66.47 + 13.75×体重 (kg) + 5.00×身長 (cm) −6.76×年齢
女性　655.10 + 9.56×体重 (kg) + 1.85×身長 (cm) −4.68×年齢

●活動係数の例		
	寝たきり（意識障害）	：1.0
	寝たきり（覚醒状態）	：1.1
	ベッド上安静	：1.2
	ベッドサイドリハ	：1.2
	ベッド外活動	：1.3
	機能訓練室でのリハ	：1.3～1.5
	軽労働	：1.5
	中～重労働	：1.7～2.0

●ストレス係数の例		
	術後3日間	：1.1～1.8（侵襲度による）
	骨折	：1.1～1.3
	感染症	：1.1～1.5

図7：エネルギー消費量の求め方
（若林秀隆．リハビリテーションと臨床栄養, Jpn J Rehabil,48 (4),270-281,2011. を参考に作成）
※基礎代謝量の推定式は日本人の食事摂取基準2020年版「基礎代謝基準値×体重」を使用する方法もあります。

❹ウエイトコントロール―目標の舞台に合わせたピーキングを―

1）減量は計画的に

　ダンサーに限らず、女性からは「あと○kg減量したい」というご相談を受ける機会が多くあります。「目指す体重は、何kgですか？」と問いかけると、自分にとって目指したい体重が明確になっていない方が半数以上です。舞台に立つダンサーであれば、自分にとってコンディションのよいベスト体重を把握しておくことをおすすめしています。

　「舞台の本番に向けて、○kg減量する」という具体的な目標が立てば、ご本人の希望に添って計画的に減量するためのアドバイスができます。

　減量期間中、食事からとるエネルギー量（以下摂取エネルギー量という）を極端に減らし続けていると、安静時代謝量が減少してしまうため[18]、なるべく摂取エネルギー量の減少量を小さくするようにします。特に成長期であるジュニア期のダンサーの場合には、成長のためのエネルギー量を確保する必要があります。この時期に摂取エネルギー量を減らし、常に減量しているような状態をつくってしまうと、安静時代謝量が減少し、かえって太りやすい身体をつくってしまうことになります。また、摂取エネルギー量を減らしたときに、減量前の体脂肪量が少ない人は体脂肪量が多い人と比べて、除脂肪量の減少割合が大きくなる可能性が示唆されています[19]。

2）栄養素密度を高めた食事に

　次に昼食のメニュー例をご覧いただきます。あなただったら、どちらを選びますか？

　短時間で食べられそうな右側のランチ（図8-2）を選びますか？　よく見ていただくと左側のランチ（図8-1）は、野菜が多く使用されており、ボリューム感があります。また、料理に使用した油や砂糖の量が少なくなっています。一方で、右側は、大きなコッペパン

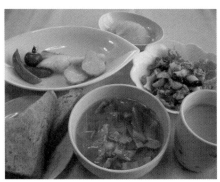

エネルギー　551kcal
たんぱく質　32.9g
脂質　17.6g

図8-1：昼食メニュー例1

or

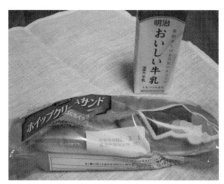

エネルギー　594kcal
たんぱく質　15.3g
脂質　33.0g

図8-2：昼食メニュー例2

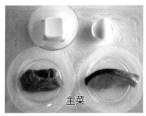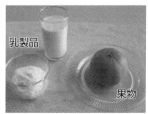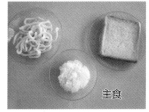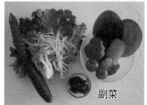

図9：1日にとりたい食品（例）

に高脂肪であるホイップクリームに砂糖が入っているため、左側よりも脂質の量が多く、エネルギー量が高い食事となっています。

　ここでわかるのは、料理のボリューム感とエネルギー量は必ずしも一致しないこと。また、油や砂糖の多い食事はエネルギー量も多くなるということです。そこで、減量をする場合には、野菜のように低エネルギー量の食品を多くとり、油や砂糖のとり方を少なくすることがポイントとなります。減量時には、脂質のエネルギー比率を25％以内にすることが推奨されています。

　たとえば、2カ月で体重を1kg減らしたい場合には、減量期間（60日間）で7,000kcal分を減らす必要があります。1日あたりにすると、7,000kcal÷60日=117kcal分を食事か運動でコントロールすることになります。食事だけで1日に117kcalを減らそうとする場合、砂糖入りの缶コーヒー2杯分をブラックコーヒーやお茶に切り替えると－120kcal/日とすることができます。あるいは、マヨネーズ大さじ2杯分をノンオイルドレッシングにすることでも、同様に脂質からとるエネルギー量を減らすことができます。

　摂取エネルギー量を減らす場合には、少なくとも基礎代謝量は確保しましょう。摂取エネルギー量を減らすと、カルシウム、鉄などのミネラルやビタミン類が不足しやすくなります。そこで、身体に必要な栄養素を確保するため、栄養素密度を高めた食事をとることをおすすめします。次に、栄養素密度を高めた食事とするために、1日にとりたい食品例をお示しします（図9）。この内容は、減量する場合であっても、少なくともとっていただきたい食品例です。主食は、1回の食事でごはん1杯100g（コンビニおにぎり約1個分）です。1日3回の食事であれば、この量を3回食べることができます。同じエネルギー量を他の主食でとる場合には、食パン6枚切り1枚、ゆでうどん120gと置きかえられます。図9に示した食品を使用してお料理を作る場合、油脂類の使用量を大さじ2杯にすると、1日で約1,400kcalの食事内容となります。減量しなくてよい場合には、体格や運動量に

応じて、主食や副食の量を増やすとよいでしょう。

❺本番前の食事

舞台の本番前は、食べ慣れた料理をとりましょう。特別なものをとる必要はありません。糖質中心の食事とし、脂質を控えることをおすすめします。いもや豆類などの食物繊維が多い食品は、とり過ぎると、ガスが発生してお腹が張ってしまうことがあるため、この時期にあえて多くとることは避けた方がよいでしょう。また、衛生面を考えて、生ものも避けておいたほうが無難です。

舞台本番前の食事は、開始時刻の3時間前までにとるのがよいでしょう。図10のように、糖質や水分をとって本番に向けてエネルギーを蓄えます。1日2回の公演がある場合、

本番前のタイミングに合わせた補食（例）

3時間前まで　糖質中心の食事

2時間前くらい　糖質中心の軽食
> おにぎり・あんぱん・カステラ・バナナなど

1時間以内　糖質、水分中心の軽食
> スポーツドリンク・100%果汁ジュース・ゼリー飲料・バナナなど

図10：本番前のタイミングに合わせた補食（例）

表9：本番の間に糖質補給ができる食品（例）

糖質を多く含む食品	糖質（g）
ごはん1杯	56
おにぎり1個	47
食パン2枚	56
切りもち2枚	51
うどん（ゆで）1玉	54
スパゲティ（ゆで）1人前	74
カステラ2切れ	63
あんぱん1個	50
バナナ1本	22
オレンジジュース1本	20

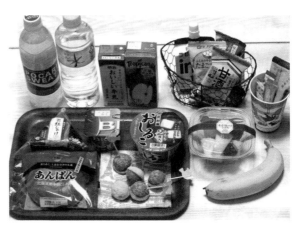

図11：楽屋に用意しておくと便利な補食

223

1回目の公演終了から次の公演までの休憩時間に1時間あたり1.0〜1.2g/kg体重の糖質をとると、筋グリコーゲンの回復が早まります[5]。表9の食品を参考にしてみてください。

　衣装をつけてメイクアップをしたダンサーの補食はNGという場合があるかもしれません。図11は、楽屋に用意しておくと便利な補食です。できれば、口紅がおちないように1口サイズの補食をとってから、本番に臨んでいただきたいところです。

❻「食」を楽しむことで、表現力を磨く

　前段までは、ダンサーの身体づくりや、パフォーマンスの向上を考えるうえで大切な栄養補給のことを中心にお伝えしてきました。

「食」は栄養補給以外にも、私たちに多くのモノ、コトを与えてくれます。たとえば、「旅公演に出かけて、その土地でしか食べられない料理を味わう」「お天気のよい日に、外でお花見をしながら、ランチをとる」「食卓を囲んで、仲間のお誕生日祝いをする」といったようなさまざまな機会を通して、「食」は私たちの心に潤いを与えてくれます。家族や仲間との絆を強くするきっかけをつくってくれたり、訪れた土地の文化を知るきっかけになったりすることもあるでしょう。「食」を楽しむことは、ダンサーの心を豊かにし、作品への創作意欲やモチベーションも高めてくれるに違いありません。

　ダンサーのパフォーマンスは、スタジオでのレッスンだけでなく、ふだんの生活の一瞬一瞬の積み重ねから生まれています。ふだんの「食」を含めたライフスタイルを充実させることは、舞台でのダンサーの「表現力」も高めてくれることでしょう。

参 考 資 料　日本人の食事摂取基準2020年版（厚生労働省）

資料1

たんぱく質の食事摂取基準（推定平均必要量、推奨量、目安量：g／日、目標量：％エネルギー）

性別	男性				女性			
年齢等	推定平均必要量	推奨量	目安量	目標量[1]	推定平均必要量	推奨量	目安量	目標量[1]
0〜5（月）	―	―	10	―	―	―	10	―
6〜8（月）	―	―	15	―	―	―	15	―
9〜11（月）	―	―	25	―	―	―	25	―
1〜2（歳）	15	20	―	13〜20	15	20	―	13〜20
3〜5（歳）	20	25	―	13〜20	20	25	―	13〜20
6〜7（歳）	25	30	―	13〜20	25	30	―	13〜20
8〜9（歳）	30	40	―	13〜20	30	40	―	13〜20
10〜11（歳）	40	45	―	13〜20	40	50	―	13〜20
12〜14（歳）	50	60	―	13〜20	45	55	―	13〜20
15〜17（歳）	50	65	―	13〜20	45	55	―	13〜20
18〜29（歳）	50	65	―	13〜20	40	50	―	13〜20
30〜49（歳）	50	65	―	13〜20	40	50	―	13〜20
50〜64（歳）	50	65	―	14〜20	40	50	―	14〜20
65〜74（歳）[2]	50	60	―	15〜20	40	50	―	15〜20
75以上（歳）[2]	50	60	―	15〜20	40	50	―	15〜20
妊婦（付加量）								
初期					+0	+0	―	―[3]
中期					+5	+5	―	―[3]
後期					+20	+25	―	―[4]
授乳婦（付加量）					+15	+20	―	―[4]

1　範囲に関しては、おおむねの値を示したものであり、弾力的に運用すること。
2　65歳以上の高齢者について、フレイル予防を目的とした量を定めることは難しいが、身長・体重が参照体位に比べて小さい者や、特に75歳以上であって加齢に伴い身体活動量が大きく低下した者など、必要エネルギー摂取量が低い者では、下限が推奨量を下回る場合があり得る。この場合でも、下限は推奨量以上とすることが望ましい。
3　妊婦（初期・中期）の目標量は、13〜20％エネルギーとした。
4　妊婦（後期）及び授乳婦の目標量は、15〜20％エネルギーとした。

資料2

参照体重における基礎代謝量

性別	男性			女性		
年齢（歳）	基礎代謝基準値 （kcal/kg体重/日）	参照体重（kg）	基礎代謝量 （kcal/日）	基礎代謝基準値 （kcal/kg体重/日）	参照体重（kg）	基礎代謝量 （kcal/日）
1～2	61.0	11.5	700	59.7	11.0	660
3～5	54.8	16.5	900	52.2	16.1	840
6～7	44.3	22.2	980	41.9	21.9	920
8～9	40.8	28.0	1,140	38.3	27.4	1,050
10～11	37.4	35.6	1,330	34.8	36.3	1,260
12～14	31.0	49.0	1,520	29.6	47.5	1,410
15～17	27.0	59.7	1,610	25.3	51.9	1,310
18～29	23.7	64.5	1,530	22.1	50.3	1,110
30～49	22.5	68.1	1,530	21.9	53.0	1,160
50～64	21.8	68.0	1,480	20.7	53.8	1,110
65～74	21.6	65.0	1,400	20.7	52.1	1,080
75以上	21.5	59.6	1,280	20.7	48.8	1,010

資料3

年齢階級別に見た身体活動レベルの群分け（男女共通）

身体活動レベル	Ⅰ（低い）	Ⅱ（ふつう）	Ⅲ（高い）
1～2（歳）	―	1.35	―
3～5（歳）	―	1.45	―
6～7（歳）	1.35	1.55	1.75
8～9（歳）	1.40	1.60	1.80
10～11（歳）	1.45	1.65	1.85
12～14（歳）	1.50	1.70	1.90
15～17（歳）	1.55	1.75	1.95
18～29（歳）	1.50	1.75	2.00
30～49（歳）	1.50	1.75	2.00
50～64（歳）	1.50	1.75	2.00
65～74（歳）	1.45	1.70	1.95
75以上（歳）	1.40	1.65	―

資料4

推定エネルギー必要量(kcal／日)

性別	男性			女性		
身体活動レベル[1]	I	II	III	I	II	III
0～5（月）	—	550	—	—	500	—
6～8（月）	—	650	—	—	600	—
9～11（月）	—	700	—	—	650	—
1～2（歳）	—	950	—	—	900	—
3～5（歳）	—	1,300	—	—	1,250	—
6～7（歳）	1,350	1,550	1,750	1,250	1,450	1,650
8～9（歳）	1,600	1,850	2,100	1,500	1,700	1,900
10～11（歳）	1,950	2,250	2,500	1,850	2,100	2,350
12～14（歳）	2,300	2,600	2,900	2,150	2,400	2,700
15～17（歳）	2,500	2,800	3,150	2,050	2,300	2,550
18～29（歳）	2,300	2,650	3,050	1,700	2,000	2,300
30～49（歳）	2,300	2,700	3,050	1,750	2,050	2,350
50～64（歳）	2,200	2,600	2,950	1,650	1,950	2,250
65～74（歳）	2,050	2,400	2,750	1,550	1,850	2,100
75以上（歳）[2]	1,800	2,100	—	1,400	1,650	—
妊婦（付加量）[3]						
初期				＋50	＋50	＋50
中期				＋250	＋250	＋250
後期				＋450	＋450	＋450
授乳婦（付加量）				＋350	＋350	＋350

1 身体活動レベルは、低い、ふつう、高いの三つのレベルとして、それぞれI、II、IIIで示した。
2 レベルIIは自立している者、レベルIは自宅にいてほとんど外出しない者に相当する。レベルIは高齢者施設で自立に近い状態で過ごしている者にも適用できる値である。
3 妊婦個々の体格や妊娠中の体重増加量及び胎児の発育状況の評価を行うことが必要である。
注1：活用に当たっては、食事摂取状況のアセスメント、体重及びBMIの把握を行い、エネルギーの過不足は、体重の変化又はBMIを用いて評価すること。
注2：身体活動レベルIの場合、少ないエネルギー消費量に見合った少ないエネルギー摂取量を維持することになるため、健康の保持・増進の観点からは、身体活動量を増加させる必要がある。

【参考文献】

1）足立巳幸．料理選択型栄養教育の枠組みとしての核料理とその構成に関する研究，民族衛生，50（2），70-107．1984．

2）厚生労働省．日本人の食事摂取基準 2020 年版．
https://www.mhlw.go.jp/stf/seisakunitsuite/bunya/kenkou_iryou/kenkou/eiyou/syokuji_kijyun.html

3）Nutrition Working Group of the medical and Scientific Commission of the International Olympic Committee.Nutrition for Athletes. 2016.

4）Sundgot-Borgen J. et al.How to minimise the health risks to athletes who compete in weight-sensitive sports review and position statement on behalf of the Ad Hoc Research Working Group on Body Composition, Health and Performance, under the auspices of the IOC Medical Commission,Br J Sports Med,47,1012–1022. 2013.

5）Thomas DT.et al.American College of Spors Medicine Joint Position Statement,Nutrition and Athletic Performance,Med Sci Sports Exerc.,48,543-568. 2016.

6）Madonna MM.et al.Dietary Protein Distribution Positively Influences 24-h Muscle Protein Synthesis in Healthy Adults, J.Nutri, 144,876–880. 2014.

7）小清水孝子，柳沢香絵，横田由香里．「スポーツ選手の栄養調査・サポート基準値策定及び評価に関するプロジェクト」報告，栄養学雑誌，64（3），205-208. 2006.

8）田口素子，辰田和佳子，樋口満．競技特性の異なる女子スポーツ選手の安静時代謝量，栄養学雑誌，68（5），289-297. 2010.

9）文部科学省．食生活学習教材（中学生用）食生活を考えよう．

10）厚生労働省．平成 22 年国民生活基礎調査．

11）Mountjoy M.et al.The IOC consensus statement:beyond the Female Athlete Triad- Relative Energy Deficiency in Sport(RED-S),Br J Sports Med,48,491-497. 2014.

12）De Souza MJ.et al.2014 Female Athlete Triad Coalition Consensus Statement on Treatment and Return to Play of the Female Athlete Triad:1st International Conference held in San Francisco, California, May 2012 and 2nd International Conference held in Indianapolis, Indiana, May 2013,Br J Sports Med,48,289. 2014.

13）大須賀穣，能瀬さやか：アスリートの月経周期異常の現状と無月経に影響を与える因子の検討．日本産婦人科医学会雑誌 68 付録，4-15. 2016.

14）Prix de Lausanne. The Prix de Lausanne Health Policy: why? And how?
https://www.prixdelausanne.org/wp-content/uploads/2014/11/PDL-Health-Policy.pdf

15）Cole TJ. et al.Body mass index cut offs to define thinness in children and adolscents: international survey, BMJ, 28(335), 194. 2007.

16）Peter Burckhardt, M.D.,Emma Wynn,Ph.D.et al.：The Effects of Nutrition, Puberty and Dancing on Bone Density in Adolescent Ballet Dancers, J Dance Med Sci,15(2),51-60. 2011.

17）若林秀隆．リハビリテーションと臨床栄養, Jpn J Rehabil, 48 (4),270-281. 2011.

18）Stiegler P,Cunliffe A.The Role of Diet and Exercise for the Maintenance of Fat-Free Mass and Resting Metabolic Rate During Weight Loss, Sports Med, 36 (3), 239-262. 2006.

19）Printice AM.et al.Physiological responses to slimming,Proc Nutr Soc,50,441-458. 1991.

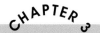

CHAPTER 3

NO. 3

Women's Health

ダンサーの婦人科の問題と対策

能瀬さやか

東京大学医学部産婦人科学教室 特任助教
国立スポーツ科学センタースポーツメディカルセンター 婦人科

❶ 女性アスリートの三主徴

1) 女性アスリートの三主徴とは

　ダンサーは、アスリート、特に新体操や体操などの審美系の選手に似た悩みを抱えている人が多いと考えています。本稿では、女性アスリートの例に沿って、女性ダンサーのための婦人科問題について解説します。

　2014 年、国際オリンピック委員会（IOC）が RED-S（Relative Energy Deficiency in Sport：スポーツにおける相対的エネルギー不足）という概念を発表しました[1]。これは、「（女子選手に限らず男子選手も含む）すべてのアスリートにとってエネルギーの不足があると、発育や発達、精神面、消化器系、免疫、月経、骨・内分泌・代謝など、全身に悪影響を及ぼし、パフォーマンス低下の原因となる。スポーツの実施には運動量に見合ったエネルギー摂取量がとても重要である」という内容の合同声明です。RED-S で挙げられている問題のなかで、特に女子選手に多く見られるのは、①利用可能エネルギー不足、②無

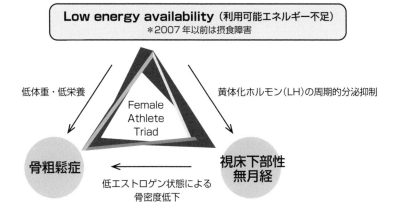

図1：女性アスリートの三主徴
（Rebecca J, et al. International Journal of Women's Health. より引用）

CHAPTER 3 ── 03 ── SAYAKA NOSE

月経、③骨粗鬆症であり、この3つの問題を「女性アスリートの三主徴」と呼んでいます[2]（図1）。三主徴は互いに関連し合っており、三主徴が起こるきっかけが①の利用可能なエネルギーの不足にあるとされています。

Column

アスリートと摂食障害

　アスリートは一見健康そうに見えます。しかし実際は摂食障害になる確率がとても多いと報告されており、一般の女性よりもアスリート女性の方が摂食障害の発生率は高いです。特に、10代後半〜20代前半の選手に頻発し、美しさを求められる審美系の競技や、厳格な体重制限・減量がある競技などで頻度が高くなっています。

　外来でアスリートを診療していても、摂食障害の選手がすごく多いと感じています。アスリート外来を受診した人のなかで、利用可能エネルギー不足による無月経と診断された選手のうち、12％が精神科医によって摂食障害の診断を受けています。つまり、無月経で受診した選手の10人に1人が摂食障害を抱えているのです。

　印象として、減量やケガをきっかけに摂食障害になる選手が多いです。例えば指導者に「○日までに○キロ落としなさい」と言われると、10代の選手はガムシャラに体重を落とそうとします。1日に10回以上体重計に乗り、「まだ減ってない」「自分は練習量が足りないのではないか。食べすぎなのではないか」と悩み、さらに練習量を増やして、食べる量を減らし、エネルギー不足になるという悪循環に陥る選手が多くいます。陰で下剤を乱用したり、トイレで吐いてしまうこともあります。しかし、自分からは絶対に「摂食障害だ」とは言いません。医療者側は、無月経など、別の症状で来院したことをきっかけにして、摂食障害や食行動の異常がないかを念頭においた対応をする必要があります。また、ケガをしてしまい、療養中に体重が増え、復帰時に減量することから摂食障害を発症する方も多いです。

　本来は「摂食障害」という診断がつくかなり前から、周囲が介入しなければいけない問題です。海外では、摂食障害の有無や骨密度をスコア化して、既定の点数以上であればその選手は練習に参加させない、また試合にも出さないという取り組みをしているところもあります。

2）利用可能エネルギー不足と月経

　ダンスやスポーツを行ううえで必要なエネルギーが不足すると、脳からのホルモン分泌が低下します。最初に減少するのが黄体化ホルモン（LH）です。黄体化ホルモンは排卵を促すためのホルモンです。排卵は、妊娠のために起こります。もし、飢餓状態で妊娠してしまうと、胎児だけではなく母親の健康も害してしまうため、身体が「エネルギーが不

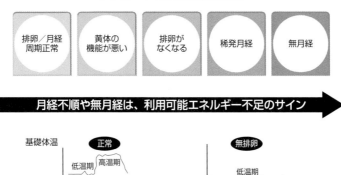

図2：アスリートの月経異常
（Mallinson RJ,et al. International Journal of Women's Health. より引用、一部改変）

足している状態で妊娠している場合じゃない。まずは身体を守ろう」と排卵を止めて、妊娠をさせないようにするのです。

黄体化ホルモンが低下し、3カ月以上月経が止まってしまうことを続発性無月経といいます。

無月経の改善のゴールは、規則的な月経と排卵を回復させることです。月経がきちんと回復し、アスリートやダンサーで「月経痛がつらい、月経前にコンディションが落ちる」などの問題がある人は、次に行う別の対策があるので、まずは自然な状態戻すことを治療のゴールにしています（図2）。

無月経の状態になると、エストロゲンというホルモンも低下します。エストロゲンは骨の新陳代謝の際に、骨からカルシウムが溶けだすのを抑制する働きがあります。利用可能エネルギー不足によってこのエストロゲンの低下や低体重、低栄養が重なると、10〜20代の選手でも骨粗鬆症になってしまうというケースもあります。

Column

月経不順の段階と基礎体温

妊娠を希望する女性や、体調管理に気をつけている一般の女性にも、基礎体温をつけている方がいます。正常な基礎体温は、二相性といって、低温期と、高温期に分けられ、高温期は約2週間です。2週間以上続く場合は、妊娠以外ありません。

もともと正常な基礎体温だった人が利用可能エネルギー不足になると、まず高温期が短

くなってきます。この時点でエネルギーバランスが改善されなければ、排卵がなくなり、低温期だけになって、最終的に月経が完全に止まってしまいます。私は、外来で女性アスリートやダンサーに対して「できれば基礎体温をつけてください」と伝えています。基礎体温をつけていると、高温期が短くなったり無くなってきたなと思ったら、食事量と運動量を見直し、時には運動量や練習量を減らすなどの自己管理ができます。女性アスリートにとって、月経はやっかいなものと思われがちですが、今自分に必要なエネルギーが足りているかどうかの指標になるため、有利に働くこともあります。

3）女性アスリートの三主徴と骨

　女性アスリートの三主徴があると、疲労骨折のリスクが高まることも明らかになっています[3]。特に20代の選手と比較し、10代で三主徴を抱えている選手では疲労骨折のリスクが高いことが明らかになっています[3]。使い過ぎによって疲労骨折をしてしまうダンサーも多いですが、三主徴は疲労骨折のリスクの一つとなることも念頭においた対応が重要です。疲労骨折は、アスリートだと審美系の選手に多く、無月経の選手が多い競技と、競技特性が一致しています（図3、図4）。

　約380人のアスリートの腰椎の骨密度を比較したデータを見ると、無月経の選手は同年齢の一般の人よりも骨密度が低いです。競技別には、陸上の長距離選手は骨量が低く、月経がきている選手でも一般女性より骨密度が低いです[4]。これは、低体重が影響していると考えられます。

　一方で、新体操の選手は無月経であっても腰椎の骨量はそれほど低くないことが多いです。これはジャンプ動作によって、腰椎にある程度の荷重がかかることで、無月経に伴う

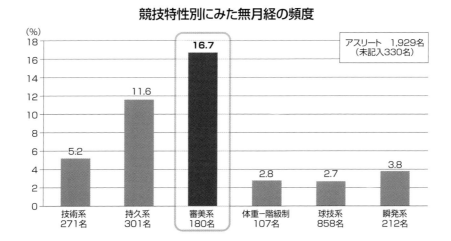

図3：競技別に見た無月経の頻度
（日本医療研究開発機構. 若年女性のスポーツ障害の解析とその予防と治療. より引用）

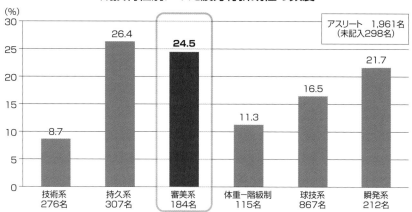

競技特性別にみた疲労骨折既往の頻度

(%)

アスリート　1,961名
（未記入298名）

- 技術系 276名: 8.7
- 持久系 307名: 26.4
- 審美系 184名: **24.5**
- 体重−階級制 115名: 11.3
- 球技系 867名: 16.5
- 瞬発系 212名: 21.7

図4：競技特性別に見た疲労骨折の頻度
（日本医療研究開発機構．若年女性のスポーツ障害の解析とその予防と治療．より引用）

低エストロゲン状態によって骨量が低くなることが相殺されていると考えられます。このような競技では、非荷重部位である橈骨の骨量を測定すると、やはり無月経の選手は骨量が低いです。フィギュアスケートや体操の選手も同じ傾向なので、ダンサーも骨量を測定する際は、荷重部位の腰椎・非荷重部位の橈骨の両方を測定するなど、部位を考えて調べた方がよいと考えています。

　アスリートの骨量を下げる因子について、初経年齢、10代の無月経期間、20代の無月経期間、トレーニング量、体組成、ホルモン値などを基準に調査したところ、最終的には①10代で1年以上無月経を経験していること、②体重が少ないことの2点が強く影響を与えていることがわかりました[5]（図5）。つまり、10代でしっかりとエストロゲンが分

低骨量／骨粗鬆症の関連因子

	Multivariate Logistic Regression Analysis			
	N	OR	95% CI	*P*
Secondary amenorrhea in their teenage	210	7.11	2.38–21.24	<0.001
BMI	210	0.56	0.42–0.73	<0.001
Factors with P value<0.05 in the univariate logistic regression analysis for low BMD were analyzed by multivariate logistic regression.				

【低骨量 /骨粗鬆症の関連因子】
1. 10代で1年以上無月経を経験していること
　→**10代でのエストロゲン**
2. 現在 BMIが低いこと
　→**適切な体重**

図5：低骨量／骨粗鬆症の関連因子
（Nose-Ogura S, et al. Clin J Sport Med.[5] より引用）

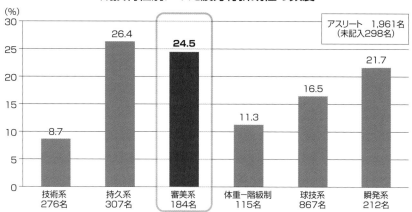

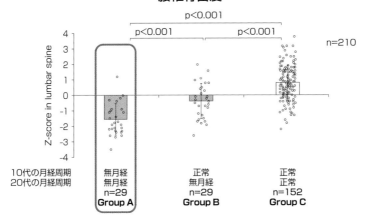

腰椎骨密度

図6：腰椎の骨密度
(Nose-Ogura S, et al. Clin J Sport Med.[5] より引用)

泌されていることと、適切な体重であることがとても重要ということです。

　また実際に、これらのアスリートを① 10 ～ 20 代で 1 回も月経がきていない選手、②
10 代で月経が来ていて 20 代以降で無月経になった選手、③ 10 代から月経が定期的にき
ている選手の 3 群に分けて骨密度をみてみると、①の 10 代から継続的に無月経を経験し
ている選手は、20 才以降で無月経となった選手と比較し、骨量が明らかに低い結果にな
りました[5]（図 6）。

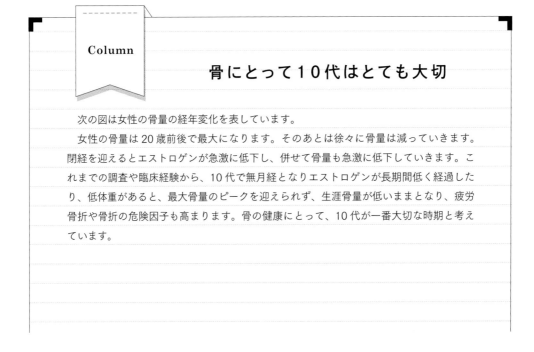

Column

骨にとって10代はとても大切

　次の図は女性の骨量の経年変化を表しています。

　女性の骨量は 20 歳前後で最大になります。そのあとは徐々に骨量は減っていきます。
閉経を迎えるとエストロゲンが急激に低下し、併せて骨量も急激に低下していきます。こ
れまでの調査や臨床経験から、10 代で無月経となりエストロゲンが長期間低く経過した
り、低体重があると、最大骨量のピークを迎えられず、生涯骨量が低いままとなり、疲労
骨折や骨折の危険因子も高まります。骨の健康にとって、10 代が一番大切な時期と考え
ています。

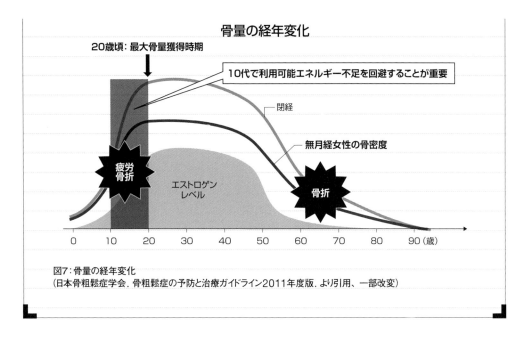

図7：骨量の経年変化
（日本骨粗鬆症学会. 骨粗鬆症の予防と治療ガイドライン2011年度版. より引用、一部改変）

4）利用可能エネルギー不足の定義

　三主徴は利用可能エネルギー不足に起因して関わり合っていると解説してきましたが、具体的に利用可能エネルギー不足はどのように判断すればよいのでしょうか。

　アメリカスポーツ医学会では、利用可能エネルギー不足の定義を以下のように示しています[2]。

> **（エネルギー摂取量）―（運動によるエネルギー消費量）を除脂肪量1kgで割った値が30kcal未満/日**

　しかし、実際に現場で医療者やトレーナーがこの定義でエネルギー摂取量と消費量をスクリーニングするのは難しいと思います。そのため、全ての利用可能エネルギー不足の選手をスクリーニングできるわけではありませんが、まずはBMIや標準体重から、スクリーニングすることが多いです。成人ではBMI17.5以下、思春期では標準体重の85％以下、または1カ月の体重減が10％以上であれば、その選手は利用可能エネルギー不足と判定しています。重要なことは、このような利用可能エネルギー不足がパフォーマンスに影響するということなのです。

❷女性アスリートの三主徴の診断

1）無月経の原因

　女性アスリートの場合、無月経は利用可能エネルギー不足が原因で起こることが多いです。しかし、一般の女性からするとあまりメジャーではありません。利用可能エネルギー不足以外にも、無月経にはさまざまな原因があります（図8）。原因によって治療方針が

235

続発性無月経の原因

1. 生理的無月経		
a. 妊娠	b. 産褥無月経, 授乳性無月経	c. 閉経

2. 病的無月経	
a. 子宮性無月経 　1）炎症性子宮性無月経（結核性子宮内膜炎など） 　2）外傷性子宮性無月経（Asherman病） b. 卵巣性無月経 　1）早発閉経 　2）ゴナドトロピン抵抗性卵巣 　3）多嚢胞性卵巣 * c. 下垂体性無月経 　1）Sheehan症候群 　2）下垂体腫瘍, supra-sellar tumor 　3）視床下部機能低下に引き続く二次的 　　下垂体機能低下 **	d. 視床下部性無月経 　1）原因不明の視床下部機能障害 　2）神経性食欲不振症 　3）医原性（薬物性）無月経 　　（post pill amenorrheaを含む） 　4）心因性無月経 　5）乳汁漏出性無月経症候群のうち 　　Chiari-Frommel症候群 　　Argonz-del-Castillo症候群 　6）Frohlich症候群などの視床下部疾患 　7）全身性・消耗性疾患, 内分泌疾患に伴うもの

（注1）＊卵巣性であるかどうかは議論が多い.
　　　＊＊本来は視床下部性であるが, 二次的に下垂体機能が障害され下垂体性無月経の形をとるもの.
（注2）子宮・卵巣・下垂体などの手術. 放射線などによる臓器機能の欠落については除いた.

無月経の原因が何かを知ることが重要 ▶ 原因毎に治療方針が異なる

図8：続発性無月経の原因
（Health Management for Female Athlete Ver3. より転載）

全く異なるため、原因をしっかり見極めないといけません。

　利用可能エネルギー不足による無月経の場合、当然、「利用可能エネルギー不足の改善」が治療となります。しかし、現在の日本では利用可能エネルギー不足が原因の無月経であっても、低用量ピルの使用で月経を誘発している傾向があります。原因が利用可能エネルギー不足の場合のピルの使用は、国際的には推奨されていません。

　実際に調査をしてみると不足しているエネルギーとは、具体的には炭水化物です。たんぱく質が不足しているケースはあまりいません。現在、「糖質ダイエット」といって米やパンなどの主食を抜くダイエットが流行しており、一般の方でも無月経になって医療機関を受診する方がいます。炭水化物はエネルギーとしてとても重要なので、適切に摂ることが大切です。

2）三主徴のスクリーニング

　三主徴をスクリーニングするために、国際的に推奨されている問診表があります[6]（図9）。

　1〜5の質問が月経に関する内容、6〜9が利用可能エネルギー不足や摂食障害に関する内容、10〜11が骨粗鬆症や疲労骨折に関する内容です。月経に関する質問は、婦人科を受診した際にも聞かれることが多い質問項目ではありますが、婦人科では疲労骨折や減量について問われることは少ないです。婦人科では、最終的にホルモン値を測定して診断しています。利用可能エネルギー不足による無月経の特徴は、黄体化ホルモン（LH）が非常に低いことです。「この数値以下だと利用可能エネルギー不足だ」という具体的な診断基準はありませんが、目安としては、LH 3 mIU/ml 以下であれば利用可能エネルギー

アスリートにおける三主徴のスクリーニング

（アメリカスポーツ医学会）

1. 月経は規則的にきていますか？
2. 何歳で初経がきましたか？
3. 最終月経はいつですか？
4. 最近 12 ヶ月間で何回月経がありましたか？
5. ホルモン剤を服用していますか？（低用量ピル等）

6. 今、体重が気になりますか？
7. 誰かに減量を勧められていますか？
8. 特別な減量方法を実施していますか、もしくはいくつかの食べない食品や食品グループがありますか？
9. 摂食障害になったことがありますか？

10. 疲労骨折をおこしたことがありますか？
11. 低骨量／骨粗鬆症といわれたことがありますか？

図9：アスリートの三主徴におけるスクリーニング
(Elizabeth, et al. British Journal of Sports Medicine.より引用)

不足と判断することがあります（図10）。

　また、無月経の他の原因として、多嚢胞性卵巣症候群もあります。この場合はLH値がとても高くなります。多嚢胞性卵巣症候群の場合は、利用可能エネルギー不足による無月経とは治療方法が異なります。多嚢胞性卵巣症候群では、ホルモン療法を行うことが多いです。妊娠を希望していない場合には、低用量ピルや、プロゲステロン製剤というホルモン療法で治療していきます。妊娠を希望している場合には、少し排卵しにくい体質なので、排卵誘発剤を使って妊娠に向けて治療していくことがあります。ただし、排卵誘発剤の一部はドーピング禁止物質に指定されているので注意が必要です。これに対して、利用可能エネルギー不足のときには、最初からホルモン療法をすることはなく、まずはエネルギー

利用可能エネルギー不足による無月経の診断手順

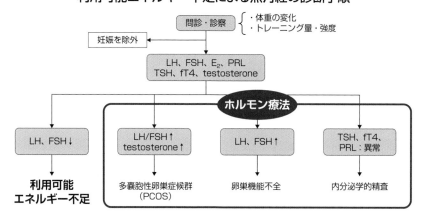

図10：利用可能エネルギー不足による無月経の診断手順
(Nose-Ogawa. Journal of Obstetrics and Gynaecology Research.より引用)

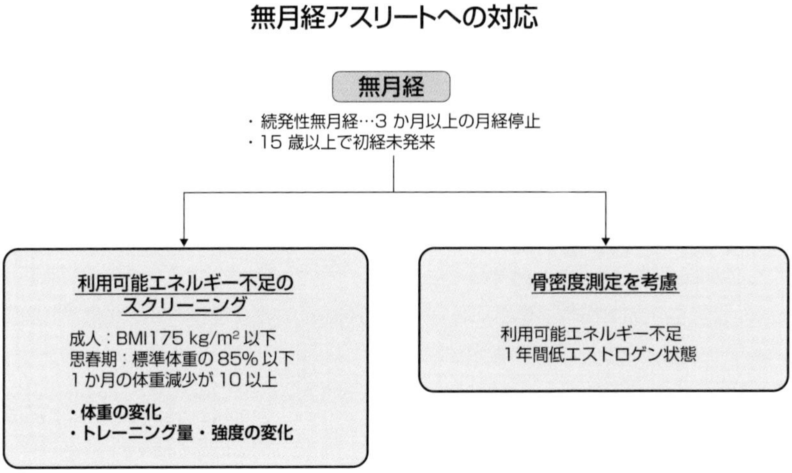

無月経アスリートへの対応

無月経
・続発性無月経…3か月以上の月経停止
・15歳以上で初経未発来

利用可能エネルギー不足の
スクリーニング

成人：BMI175 kg/m² 以下
思春期：標準体重の85%以下
1か月の体重減少が10以上
・体重の変化
・トレーニング量・強度の変化

骨密度測定を考慮

利用可能エネルギー不足
1年間低エストロゲン状態

図11：無月経アスリートへの対応

バランスを見直します。

3）骨密度の測定

　トレーナーやメディカルスタッフで、無月経のダンサーと関わっている場合「一度医療機関を受診させて、骨密度を測った方がよいのか……」と悩むこともあると思います。婦人科のガイドラインでは、骨密度を測定すべき選手として次の2項目を記載しています。
　①1年以上無月経のアスリート
　②利用可能エネルギー不足のアスリート
　受診を勧めるか迷った場合は、先述のスクリーニングと併せて参考にしてください。

Column

骨密度の基準「Ｚスコア」

　いざダンサーが骨密度の測定をして「病院で〇%と言われました」と報告されるかもしれません。しかし、若年アスリートでは骨密度は%では評価してはいけないことになっています。特に10代の女性は最大骨密度を獲得する前になるので、%で出される骨密度は当然低く出てしまいます。そのため、同年代の人との平均値と比較して診断する「Ｚスコア」を使います。「Ｚスコアー1未満であれば低骨量」と覚えてください[2]。

ある陸上の長距離のアスリートは、－4.1 というとても低い Z スコアでした。この女性は、無月経で、経験した疲労骨折は 10 回です。女性アスリートの三主徴を抱えて疲労骨折を起こした選手は、骨折が治って復帰してもまた繰り返してしまいます。また、治りがとても遅く復帰に時間がかかる印象があります。最近では「無月経の陸上選手はケガが多いので採用しない」という実業団もあります。ダンサーも十分注意すべきことだと思います。

アスリートの低骨量／骨粗鬆症の診断基準

アメリカスポーツ医学会の指針

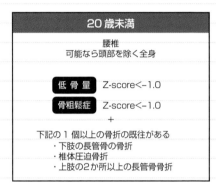
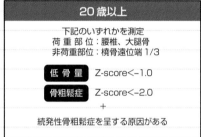

20 歳未満
腰椎 可能なら頭部を除く全身

低 骨 量	Z-score<-1.0
骨粗鬆症	Z-score<-1.0

＋
下記の 1 個以上の骨折の既往がある
・下肢の長管骨の骨折
・椎体圧迫骨折
・上肢の2か所以上の長管骨骨折

20 歳以上
下記のいずれかを測定 荷 重 部 位：腰椎、大腿骨 非荷重部位：橈骨遠位端 1/3

低 骨 量	Z-score<-1.0
骨粗鬆症	Z-score<-2.0

＋
続発性骨粗鬆症を呈する原因がある

図12：アスリートの低骨量／骨粗鬆症の骨密度のアメリカスポーツ医学会の指針
（De Souza, at al. British Journal of Sports Medicine.[2] より引用、一部改変）

❸ 女 性 ア ス リ ー ト の 三 主 徴 の 治 療 法

1）利用可能エネルギー不足の改善方法

　残念ながら、日本人向けの利用可能エネルギー不足治療の明確な指針や数値はまだありません。現在、公認スポーツ栄養士や公認スポーツドクターが協力し、作成しているという段階にあります。ただし基本的な考え方は単純で、利用可能エネルギー不足を改善するためには、「エネルギー摂取量である食事量を増やすか、エネルギー消費量である運動量を減らすこと」であり、両方同時に行うほうが有効です（図13）。しかし、指導者やコーチは練習量・運動量を減らす提案ができますが、医師やトレーナーはコーチングに関わるところは言いづらいため、「食事量を増やす」という指導のほうが現実的です。ただし、「食事量を増やす」といっても、食べられる量には限界があります。そのため、どうしても運動量も減らさないと利用可能エネルギー不足はなかなか改善されません。

　最近では、無月経になると「練習量を落とした方がいいですか？」と自ら提案をしてくれるトップアスリートがいたり、コーチ側も理解を示してくれている方が増えてきていま

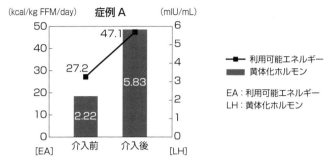

利用可能エネルギー不足の改善を行う

①エネルギー摂取量（食事量）の増加 または／かつ
②エネルギー消費量（運動量）の減少

症例A

凡例：
- 利用可能エネルギー
- 黄体化ホルモン

EA：利用可能エネルギー
LH：黄体化ホルモン

図13：利用可能エネルギー不足への介入結果
（石井，能瀬ら．日本臨床スポーツ医学会誌，2019.より引用）

す。

　また、これまでの臨床経験で、審美系や陸上のアスリートは「食事量を増やしなさい」と言うと「体重を増やしたくない」「体脂肪率が増えるのが嫌」と主張することがあります。そんなときは「利用可能エネルギー不足を改善することは、体重を増やす、体脂肪率を増やすこととは違う」と本人にしっかり説明することが必要です。適切な栄養素をしっかり摂ってエネルギーバランスやホルモン値を改善し、なおかつ体重も体脂肪率も増えていない選手たちがたくさんいます。

　実際に指導する際に目標とするBMIの数値は、アメリカでは18.5という数字が出ています[2]。ダンサーや陸上競技の長距離選手の場合は、この数値は少し高いと感じるかもしれませんが、国際オリンピック委員会からも「利用可能エネルギー不足を防ぐためにはエネルギー摂取量を1日300〜600kcal増やしましょう」という指針が出されています（図14）。

《 アメリカスポーツ医学会 》

・最近減少した体重を回復させる
・成人：BMI 18.5以上を目指す
・思春期：標準体重の90％以上を目指す
・最低2000kcal／日以上を摂取する
・**200〜600kcal／日エネルギー摂取量増やす**
（2000kcal消費している場合）

《 国際オリンピック委員会 》

300〜600kcal／日エネルギー摂取量を増やす

ホルモン療法が第一選択ではない

図14：利用可能エネルギー不足による無月経への治療指針

1日の摂取カロリーを300kcal増やしたからといって体重がどんどん増えていくことはありません。むしろ利用可能エネルギー不足の場合は代謝が落ちるため、身体はエネルギーを使わないようにセーブしていきます。無月経になったアスリートが「体重が落ちにくい」とよく言うのですが、一般的には月経がしっかり来ている時期と無月経の時期で同じ練習をすると、月経があったときの方が体重が落ちやすいといわれています。無月経になると代謝が落ちるので、同じトレーニングをしても体重が落ちにくいのです。「きちんとエネルギー摂取をして、代謝を戻した方が体重を落とすにも効率的ですよ」というアドバイスもしています。重要なことは、利用可能エネルギー不足が原因の無月経の場合は、最初に行う選択肢がホルモン療法で月経を発来させることではないことです。

　栄養士に食事内容を相談できる環境がない場合は、ひとつの目安として1日のエネルギー量を300〜600kcal増やすことから指導をしていきます。300kcalとは、だいたい、おにぎり1個やバナナ1本程度です。食事でもよいですし、補食でもいいので、こういったものを少しでも追加して摂っていくことが無月経の治療になります。「無月経の治療は、利用可能エネルギー不足を改善して、パフォーマンスを上げるための治療だよ」ということを繰り返し説明しています。

2）ホルモン療法の検討

　利用可能エネルギー不足の改善指導を行っても月経が再開しない、ホルモン値が上がらないというアスリートやダンサーもいます。その段階で初めてホルモン療法や投薬による治療を考えていきます。一つの目安として、半年間利用可能エネルギー不足の改善のための栄養指導を行っても、なかなか改善しない場合にホルモン療法を行うか検討します。ここで大切なことは、ホルモン療法を行っているときも利用可能なエネルギー不足の改善、つまり栄養状態や練習量の改善は継続することを繰り返し伝えます（図15）。

ホルモン療法を考慮すべき症例

1．利用可能エネルギー不足を改善してもLH値の改善や月経が再開しない選手
2．低骨量／骨粗鬆症の選手

ただし、ホルモン療法施行時も
利用可能エネルギー不足の改善は継続する！

図15：ホルモン療法を考慮すべき症例

1. 子宮内膜を厚くする、子宮を発育させる
2. 骨を強くする
3. ナトリウム、水の再吸収を促進する→むくむ
4. 血管をやわらかくし、血圧を下げる
5. 排卵期に粘稠・透明なおりものを分泌させる
6. コレステロール、中性脂肪を下げる
7. 乳腺を発育させる
8. 腟粘膜や皮膚にハリ、潤いを与える
9. 気分を明るくする　等

図16：エストロゲンの働き
(Health Management for Female Athletes Ver.3. より一部転載)

　エストロゲン値が低い場合は、エストロゲンを補充することで骨量が上がる可能性があります。そのため、婦人科でホルモン療法を行います。

　アスリートにエストロゲンの補充を行うのは、主に骨量の改善を目的に行うことが多いですが、エストロゲンは骨だけでなく全身に働いています。血管を柔らかくして血圧を下げたり、コレステロールや中性脂肪を下げたり、気分を明るくしたり自律神経を調節したりする働きもあります（図16）。逆に言えば、無月経の人は中性脂肪やコレステロール値が高く、甲状腺の値が低い人が多いです。エストロゲンは気分を明るくする働きがあるので、更年期の女性にみられるようにエストロゲンが低くなって、抑うつ傾向になってしまう選手もいます。実際に無月経のアスリートの、うつ病などで低下するといわれているBDNF（脳由来神経栄養因子）の数値を調べてみると、低い状態にありました。月経がきちんと来ているかどうかは、診察時の表情からも予想することができます[7]。
「エストロゲンホルモン療法」というと、ピルを使った治療を最初に思い浮かべる方が多いです。しかし、先述の通り利用可能エネルギー不足のときにピルを使うのは国際的にも推奨されていません。

　ピルの処方が推奨されていない理由は、もともと排卵させるための黄体化ホルモン（LH）が低い人に低用量ピルを投与すると、さらに長期間 LH が抑制されるためです。また、本来は、ホルモン療法をしている最中にもエネルギーバランスの改善を行い、並行して LH の推移を確認して、利用可能エネルギー不足が改善されているかを確認します。しかし、ピルを使うと、薬の影響で LH が抑制されてしまうので、利用可能エネルギー不足が改善されているかの指標がなくなってしまいます。また、多嚢胞性卵巣症候群にピルを処方する使う場合と違い、利用可能不足の人にピルを使うと体重が増える傾向が多いです。体重も増えてコンディションも落ちるという、副作用が前面に出てしまう傾向があると思います。

薬物療法

- a. ビスフォスフォネート
  - →若年女性に対する安全性が確立されていない
- b. SERM
  - →ドーピング禁止物質
- c. テストステロン
  - →ドーピング禁止物質
- **d. エストロゲン製剤** ⎫ 若年層の骨量を増加
- e. 活性型ビタミンD製剤 ⎬ させるかわかってい
  　　　　　　　　　　　⎭ ない

図17：低骨量／骨粗鬆症の治療の薬物療法

3）骨量低下の改善方法

　高齢者の骨粗鬆症に対しては、「エストロゲンを経口投与すると骨量が増加する」というエビデンスがあります。しかし、若年者やアスリートではデータがなく、エストロゲンの補充をしたら骨量が向上するかどうかはまだわかっていません。現在、エストロゲン製剤による骨量の変化について、データを蓄積している段階です。

　高齢者に対する骨粗鬆症の治療薬はたくさんあります（図17）。例えば、ビスフォスフォネートなどです。しかし万が一、若年者でこの薬を使っているときに妊娠をした場合、胎児にどういった影響が出るのかまだわかっていません。また、選択的エストロゲン受容体モジュレーター（SERM）は、アスリートの場合はドーピング禁止物質が含有しているので使えません。このように、使用できる薬も限られている10～20代のアスリートやダンサーの骨粗鬆症の改善はとても難しいです。薬を使用しないで骨量を上げる方法として、体重を少し増やすことも治療になりますが、審美系のアスリートやダンサーは体重を増やすのが難しいと考えられます。

　まだエビデンスはありませんが、女性アスリートの低骨量や骨粗鬆症に対しエストロゲン製剤を投与する場合、低用量ピルと比較し経皮エストロゲン製剤のほうが骨量増加には有効である報告のほうが多いです[8)-9)]。ジェルやパッチなどいろいろな種類があるので、保険適用の問題はありますが、現状は臨床でこれらを使ってエストロゲンを補充しています。日本で発売されているエストラジオール製剤は3つあり、これはすべて更年期障害に使用するテープやジェルです（図18）。

　経皮投与のメリットは、経口と違って体重への影響がごく少ないことです。経皮エストロゲンを使って、体重が増えたというアスリートはほとんど経験がありません。塗布している最中に減量をしようとすると少し落ちにくいという人はいますが、吐き気や頭痛もなく、体重への影響を受けずに治療を受けられます。3～4カ月を目安に経皮エストロゲン製剤を使用し、月経を起こしても良い時期にプロゲスチン製剤を1週間併用します。同時に2剤中止すると2～3日後に月経（消退出血）がきます。この投与法を繰り返しますが、何カ月に1回月経を起こしたほうが良いかという明確な基準はありません。重要なことは

経皮エストラジオール製剤

薬剤名	成人投与量	エストラジオール含有量
エストラーナ・テープ®	1枚／2日	0.72mg／枚
ル・エストロジェル®	2プッシュ／日	1.08mg／2プッシュ
ディビゲル®	1包／日	1mg／包

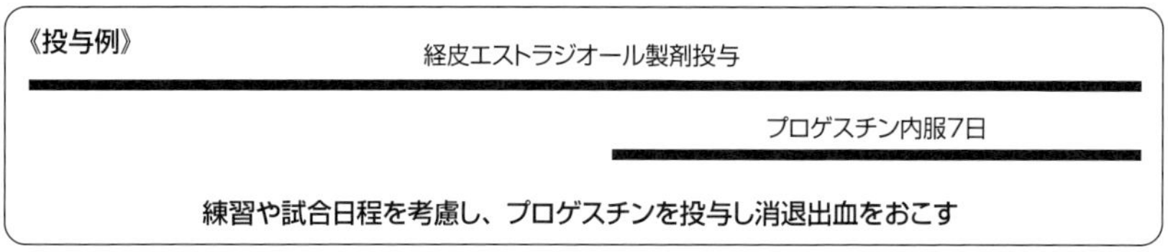

《投与例》

経皮エストラジオール製剤投与

プロゲスチン内服7日

練習や試合日程を考慮し、プロゲスチンを投与し消退出血をおこす

*ただし、半量から開始も可　*保険で認められていない薬剤もある

図18：経皮エストラジオール製剤

試合や練習日程を考慮し、コンディションに影響がでない時期を選んで月経をおこします。

　利用可能エネルギー不足と無月経は治る可能性がありますが、三主徴の成れの果て、骨粗鬆症まで進行してしまうと、このように治療がとても難しいです。そのため、いかに早い段階で骨粗鬆症を予防するかが大切です。

　医療者・トレーナーの目線で、ダンサーに利用可能エネルギー不足・無月経が疑われる場合は、ぜひ早期の婦人科受診を勧めてください。男性で、月経のことを聞きにくければ、問診表で書いてもらうとよいでしょう。「最後の月経はいつですか」という問いに対して、3カ月以上前ということであれば無月経になります。婦人科の受診を簡単に打診するよいタイミングとなります。

❹コンディションに影響を与える婦人科の問題

1）月経周期と主観的コンディション

　毎月コンスタントに月経が来ている人でも、婦人科の問題を抱えている方は多くいます。オリンピック選手に「女性特有の問題で競技に影響を及ぼしていることはありますか？」というアンケートをとったところ、月経痛や月経前の不調、月経不順による精神的不安との回答がありました（図19）。

　女性であれば、月経周期によって主観的コンディションの変化を感じている方が多いと思います。トップアスリート630名へのアンケートでも「月経周期とコンディションは関係がある」と回答した選手が91％いました[10]。「コンディションがよい」と感じる時期は、月経が終わったあたりと回答する選手が多かったですが、なかには月経中の方が調子がよいという人もいます（図20）。また、一般的にむくみなどの症状が出やすいといわれてい

Q. 女性特有の身体的問題で、**競技に影響を及ぼした**と感じたことは？

《ロンドンオリンピックに出場した女性アスリート132名》

内容(自由記述)	人数	%
月経痛(腰痛・腹痛・頭痛)	22	27.8
月経による体調不良	29	36.7
月経による精神的不安	4	5.1
月経不順	6	7.6
貧血	12	15.2
その他	6	7.6

ロンドンオリンピック　出場女性アスリートに対する調査報告
公益財団法人日本オリンピック委員会　女性スポーツ専門部会

図19：女性アスリート特有の問題
(Health Management for Female Athletes Ver.3. より転載)

Q. コンディションが良い時期はいつですか？
国立スポーツ科学センター630名の調査 (2011.4～2012.5)

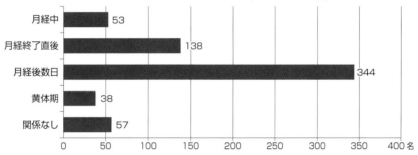

91%のアスリートが月経周期とコンディションの変化を自覚
コンディションの良い時期は、選手毎に異なる

図20：月経周期と主観的コンディション
(能瀬ら. 日本臨床スポーツ医学会, 2014. より引用)

る月経前の時期が一番調子がよいという選手もいます。

　月経周期とコンディションの関係は一人ひとり違うので、その人ごとに対応する必要があります。

2）機能性月経困難症

　月経痛はもっともポピュラーな問題です。月経痛がひどくて日常生活に支障をきたすものを、産婦人科では月経困難症と呼びます。月経痛の症状はさまざまで、10代では頭痛、吐き気、だるい、眠気など、全身症状が出ることが多いです。大学生のアスリートのデータによると、程度の差はありますが、64％が月経痛を抱えています。

　月経痛には2種類あります。一つは機能性月経困難症、もう一つが器質性月経困難症で

す。機能性月経困難症は、子宮や卵巣には全く異常はないのにもかかわらず、月経痛がひどいものです。特徴は10代後半から20代前半に多く、年齢が上がることで改善していくことが多いことです。痛みは月経の時期だけに限定されます。

　一方、器質性月経困難症は、子宮内膜症、子宮筋腫、腺筋症など、子宮や卵巣に何らかの異常があって、それが原因で月経痛がひどくなっているもので、20〜40代に多いです。こういった病気が進行すると、月経中だけでなく慢性的にお腹や腰が痛いといった症状が出てきます。

　機能性月経困難症は、なぜ痛みが出るのでしょうか？　子宮の大きさは6〜7cmぐらい、重さは60〜70gぐらいです。子宮の内膜がごっそりと剥がれて外に出るのが、経血です。子宮内膜が剥がれるとき、内膜からプロスタグランジンというホルモンが出ます。このホルモンが子宮の筋肉を収縮させることによって、月経痛が生じるのです（図21）。

　機能性の月経困難症は、市販の鎮痛薬を使って対応している方も多いです。このとき、痛みが出たらできるだけ早く服用することがポイントです。よく痛みが出るまで我慢して我慢して、「もう我慢できないので鎮痛薬を飲みました」という人がいますが、それは有効な飲み方ではありません。鎮痛薬には「プロスタグランジンを産生させない」という働きがあります。痛みがピークに達しているということは、プロスタグランジンがすでにたくさん出てしまっているので、その状態で服用しても効果は弱いです。早めに鎮痛薬を飲んでプロスタグランジンを産生させないことが有効な考え方です。1錠飲むと痛みが治まるため、2錠目、3錠目は服薬しない人が多いですが、月経痛がありそうな日には1日を通してプロスタグランジンを産生させないために、痛みが治まっていても、4〜6時間おきに3回しっかり飲む方が有効です。痛みが強い人は、薬がクセになることはないので、我慢しないで飲むことも重要です。

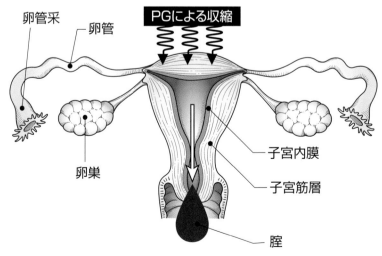

図21：機能性月経困難症の原因

３）器質性月経困難症

　近年、器質性月経困難症のなかでも、子宮内膜症を抱える女性が増えています。

　経血は卵管を通って逆流し、本来子宮内膜にある細胞が逆流血に乗って卵巣等に移植されるという移植説が有力です。移植された部位で月経のたびに出血を起こします。卵巣に移植されると、出血により卵巣に血液が溜まり、この血液が古くなると茶色のチョコレートのような色になることから、別名「チョコレート嚢胞」とも言われます。ひどくなってくると月経痛以外にも、排便痛や性交痛が起こることがあり、不妊症の原因にもなり得ます（図22）。

　月経痛で病院を受診した女性の５人に１人が子宮内膜症と診断されています。月経の回数が多ければ多いほどリスクは高いです。現代の女性は昔に比べて初経年齢も早く、出産回数は減り、閉経も遅いです。そのため、一生のうちに経験する月経の回数が、昔の女性の10倍近くなっているとされ、年々子宮内膜症のリスクが高くなってきているのです。

　子宮内膜症は低用量ピルを使って治療することが多いです。子宮内膜症には段階が４期あり、１期、２期の初期では診断されにくく、３〜４期になると卵巣が腫れて癒着を起こすことが多いです。初期は腹膜にスポット的に存在するだけなので、腫れているものがなくて、超音波やMRIでも診断が難しく、子宮内膜症と診断される頃には既に内膜症が進行していることが多いです。

４）月経前症候群（PMS）

　月経前症候群（PMS）は月経痛に比べると認知度は低いですが、症状としては珍しいものではありません。PMSは月経の約１週間前からイライラする、抑うつ状態になる、

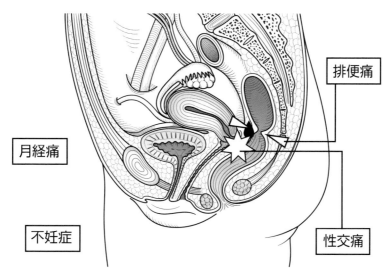

図22：子宮内膜症の症状

排便痛

月経痛

不妊症

性交痛

過多月経

月経の問題として、毎月、月経の量が多くて貧血になってしまう過多月経の方もいます。「500 円玉ぐらいのレバー状の塊が出る」場合や、夜用ナプキンを 1 ～ 2 時間ごとに交換する人は月経量が多いと考えてください。

怒りっぽくなる、お腹や腰が痛くなる、胸が張る、体重が増えるなどの症状が出てきます。PMS の特徴は、月経が始まると症状が軽くなることです。PMS の原因はさまざまありますが、排卵後に出るホルモンであるプロゲステロンが関与していることがわかっています。トップアスリートの約 7 割が「PMS がある」と回答しています[10]。最も多いのが、月経前に体重が増える、精神的にイライラする、むくむなどの症状です。ダンサーも月経前に体重が増えてしまうと、コンディションに影響が出ると思います。

❺ 月経周期調節

1）月経周期調節に使用するピル

アスリートやダンサーの月経随伴症状を治療する際に、「いつ月経を起こすか」を考えて、計画的に月経を起こさせることが必要になります。月経を起こすタイミングを調節することを「月経周期調節」といいます。

月経周期調節の方法は 2 つあります。一つは「一時的な調節法」です。たとえば「来月の月経が公演本番に当たってしまう」といった際に、次回の月経だけをずらすときに行う方法です。このときに使うのが中用量ピルです。ただしこれは次の月経をずらすだけなので、月経痛や PMS の治療はできません。もう一つは「継続的な調節法」です。年間を通して毎月月経の時期をコントロールしながら月経痛や過多月経、PMS を抑える方法です。このときに使うのが、低用量ピルや超低用量ピルです。産婦人科医は、圧倒的に後者の継続的な調節を治療として選択することが多いです。ピルはとても誤解が多く、避妊薬という印象が強いですが、月経困難症の治療や月経周期調節に使われます。ピルはエストロゲンとプロゲステロンという 2 種類のホルモンを含む薬です。エストロゲンの量によって、呼び方が変わります（図 23）。

エストロゲンが最も多い高用量ピルを使うことはほとんどありません。$50\mu g$ が中用量ピル、それ以下を低用量ピルといいます。現在は副作用を軽減するため、ホルモンの量がどんどん少なくなってきており、現在は $20\mu g$ の超低用量ピルが主流です。

月経対策に使用されるピル

エストロゲンとプロゲスチンを含む薬剤

《エストロゲンの含有量と分類》

エストロゲン含有量	ピルの分類
50μg未満	超低用量ピル 低用量ピル
50μg	中用量ピル
50μg以上	高用量ピル

→**長期的な管理**
（継続的な調節法）

→来月の月経をずらしたい
（一時的な調節法）

・副作用を減らすために低用量化が進み、20μgが主流

図23：エストロゲンとプロゲスチンを含む薬剤
(Health Management for Female Athletes Ver.3. より転載)

　一時的な調節法で使用するのが中用量ピルです。長期的な管理、継続的な調節法で使うのが低用量ピル、超低用量ピルです。元々は低用量ピルは海外で経口避妊薬として開発されたもので、経口避妊薬（Oral Contraceptives：OC）と呼ばれており、OCは自費の処方になります。OCの中で、月経困難症に対して保険適用があるものをLEPと呼ばれています。ただし、OCもLEPも効果は同じですので、保険適用の違いはありますが、低用量ピルのことを産婦人科医はOC・LEPと呼んでいます（ただし、LEPの保険適用は月経困難症のみ）。

　アスリートやダンサーに初めてピルを処方する際には「2つの原則を理解しておくと、自由自在に月経をコントロールできます」と説明しています。

　2つの原則とは、「①ピルを飲んでいるときは月経がこない」「②ピルをやめれば2〜3日後に月経がくる」ということです。たとえば、2〜3カ月続けてピルを飲んでいれば、その期間、ずっと月経がこないというわけです。服用をやめると2〜3日後に月経がきます。この原則を念頭におき、前述した2つの月経周期調節法である「一時的な調節法」と「継続的な調節法」について説明します。

2）一時的な月経周期調節法

　一時的な調節法は継続的にピルを服用することに抵抗があるダンサーに向いています。一般の人でも、海外旅行やテスト、重要なイベントの際に月経が来ないように日程をずらしたいという際に処方します。ダンサーやアスリートのときに考えなければならないのが、月経周期によるコンディションのよしあしです。自分のコンディションのよい時期に本番やコンクールがくるように調節するとよいです。

　例えば、月経が終わった頃が最もコンディションがよいというダンサーで、「1日に自然の月経が来て、薬を服用しなければ28日に次の月経が来る。29日から舞台本番の予定がある」という場合の調節法を考えてみましょう（図24）。このとき、ずらしたい月経の

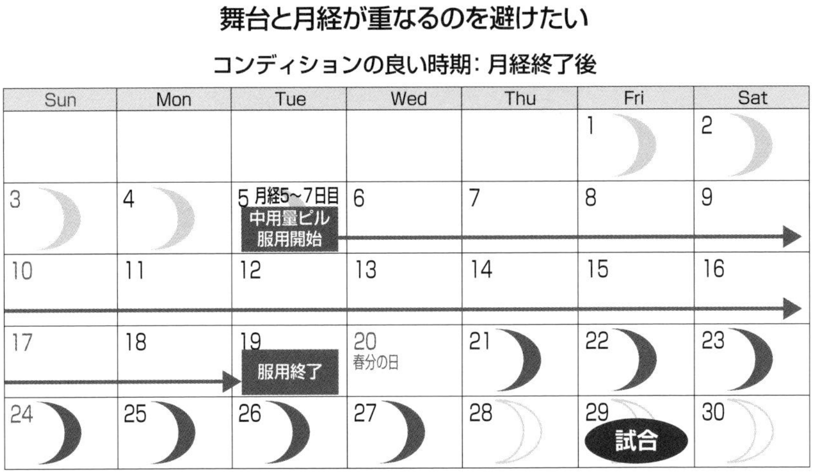

舞台と月経が重なるのを避けたい

コンディションの良い時期: 月経終了後

Sun	Mon	Tue	Wed	Thu	Fri	Sat
					1	2
3	4	5 月経5〜7日目 中用量ピル 服用開始	6	7	8	9
10	11	12	13	14	15	16
17	18	19 服用終了	20 春分の日	21	22	23
24	25	26	27	28	29 試合	30

図24：一時的な月経周期調節法の例
(Health Management for Female Athletes Ver.3. より転載）

1回前の月経の5〜7日目から中用量ピルを1日1錠服用していきます。原則に則るとピルを服用している間は月経がこない、ピルを飲むのをやめると2〜3日後に月経がくるわけなので、逆算をして、月経が終わった頃に舞台の本番になるように計算するとよいです。

3）継続的な月経周期調節法

OC・LEP が保険適用になっている疾患は月経困難症ですが、保険適用に限らず、子宮内膜症や PMS の治療にも処方することがあります。また、経血量が多い場合には、OC・LEP を用いて経血量を少なくする治療を行います。

これまではカレンダーを見ながら、一人ひとり服用期間を決めていましたが近年、120日間服用できるピルが保険適用となりました。このピルは4カ月に1回だけ月経を起こすことができるので、アスリートやダンサーもスケジュールを決めやすいです。

基本的には服用している間は月経が来ませんが、少量の出血がある場合があります。これは月経ではなく、不正出血といいます。服用期間中に不正出血があった場合は、「月経くらいの量が3日以上続く場合や少量の出血が1週間以上続く場合は、自分のタイミングで一度休薬してもよい」と選手には伝えています。

近年は OC・LEP のおかげで試合や練習日程に合わせて月経を自由にコントロールすることができ、アスリートの月経に対するストレスは減ってきました。しかし、全員が服用すればよいわけではなく、服用するかは本人が決めるべきです。また、初めて服用を開始するときには、きちんと副作用を理解したうえで、服用するか判断するべきだと思います。ダンサーで月経随伴症状で悩んでいたり、「この日に月経が当たりたくない」といった場合は、婦人科受診をすすめていただきたいと思います。

4）OC・LEP の副作用

近年、OC・LEP は低用量化が進み、以前と比べてホルモンの含有量が少なくなっています。また、種類もかなり増えています。そのため副作用は減っていますが、個人差があります。初めて服用する場合には、副作用でコンディションが落ちてしまうケースも稀にみられるため、できるだけ試合がない時期を選んで服用を開始します。また、個人に合った投与スケジュールを心がけます。

副作用として最も多いのは不正出血ですが、軽い吐き気や頭痛、胸のはりが起こることもあります。「ピルを飲むと太る」という印象があると思いますが、今は種類も増えていて、服用前と服用後で体組成を調べた調査結果やこれまでの経験から、競技によって使い分けています。絶対に体重が増えてはいけない選手・逆にラグビーなど増量したい選手、など競技によって使い分けていますので、婦人科受診の際に相談するとよいでしょう。

OC・LEP の最も危険な副作用は血栓症です。エコノミークラス症候群として有名ですが、血栓症は血管の中に血の塊ができます。過度に怖がる必要はありませんが、「激しい頭痛や胸痛があった場合には、すぐに受診をしてください」と説明しています。手術を控えている、長期間安静にしなければいけないという場合も、血栓のリスクを考慮し OC・LEP を中止することがあります。また、30分を超える手術や術後不動を伴う手術の場合、OC・LEP の服用を中止する必要がありますので、もし OC・LEP を飲んでいるダンサーが手術や長期間の安静期間を要する場合には、主治医に必ず服用を告げなければなりません。

Column

10代へのピルの処方

よく「10代でピルを飲んでもよいでしょうか？」と質問を受けます。国際的には「初経が発来していれば服用してもよい」とされています。日本の産婦人科が使うガイドラインにも、「骨成長への影響は考慮すべきであるが、初経がきていれば服用開始可能である」となっています。10代でも月経随伴症状で日常生活やパフォーマンスに影響が出ていたり、何か困っていることがあれば婦人科受診を勧めるようにしましょう。

受診のタイミングを聞かれますが、私は「その人が困っていたら、受診の対象です」と話しています。婦人科に限らず、悩みがあれば、一度専門家に相談するのがよいと思います。

❻ 妊 娠 ・ 出 産 ・ 更 年 期 障 害

1）アスリートの妊娠・出産の調査

　よくアスリートから「自分はハードなトレーニングをしているので、不妊症になりやすいのではないか」と相談されます。もちろん、利用可能エネルギー不足による無月経をそのままにしていれば別ですが、強度なトレーニングをしているからといって、妊娠をしづらいという根拠やエビデンスはありません。日本スポーツ協会と共同で、1,008名の妊娠・出産を経験したアスリートの身体の変化、トレーニング状況の変化を調査しました[11]。アスリートから「筋肉が硬いと思うので、帝王切開になりますか？」とよく聞かれますが、経腟分娩が多いという結果でした[11]（図25）。帝王切開の理由もさまざまありますので、一概に比較はできませんが、アスリートだから帝王切開の確率が高いということはありません。

　出産後に競技に復帰した際、「出産前より弱くなったと感じる部分はどこですか？」と尋ねたところ、圧倒的に下半身が弱くなったという方が多かったです[11]（図26）。また、出産前より衰えたと感じる身体機能は、瞬発力を挙げる選手が多いです（図27）。柔軟性というダンサーもいました。

　妊娠中はお腹が出ることによって、胸椎は後弯、腰椎は前弯、骨盤は前傾になります。腰や背面への負担が高まるため、失禁が増えたというデータもあります。これは、一時的なもので、次第に改善することがほとんどですが、気になるようならば骨盤底筋群のトレーニングも取り入れてもよいと思います。

　アスリートの産後の競技復帰に関しては、個々によってかなり違うのが現状です。ただ、

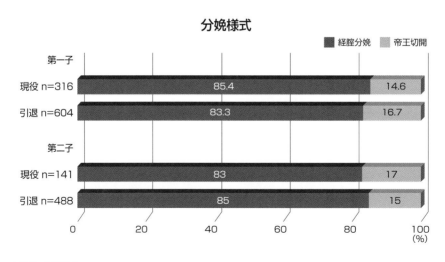

図25：分娩様式
（Health Management for Female Athletes. Special Version. より転載）

第一子出産後弱くなった部位

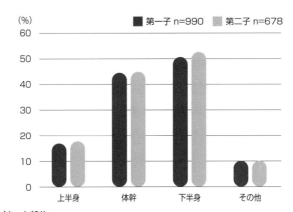

図26：第一子出産後弱くなった部位
(Health Management for Female Athletes. Special Version. より転載)

産後トレーニングをしても戻りにくい身体機能

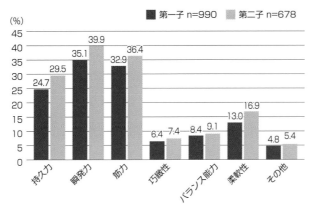

図27：産後トレーニングをしても戻りにくい身体機能
(Health Management for Female Athletes. Special Version. より転載)

産後1カ月の検診で、診察をし、問題がなければトレーニングをいつでも再開してよいと日本の産婦人科ガイドラインには掲載されています。

2）更年期障害

　アスリートのなかでも、特に障がい者のアスリートでは引退が遅いため、妊娠、出産に関わる問題や、更年期障害を抱えている選手がとても多いです。

　日本人の平均閉経年齢は50歳で、早い人で45歳、遅い人で55歳前後です。

　更年期というのは、閉経前期5年間くらいの時期を指します。卵巣機能の低下に伴いエストロゲンが低下するので、身体の不調や不定愁訴が出てきます。月経が1年間、全くこなくなった段階で閉経と判断します。ホルモン値をみて、その時点で閉経と診断すること

はありません。

　更年期障害の症状として、肩こり、疲れやすい、のぼせ、眠れない、イライラする、抑うつ状態などがあります。婦人科では一般的な検査として、超音波検査、子宮・卵巣をチェックし、子宮のがん検診、内分泌検査をします。更年期障害の場合は LH、FSH（卵胞刺激ホルモン）がとても高くなり、エストロゲンが低くなるのが特徴です。

　更年期障害の治療法には、漢方薬の処方などがあります。漢方薬は全ての成分を明らかにできないため、ドーピング禁止物質を含んでいないという保証が出来ず、原則アスリートでは使用しません。ドーピング検査と関係ない、ダンサーならば、使用できると思います。他には先述のジェルなどによるホルモン療法もあります。

　更年期障害を疑い、婦人科を受診するタイミングとしては、月経の状況を聞いて判断するのが重要です。月経不順、またはすでに閉経しているかを確認します。心臓や甲状腺など他の病気の疑いがなければ、最終的に婦人科を受診するというのが一般的な流れです。

❼ まとめ

　女子選手が抱える婦人科の問題は、大きく「女性アスリートの三主徴」と「月経随伴症状」に分けられます。三主徴の問題は、スポーツを離れた後も女性のヘルスケアに影響を与える可能性があり 10 代からの適切な医学的介入が必要です。また、月経随伴症状は、女子選手のコンディションやパフォーマンスに影響を与える疾患であり、さまざまな対策をとることができます。

　女性ダンサーが重要な舞台で最高のパフォーマンスを発揮できるよう、また、健康で長くダンスを継続できるよう、かかりつけの産婦人科医をもち月経と上手に付き合っていきましょう。

【参考文献】

1)　Mountjoy M, et al, The IOC consensus statement: beyond the Female Athlete Triad Relative Energy Deficiency in Sport（RED-S）. Br J Sports Med. 48（7）:491-7, 2014.

2)　De Souza MJ, at al, 2014 Female Athlete Triad Coalition Consensus Statement on Treatment and Return to Play of the Female Athlete Triad: 1st International Conference held in San Francisco, California, May 2012 and 2nd International Conference held in Indianapolis, Indiana, May 2013., Br J Sports Med. 48（4）:289, 2014.

3)　Nose-Ogura S, et. al., Risk factors of stress fractures due to the female athlete triad: Differences in teens and twenties. Scand J Med Sci Sports. 00:1-10, 2019.

4)　能瀬さやか 他. スポーツ庁委託事業女性アスリートの育成・支援プロジェクト. 女性アスリートの戦略的強化に向けた調査研究 Health Management for Female Athletes Ver.3, 2018.

5)　Nose-Ogura S, et al. Low Bone Mineral Density in Elite Female Athletes With a History of Secondary Amenorrhea in Their Teens. Clin J Sport Med. 2018.

6)　Joy E, et al. 2016 update on eating disorders in athletes: A comprehensive narrative review with a focus on clinical assessment and management. Br J Sports Med. 2016.

7)　Nose S, Yoshino O, Nomoto K, Harada M, Dohi M, Kawahara T, Osuga Y, Fuji T, Saito S. Serum Brain-derived Neurotrophic Factor Levels Mirror Bone Mineral Density in Amenorrheic and Eumenorrheic

Athletes. J Sports Med. 40:276-282, 2019.

8) Ackerman KE, et al. Oestrogen replacement improves bone mineral density in oligo-amenorrhoeic athletes: a randomised clinical trial. Br J Sports Med. 2019.

9) Nose-Ogura S, Yoshino O, Kanatani M,Dohi M, Tabei K,Harada M, Hiraike O, Kawahara T, Osuga Y, and Fujii T. Effect of transdermal estradiol therapy on bone mineral density of amenorrheic athletes. Scandinavian Journal of Medicine & Science in Sports, 2020 ; 00 : 1-8.

10) 能瀬さやか 他. 女性トップアスリートの低用量ピル使用率とこれからの課題 . 日本臨床スポーツ医学会会誌 . 2014; 22:122 − 127.

11) 能瀬さやか 他. スポーツ庁委託事業女性アスリートの育成・支援プロジェクト. 女性アスリートの戦略的強化に向けた調査研究, Health Management for Female Athletes Special version, 2019.

NO. 4

Skin Problems

上田由紀子

ニュー上田クリニック 院長
皮膚科医

皮膚のトラブルの対処と予防

❶ 皮膚の基本

1）皮膚とは

　皮膚は、身体のなかで最大の臓器といわれています。皮膚には大きく分けて2つの働きがあります。一つは身体を守る働きです。皮膚が身体を守っていなければ、私たちの生命は維持できません。多方面から身体を包んで守ってくれている皮膚を常によいコンディションにしておくことは、よい鎧を身にまとっていることと同じです。皮膚の状態がよければ、私たちはよい生命体として快適に活動ができ、よいパフォーマンスができると考えています。

　もう一つは「自己と他を区別する」という働きです。皮膚は、自己認識の臓器といわれています。この点についてはあまり意識していないことが多いと思いますが、皮膚で囲まれている内側が自分で、外側が世界です。
「自己と他を区別する」という皮膚の能力は、想像以上の力を持っています。現在、さまざまな臓器移植が可能となり、マッチングがうまくできれば、他人の臓器を自分に取り込むこともできます。しかし、皮膚だけは他人から移植することができません。それは、自己と他を区別する能力がとても高いからです。

　そういった意味でも、皮膚を大切にする行為は自分をしっかり認識することにもなります。スキンケアは自分に対するスキンシップであり、自分自身をケアすることと同義です。皮膚を大切にすることで、心も身体も元気にしてくれるというのが私の考え方です。

2）身体を守る皮膚のさまざまな働き

　皮膚の一番大きな働きは「外力を防ぐこと」です。たとえば高いところからジャンプをして降りたとき、足の裏の皮膚が薄いと擦りむいてしまいますが、表面の角質と、皮膚、さらにその下の結合織が身体を守ってくれているので、ケガをしません。柔らかい部分の皮膚についても、少し叩いただけでは大きなケガにならないのは皮膚があるおかげです。

　次に大事な働きは、「水分の侵入を防ぐ」ことです。皮膚を通して水が入ってくるとい

うことは、ほとんどありません（後述しますが、少しずつ吸収する作用はあります）。た
とえば、化粧水をつけるときに「皮膚が潤った」という表現をすることがありますが、そ
れはあくまでも皮膚の一番表面の部分に、少し潤いが与えられるだけであり、身体の中に
水分が入ってくることはあまりありません。身体に水分がじゃぶじゃぶと入る構造なら、
お風呂に入った途端、身体が水膨れになってしまいますよね。侵入を防ぐというのも大事
な力です。

　逆に、「体液の不必要な損失を防ぐ」働きもあります。火傷や大ケガをして身体の中の
水分や血液が外に流出してしまうと、命の危険に繋がります。

　また、健康な皮膚は病原菌の侵入を防いでくれます。肌のコンディションがよければ感
染症も防いでくれ、菌が入ってきても化膿する可能性も少ないです。そのほかにも、有害
な物理的、科学的物質の侵入を防ぐ働きがあります。物理的な刺激には、紫外線、熱線な
どもあります。皮膚は、紫外線や熱線が体内に侵入することを防ぐために皮膚にメラニン
色素を沈着させます。日焼けをすると黒くなるという現象は、これ以上紫外線が身体の中
に入らないように、メラニン色素を産生し、肌を黒くして予防するという自己防衛をして
いるのです。

　その他、体温調節作用という人間に欠かせない働きも担っています。体温が上昇したと
きには血管が拡張し、熱を放散するために汗を出します。逆に寒いときは血管を縮めて体
温が逃げないようにするなど、バランスをとって体温をキープし、暑さや寒さからも人間
の生命を守ります。

　また、皮膚には知覚作用があります。触った感覚、痛い、寒い、熱い、かゆいという感
覚を感じるのは皮膚を通して感じます。それによって、ときには危険を察知し、すぐにそ
こから逃げる、避けることもできます。

　人間は、実は皮膚でも少し呼吸をしています。これを「皮膚呼吸」といいます。また、
もちろん、毛穴や汗から少しずつ体内に外の物質を取り入れる「吸収作用」もあります。
化粧品や化粧品以外にも、外用薬、湿布、塗り薬などが皮膚を通して吸収されるようになっ
ています。

　いわゆるアレルギー反応と呼ばれる、抗体産生機能もあります。皮膚には身体に合わな
いものが入ってきたときに、反応する力があります。蕁麻疹、虫に刺されて腫れる、自分
に合わないものに触れてかゆみが出たり腫れあがるなどの反応です。人によっては、皮膚
病やアトピーが発生する場合もあります。

　このように、皮膚には私たちを守ってくれる働きがたくさんあり、皮膚に守られて私た
ちの生活は成り立っています（図1）。

3）皮膚の構造

　皮膚は大きく分けて、表皮、真皮、皮下脂肪のある皮下組織という3つに分かれていま

- ●柔軟性があり、クッションのように外力を防ぐ
- ●角質の肥厚により、慢性の刺激から守る(手掌、足底、膝など)
- ●水分の浸入を防ぐ
- ●体液の不必要な喪失を防ぐ
- ●病原菌の侵入を防ぐ
- ●物理的、化学的に有害な物質の侵入を防ぐ
- ●紫外線、熱線の侵入を防ぐ（メラニン沈着）

- ●体温調整作用（体熱喪失を防ぎ、外界熱の侵入を防ぐ）
- ●体温上昇時に発汗、血管拡張によって熱を放散する
- ●寒いときに、血管、起毛筋収縮によって熱放散を防ぐ
- ●知覚作用（触感、痛覚、温覚、冷覚、痒み）
- ●分泌作用(汗、脂質)
- ●呼吸作用
- ●吸収作用
- ●抗体産生機能を有する

図1：身体を守る皮膚の働き

す（図2）。ほとんどの場所で、この3つが層をなしている構造になっています。一番大切なのは表皮で、皮膚の働きのほとんどを司っています。

　手のひらや踵などにある皮膚が厚く硬くなっているところは、角層といいます。日焼けしたときに剥ける薄い皮、カサカサしていて引っかかって剥けても血が出ないところなどが、角層です。表皮の下にはヒアルロン酸やコラーゲンなど、皮膚の弾力を司る真皮があります。

　表皮と真皮は、精子と卵子が受胎して成長して人間の身体がつくられてゆく過程で、もともと違う細胞からできてきます。表皮は外胚葉から、真皮は中肺葉からできています。最終的に出産する少し前に、基底層というところで両方が合わさり、皮膚になって生まれ

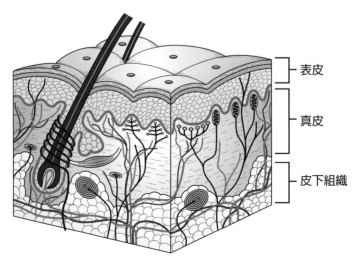

表皮

真皮

皮下組織

図2：皮膚の構造

てきます。

　もともと全く違う細胞だった表皮と真皮は、あまり仲よくありません。例えば、ビタミンなどの成分が配合されている化粧品を皮膚に塗ります。この化粧品は表皮から入って作用しますが、基本的には真皮に到達しません。表皮と真皮は基底層を境に仲たがいしながら層になっており、表皮から入ってきたものは基底層でバリアをされて、真皮には通りません。真皮の栄養は、血管から採っており、身体の中から栄養が供給されます。つまり肌を綺麗にするためにはバランスのよい食事、運動、最近では腸の状態をよくするべきなどいわれますが、それらは身体の中から真皮に供給されているのです。真皮から表皮には通りません。そのため、肌を健康にするには外からのケアと、中からのケア、両方とも必要です。

　皮膚には、汗を出す汗腺があります。体温を調節したり、汗をかくことによって肌のコンディションがよくなったりします。汗腺は真皮から表皮に開いているので、汗腺を通して中の成分を出すことができます。

　真皮のヒアルロン酸やコラーゲンが減ると、たるみが出ます。その下に皮下脂肪があるので、皮下脂肪の量によっても皮膚にしわやたるみ、ハリができたりします。皮下脂肪のさらに下に筋肉があり、皮膚のコンディションをよくしておくと、筋膜や筋肉の動きが楽になりケガを防ぐことができます。

Column

現場でのトレーナー・サポーターにお願いしたいこと

　皮膚のトラブルは誰でも起こります。皮膚トラブルは早期に発見することが大切で、現場で対応してもらうのが一番よいです。そのために必要な基本的な内容を、本稿では解説します。

　よいトレーナーや医師の条件として、さまざまなネットワークやアイデアをもっていることだと感じています。自分にアイデアがなくても、ネットワークを使って立場や資格の違う医療者・トレーナー同士で相談し合って案を出してもらうなどできます。私自身も、その場でよい治療のアイデアが出なかったら、別の専門家にアドバイスを求めて、考えるなどして、前向きに取り組んでいます。

❷ ダンサーの手足の皮膚トラブル

1）マメ

　ダンサーの手足の皮膚トラブルで多いのは、マメだと思います。マメは皮膚が擦れて水疱ができている状態です。マメは中の液体を出した方が早く治ります。ただ、上の皮は残した方がよいです。また、皮膚が擦れて摩擦熱が発生している皮膚は火傷と同じ状態になっているので、冷やすと早く痛みが取れます。

　最近はハイドロコロイド素材でできた、工夫された絆創膏があります。そういったものを使って固定をすると、楽になりますので、現場のトレーナー・医療者・ダンサー本人も常備しておくとよいです。絆創膏は種類も豊富で値段もまちまちなので、実際に使用して使用感を確認する必要があります。

　マメは、針で穴を開け液体を出してから、ハイドロコロイドの絆創膏を貼ります。ハイドロコロイドの絆創膏を足の裏や手に貼ると剥がれやすいので、縁の部分を少し指で温めて、しばらく押さえておくのがコツです。縁がぴったりくっつかないと、すぐに取れてしまう性質をもっています。それでもやはり、踊っているとどうしても剥がれやすいので、この上からテーピング用のテープを貼っている人が多いです。

Q & A：水疱と皮膚

Q　水疱の中の液体を出すときには、針を火に通して滅菌して穴を開けるようにしていますが、他によい方法はありますか。また、水疱が破れてしまって、半分以上、上の皮膚が剥がれてしまった状況のときはどうすればよいですか？

A　定義としては角層下水疱、または表皮内水疱をマメといいます。水ぶくれの表面は切っても血が出ません。切る部分を間違えなければ、何で切ってもよいと思います。むしろ足の裏だと皮膚が硬いので、小さい穴を開けても液体は出てきません。爪切りや眉毛用の小さなハサミなどでしっかり切ると、とても楽になります。

　考え方はいろいろあるのですが、液体を出したあとの角層は一番よい絆創膏となります。角層が半分でも残っている方が早く治ります。しかし、角層が残っていることによって汚れが残りやすいので、この角層の部分も全部取った方がいいという意見も一応あります。マメができている場所や面積にもよると思います。半分ぐらい角層が残っているなら、残した方がよいと思います。

2）靴ずれ

　靴ずれは、予防が大事です。靴と靴下の相性もありますし、逆に、靴下を履くと靴ずれ

しやすい人もいます。新しい靴のときは靴ずれをする人もいます。

　あらかじめ靴ずれをしないよう、靴にワセリンなどを塗っておくと予防になります。

　また、痛みを感じてそのまま我慢すると、靴ずれはどんどん痛くなります。「少し当たるな」「気になるな」と思ったら、靴と足の両方に絆創膏を貼ると多少の予防になります。

　また、足をなるべく乾燥させた方が靴ずれしにくいです。足が湿っていると靴ずれができてしまいます。足を乾燥させるスプレーやパウダーを使って、乾燥させておくとよいでしょう。

3）タコ（胼胝）

　靴擦れやマメが慢性化すると、タコになって硬くなってしまいます。タコの部分は角層なので、上手に削れば出血しません。そのためタコは上手に削ることが大切です。

　深く削ると傷ができてしまうので十分注意します。また、タコがあることで保護されている場合もあるので、削りすぎもダメです。たとえば、体操選手で「鉄棒を握って当たる部分をタコで守っているので、少し削ってほしいけどあまり削りすぎてほしくない」という患者もいます。

　重心のかけ方がわるくてタコができている場合は、足底板やテーピングを使って足底のアーチを作ると、タコを防げる場合もありますし、靴のフィッティングも大切です。

　その他、体幹や股関節の機能を改善すると、タコが治る場合もあります。タコが足の片側にできる場合は、スポーツ整形外科などを受診してトレーニングを少し変えたらよくなった、というスポーツ選手もいました。タコを身体の使い方の注意信号として考えることもできます。

　タコを白くふやけさせて、柔らかくして削るためのスピール膏というものがあります。スピール膏は使い方が難しいので、タコのところに小さく貼ったとしても、白くふやける部分は大きくなってしまうことがあります。とても小さく貼ってふやかして剥きやすくする使い方はできますが、使用の際は注意して使った方がよいでしょう。

　タコは負担のかかるところにできてしまいますが、すぐに対処できます。痛みが取れるまで削ってあげるというのがよいです。

4）ウオノメ（鶏眼）

　タコは水平の力がかかってできることが多い反面、ウオノメは垂直の力がかかってできることが多いです。ウオノメは削るのが少し難しいため、皮膚科で削るのがよいでしょう。また、ウオノメにスピール膏を貼るのはとても小さく切って貼らないといけないため、難しいです。

　指の間にウオノメができた場合は、直接さわらないようにするために、指と指の間に布などを挟むことで一旦は楽になりますが、靴全体が指を圧迫している場合、別の指が圧迫

されて別のところにウオノメができてしまう可能性があるので、バランスを考えないといけません。

5）ウイルス性のイボ

　タコやウオノメによく似たもので、足裏のウイルス性のイボがあります。足の裏に小さい傷がついたところにウイルスが入り、そこにイボができてしまうのです。普通、イボは盛り上がってできているものを想像すると思いますが、足の裏は踏まれてしまうため、めり込んで埋もれている状態にもなります。特徴としてはよく見ると、細かい出血があります。見分け方が難しいですが、体重がかかりづらいところにもできていることが多いです。タコやウオノメの上にできる場合もあります。皮膚科でウイルスに対する治療をすればすぐに治ります。

❸ ダンサーの手足の外傷

1）皮膚の外傷と湿潤療法

　次は、擦りむき傷やケガなど、皮膚の外傷です。

　先述の通り、皮膚は表皮、真皮、皮下組織に分かれています。表皮が傷ついた、ごく浅い傷であれば、出血後にかさぶたができて簡単に治り、痕は残りません。

　真皮まで到達する深い傷の場合は痕が残ることが多く、治るのに時間がかかります。真皮まで到達する傷ができてしまったら、後述の湿潤療法のような手当てをした方がよいです。さらに真皮も失われて深くまで傷ついた場合は、縫う必要があるので、医療機関での治療が必要になります。

　傷ができたら、まず傷口に付着しているゴミ、汚れ、ほこり、あるいは転んだときに入ってしまった砂を水道水で洗い流します。ケガをした環境によって違いますが、汚れがあると菌がつく原因になるので、それを取り除きます。また、血液自体も感染の原因になることもあるので、止血するまで軽く押さえ、残っている血液を水で洗い流します。

　洗い流した後は、消毒液は使いません。傷口に消毒液を塗るとアレルギー反応を起こすこともありますし、消毒薬を塗って患部を殺菌しても、その後に付着する可能性がある菌は防ぐことはできません。

　最も簡易的な処置では、傷口を洗い流した後にハイドロコロイド素材の絆創膏を直接貼ります。傷口の乾燥を防ぐことで浸出液を保ちます。浸出液の中に皮膚の細胞が遊走してきて次の皮膚を作り、治癒を促します。

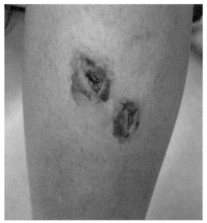

図3-1：創傷治癒機覆材の資料例（挫傷、受傷2日目）（文光堂『スポーツと皮膚―アスリートの皮膚トラブルの対策とスキンケアー』より転載）

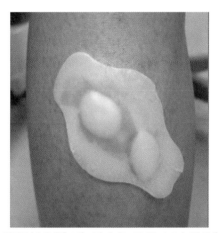

図3-2：キズパワーパット™を貼って2日目（文光堂『スポーツと皮膚―アスリートの皮膚トラブルの対策とスキンケアー』より転載）

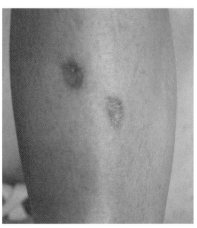

図3-3：治癒（2カ月後）（文光堂『スポーツと皮膚―アスリートの皮膚トラブルの対策とスキンケアー』より転載）

現場にワセリンなどの軟膏があれば、水で洗い流した後に軟膏を塗って、ラップか非固着性ガーゼで覆った上から絆創膏を貼っておきます。ワセリンを塗る場合は傷口に対し、厚くべったりと塗ります。厚く塗ることで、ワセリン自体が傷口を乾かさないよう作用します（湿潤療法）。

　絆創膏は1日1回外し、再度水で綺麗に洗って、新しいものを貼ると綺麗に治ります。2～3日経っても、傷の治りが悪かったり痕が残りそうだったら、皮膚科に行くと早く治ります。

Point：トレーナーが常備しておくとよいもの

　ワセリンは靴ずれなどにも使えるので、1つ常備をしておくと重宝します。

　湿潤療法は傷の痛みが早く取れ、傷が綺麗に治ります、ただし、尖ったもので刺したような傷口の大きさの割に奥が深い傷や、動物や毒蛇が噛んだ傷、人間の歯が当たったとき

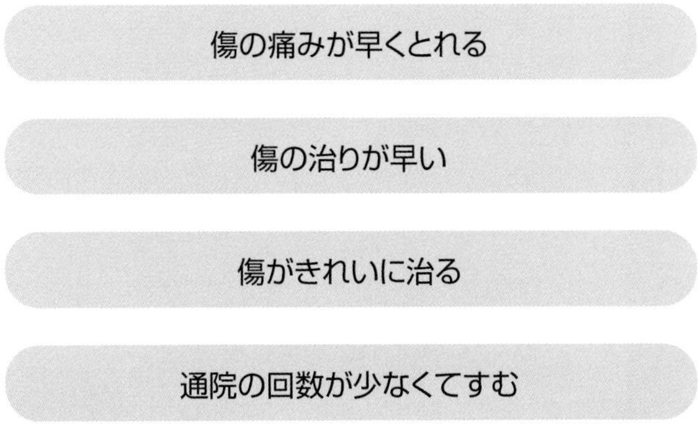

傷の痛みが早くとれる

傷の治りが早い

傷がきれいに治る

通院の回数が少なくてすむ

図4：湿潤療法の利点

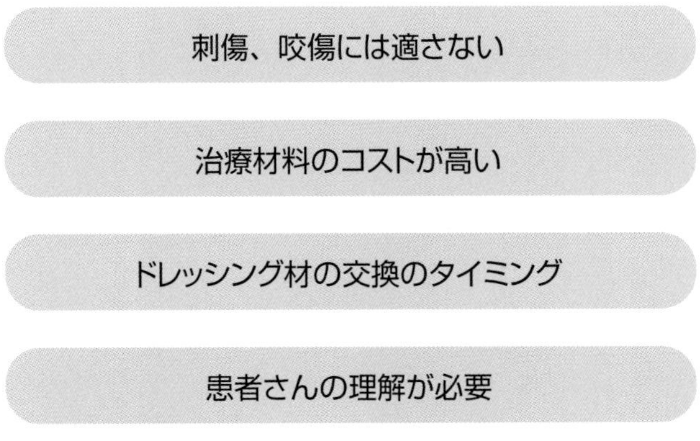

刺傷、咬傷には適さない

治療材料のコストが高い

ドレッシング材の交換のタイミング

患者さんの理解が必要

図5：湿潤療法の問題点

などの特殊な傷には適しません（図4、5）。

２）外傷の治療のポイント

　ダンサーの場合、傷痕が残らないように治療することも大切です。基本的には、適切な
アフターケアをして、受傷から２週間以内に治った傷は痕が残らないことが多いです。逆
に言えば治癒に２週間以上かかってしまうと、痕が残る可能性が非常に高いので、１週間
経って治らなかったら、病院を受診したほうがよいです。２週間以内で治れば、傷の部分
が日焼けをしてしまったり、何回もかさぶたが剥けてしまったりということがなければ、
だいたい痕にならないで綺麗に治ります。肌の色が白い人ほど傷痕は残りづらいです。

❹ 皮 膚 感 染 症

１）皮膚の感染症の種類

　皮膚感染症の種類は、原因により、細菌、ウイルス（伝染病）、真菌（カビ）の４つに
大きく分けられます（図6）。

　皮膚の感染症は、判断を誤ると痕が残ったり、他の人に伝染してしまう可能性がありま
す。

　細菌による皮膚疾患には、ニキビや「とびひ」などがあります。ニキビは悪化すると、
化膿して毛穴の中に菌が入って腫れてしまいます。身体が疲れているとき、食事のアンバ
ランスなどでできる症状です。また、蜂窩織炎は毛穴から細菌が入って、筋膜まで到達し、
腫れて熱が出たり痛みが出る感染症です。

　ウイルス性の皮膚感染症の代表に、ヘルペスがあります。ヘルペスは心身の疲れの目安
にもなります。子供がプールなどでよく感染する水イボなども感染症の一種です。またウ
イルス性のイボはきちんと治療すれば治ります。

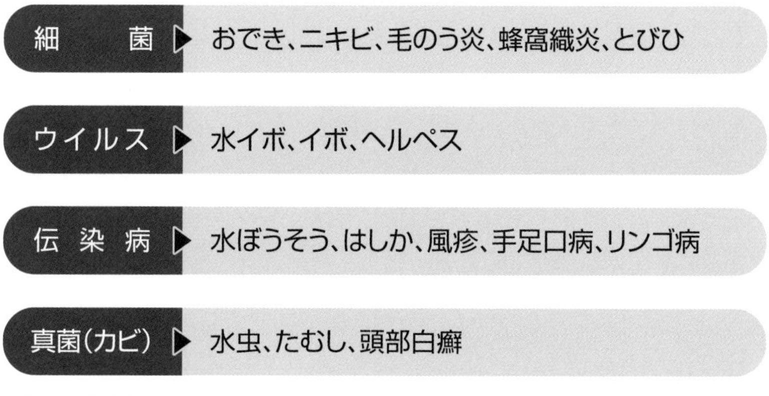

細　　菌 ▶	おでき、ニキビ、毛のう炎、蜂窩織炎、とびひ
ウイルス ▶	水イボ、イボ、ヘルペス
伝　染　病 ▶	水ぼうそう、はしか、風疹、手足口病、リンゴ病
真菌(カビ) ▶	水虫、たむし、頭部白癬

図6：皮膚感染症の種類

風疹やはしかなどのウイルス性伝染病は、皮膚の発疹から気づくことが多いです。この場合には「体調が悪い」「熱が出た」という症状が出る場合もありますが、風邪の症状と似ているため、1人が発症すると気づかないうちにバレエ団のなかで感染が広がってしまうことがあります。発疹が出ているときは医師に相談をしてください。予防接種が大切です。

　真菌（カビ）は、足につけば水虫、身体につけばたむし、頭につく頭部白癬というのもあります。

　一般的にはニキビや水虫、おできは触れただけではうつりません。しかし、感染症はひどく疲れていたり、皮膚に傷があるとにうつりやすくなります。そのため、自身の手洗いやうがいなどに気をつけ、清潔な状態を保てるようにします。

　ニキビがひどくなった、背中におできがたくさんできた、唇にヘルペスができたなどの感染症が起きるときは「身体が疲れている」というサインです。疲れている状態で生活をし続けていると、注意をしなければ次のケガや大きい問題につながることがあります。皮膚に疲れのサインを見つけたら「今日は早く寝たほうがよいです」「お酒を控えたほうがよいです」など、アドバイスをしてあげましょう。

　感染症の予防としては、十分な栄養をとり休養すること、また風呂場などの共同で使用するスペースの衛生環境も大切です。

2）アトピー性皮膚炎

　アトピー性皮膚炎は、アレルギー性の皮膚疾患です。特別注意をしなくてはいけない症状ではありませんが、よいパフォーマンスをするためには管理が必要です。アトピー性皮膚炎の原因は諸説ありますが、一番は身体と心が疲れていることだと私は考えています。

　スポーツ選手の場合では、試合や合宿などで物理的に疲れることも多いですが、最も精神的に疲れるのは「代表に選ばれるかどうか」「オリンピックに出られるかどうか」などのプレッシャーがかかっている時期です。心配になったり、大事な発表が控えている時期には、悪化したり、かゆくなったりする人が多いです。ダンサーも、大きな公演の前には、余計に気になる場合があると思います。そんなとき、トレーナーはよき相談相手になれるとよいと思います。

　逆に、成長過程の子供は、ダンスをすることによってアトピー性皮膚炎が改善されることもあります。例えば、人前でアトピーを掻くのを我慢したり、目立たなくなるように一生懸命薬を塗るなどの意識が働き、それが回復に向かわせるということもあります。また、運動をして汗をたくさんかくと、改善することもあるので、ダンスやバレエはおすすめです。

　アトピー性皮膚炎には、ダニやハウスダストの少ない環境が大切です。ロッカー、宿舎、部屋、荷物などをきちんと管理してください。

アトピー性皮膚炎の治療は、主治医と相談して行います。飲み薬、塗り薬など、いろいろな治療法が出てきています。その人に合ったものでいいと思いますが、その上の抗アレルギー剤、抗ヒスタミン剤は、飲むと少し眠くなるのでパフォーマンスは少し落ちると思うので、舞台など飲むタイミングを相談するとよいです。

アトピーが布に触れて痛みが出るような、ちくちくする肌触りの衣装などは、保湿剤を塗って着用するとよいです。また、ゴムのきつさなども調節してください。

3）蕁麻疹

アトピー性皮膚炎と似ているものに、蕁麻疹があります。蕁麻疹は、疲れや緊張などの体調からくるもので、体調のバロメーターにもなります。また、食物アレルギーの可能性も考えられます。「食べた後すぐ運動をすると蕁麻疹が出る」という場合は、一度皮膚科の受診を勧めるようにしてください。食物アレルギーからの蕁麻疹を繰り返すと、アナフィラキシーショックを起こすことがあるので、気をつけなくてはいけません。

❺ 外的要因の皮膚トラブルと対策

1）虫さされ

外でダンスを踊るときには虫さされに注意しなくてはいけません。虫刺されは予防が一番大切です。予防でおすすめなのは、メントールの臭いがする湿布です。メントールは虫が嫌いな臭いなので、貼っておくとよいでしょう。どこか見えないところに貼っておくと、その臭いで虫が寄ってきません。

虫の種類にもよりますが、スズメバチのような猛毒なものは、刺されてしまったら、すみやかに医療機関を受診してください。刺された直後の措置としては、水道水をかけながら刺された部位の毒を絞りだしながら洗います。穴が開いているうちに、赤く腫れたところの毒を絞って出します。その後に虫さされの薬を塗ればよいと思います。ステロイド剤などのよく効くものを常備しておくとよいですが、なければ市販の虫さされ用のかゆみ止めなどでも大丈夫です。洗ってから塗るのがコツです。

2）薬疹

薬疹といって薬の副作用で発疹が出ることがあります。蕁麻疹が出て、「疲れが原因かもしれません」と薬を塗って安静にすることをアドバイスしたものの、実は蕁麻疹の薬自体が原因のこともあります。薬疹にはいろいろなタイプがあって「この発疹が出たら薬が原因だ」と決められません。発疹が出ているときは、何か薬を飲んでいないかを聞き出すと、早く判断できるかもしれません。薬疹は、その薬をやめないと、どんどん悪化してしまいます。人によっては言いにくい病気を抱えていて薬を飲んでいるケースなど、いろい

ろ事情があって服薬を隠している場合もあります。薬の問題はデリケートで、親しい人にしか語れないこともあります。そのため、ダンサーに心を開いてもらうことも大切です。

　薬が合わない場合、湿疹以外にも咳が出たり、お腹を壊したりする場合もあります。身体によいと思って摂取しているサプリメントやハーブが合わない場合もあります。

3）日光

　湿布を貼って剥がしたところや、塗り薬を塗っていた部位に日光が当たるとかぶれることがあります。ダンサーに湿布などを貼る場合は、先に伝えておきましょう。貼るタイプだけでなく、塗るタイプも同じです。これは、痛みを止める成分のなかに光アレルギーを起こすものが多く含まれているからです。薬自体はかぶれないのに、直射日光に当てると後でかぶれてきて使えなくなることがあるので、日焼けしないよう気をつけてください。

　接触した部位に日光が当たるとかぶれる成分は、化粧品にも含有されていることがあります。通常のかぶれは薬物などに接触するとすぐ反応が現れ、赤くなったりヒリヒリしますが、日光アレルギーの場合はしばらく使っているとかぶれるようになります。

4）金属アレルギー

　痛みを取るために通電治療を毎日行っていたところ、金属アレルギーがあり、炎症を起こしてしまった選手がいました。治療器の金属と自分の金属アレルギーが合わないと、接触皮膚炎を起こしてしまいます。金属の機械を使って痛みを治療したり筋肉をほぐすときは、金属アレルギーはないか、機械の当てる部分の金属に何が含まれているか、マッチングを考えた方がよい場合もあります。金属アレルギーが疑われる人は、歯科矯正にも注意が必要です。

5）アイシング

　氷などで冷やし過ぎると、凍傷になってしまうことがあるので気をつけてください。

6）花粉

　花粉症の季節になると、顔に症状が出てしまう人もいます。花粉症が顔に出る場合は、顔がヒリヒリするなどの症状が出ることが多いです。急に肌荒れをしたような状態になります。アレルギーの強い人が、自然の多い地域に行って公演する場合は、予防した方がよいと思います。

　女性であれば化粧のときに少し厚めに下地を塗って予防します。最近は、花粉予防のための下地クリームを出している会社も多いので、アレルギー反応が強く出る人は活用するのも一つの手だと思います。花粉対策の飲み薬もありますが、眠気や喉が渇くなどの副作用があるかもしれません。

7）水虫

　水虫の予防は、1日1回、しっかり足を洗って、乾いたタオルで十分に拭いてしっかり乾燥させます。足拭きマットで拭くだけでは、水虫がうつりやすいといわれています。足は乾いたタオルで拭いて、ヘアドライヤーを冷風にして、片足30秒ずつ、両足で1分間かけて乾燥させることで予防ができます。予防的に薬を塗るのももちろんよいです。洗濯物を一緒に洗うことでの感染もあるので、洗濯をする前に熱湯をかけてから洗うとよりよいです。

　また、靴を乾燥させることも大切です。まる1日乾燥させ、2足以上を交互に履きます。下駄箱に乾燥剤を入れておくのも予防になります。

❻ 爪のトラブル

1）爪

　手足ともにそうですが、爪は指先の感触を支配しています。爪がないと感触が悪くなってしまい、細かい作業ができなくなってしまうので、爪はなるべく広く残しておくのが理想です。深く切らない方がよいですが、伸ばし過ぎがよくないこともあります。

　足趾の爪は、短すぎるためにトラブルになることが多いので、あまり短く切りすぎないようにしてください（図7）。爪がないと踏み込む力が弱くなってしまうので、できるだけ爪の面積が広い方が足を支える力が強くなります。先端は斜めに切らないようにしてください。斜めに切ると一方向に爪が伸びてしまうので、余計に食い込みやすくなってしまいます。なるべくストレートに切ります。変形があったり爪水虫があったりしたら、皮膚科医に相談するとよいです。

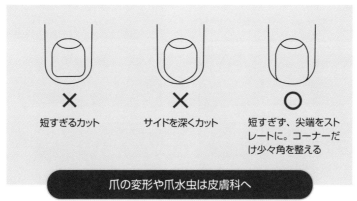

図7：爪の切り方

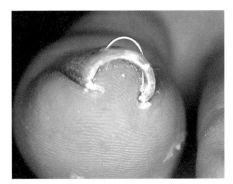

図8-1：注射針で爪に穴を開けてワイヤーを挿入し、瞬間接着剤で固定する（文光堂『スポーツと皮膚―アスリートの皮膚トラブルの対策とスキンケア―』より転載）

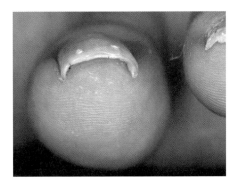

図8-2：6カ月後（文光堂『スポーツと皮膚―アスリートの皮膚トラブルの対策とスキンケア―』より転載）

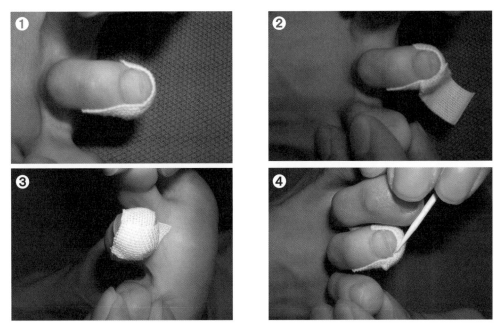

図9-1〜図9-4：テーピングの手順（文光堂『スポーツと皮膚―アスリートの皮膚トラブルの対策とスキンケア―』より転載）

２）爪の治療

爪水虫には塗り薬、場合によっては飲み薬で対応します。

爪が弯曲している場合は形状記憶合金のワイヤーを爪に入れて、金属の伸びを利用して、爪を真っ直ぐに矯正します（図8-1）。しばらくワイヤーを入れておくと平らに伸びてきます。爪が少し伸びていないとできないので、伸ばしてから治療をします（図8-2）。

痛みが強い食い込み爪の場合は、食い込んでいるところにアクリルで付け爪を作ります。理論上、爪の方が指より前にあれば食い込まないので、アクリルで爪を作ることで、痛みが取れ、翌日には踊れるようになります。

食い込み爪は、軽症の場合は、絆創膏を使ってテーピングをする方法もあります（図9-1～図9-4）。「少し痛いな」「おかしいな」というときには、テープを貼っておくと便利です。

まずテープで土手を作り、別のところにもう一つ別のテープを引っかけて、食い込んでいる部分の肉をひっこませます。土手を作らないとテープで引っ張れないので、土手を作って裏側へ引っ張って、食い込みかかっている爪をのせます。こうすることで、爪がテープの方に向かって伸びていきます。

❼ 除毛・脱毛

１）「ムダ毛」とは

日本では、体毛をカミソリで剃ったり、毛抜きで抜いたりすることが多いと思います。俗にムダ毛と言いますが、「ムダ」というのは、国によって文化の差があり、さらに舞台人だと配役や立場にもよると思います。皮膚科の立場から言うと、基本的に「ムダ」な体毛はありません。体毛は皮膚を守るために生えているので、それを剃るのは防御を取るということです。体毛を処理したら、その分、別の防御法で肌を守る必要があります。

たとえば、毛を剃ったところから菌が入らないようにきれいに洗う、保湿剤を塗るなどの必要もあります。「体毛を抜いたあと保湿するとすぐに生えてきてしまう」という人もいますが、すぐに生えてくるのが正常な反応です。「すぐに生えてくる状態にしているということは、皮膚を正しくケアできているという証拠です」と伝えるようにしています。

毛抜きでたくさん抜いていると、毛が皮膚に埋もれてしまうことがあります。それを無理やり抜くと、菌が入りやすくなりますので、気をつけてください。

２）脱毛の方法

広範囲の体毛をまとめて抜くのは、ワックス（除毛剤）が痛みも少なく、最もきれいに処理できます。

医療機関で行う電気脱毛とレーザー脱毛は俗に「永久脱毛」といわれています。電気脱

毛は毛根から抜いてしまうので、うまく脱毛できれば生えてこなくなります。ただ、1回で毛根を射し当てることはできないので、何回か行う必要があります。ブレンドといって、少し脱毛の威力を弱くしたものがエステなどで行われていますが、医療機関のものに比べると、効果が弱いので永久脱毛にはなりません。しかし、ブレンドのほうが痛みなく脱毛ができます。レーザー脱毛は黒い毛でないと抜けないので、薄い毛色の人はあまり効果を期待できないと思います。顔のレーザー脱毛を希望する人も多いですが、シミができてしまうリスクもあります。

　脱毛は、できるだけ夏場は行わないほうがよいです。今まであった体毛という皮膚を守っていたものがなくなると、日に当たって火傷したような状態になってしまうことがあります。夏は過激なことはあまりしない方がよいと思います。

　ダンサーをはじめとするパフォーマーの女性では、VIOゾーンの脱毛を希望する方も多いです。VIOゾーンの脱毛は痛みが強いので注意が必要です。

❽ スキンケア

1）スキンケアの基本

　私は「よいパフォーマンスをするには皮膚のコンディショニングは大切」という考えがあります。皮膚科医を長年やっていると、皮膚は心と身体の状態を表していて、皮膚の状態がよいときはメンタルや身体の状態がよいと思っています。

　スキンケアの方法はさまざまです。なかには「皮膚は余計なことをやらない方がよいのではないか」という意見もあります。それはもちろん、一つの意見だと思いますし、もって生まれた皮膚の強さもあり、なにも手入れをしていなくても肌がきれいという人もたくさんいます。

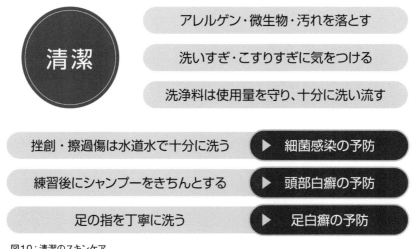

図10：清潔のスキンケア

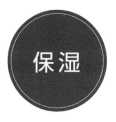

保湿

適度な保湿は皮膚の健康を守る

アレルゲン・微生物の侵入を防ぐ

用具による手足の皮膚障害を防ぐ

図11：保湿のスキンケア

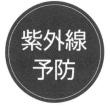

紫外線
予防

日焼けによる皮膚の傷害　▶　皮膚感染症

紫外線による免疫抑制　▶　単純ヘルペス

日焼けによる体温の上昇　▶　熱中症の予防

図12：紫外線予防のスキンケア

　ここでは３つのスキンケアの基本を提案しておきます（図10〜図12）。

　ダンサーはメイクをする機会が多いかと思います。化粧品にはいろいろな成分が含まれているので、清潔に洗顔してしっかりとメイクを落としましょう。ただし、メイクを落としたときに、もともと肌にあった保湿成分も一緒に落ちてしまいますので、「洗顔と保湿」はセットで考えてください。洗顔はしっかり行うべきですが、こすり過ぎてはいけません。皮膚は垂直の圧力には強いですが、水平の力に弱いです。水平にこすると皮膚を守る角層が取れてしまってよくありません。

　また、紫外線には当たり過ぎない方がよいです。紫外線はシミやシワになるなど長期的な問題の他に、皮膚の免疫を抑制するため、ヘルペスができやすくなったり、感染症にかかりやすくなったりします。また、暑い時期に日焼け対策をしていないと熱中症になりやすくなります。露出している部分に日焼け止めを塗り、体温が上がりすぎないように調整

しなくてはいけません。

2）化粧品

　化粧品も先述のスキンケアの基本の考えに合わせて①洗うもの、②保湿するもの、③紫
外線対策するもの、3種類用意しましょう。ダンサーはそれ以外にもメイクアップが必要
だと思いますが、肝心なことはその人の肌に合うことです。肌トラブルが気になるときに
は、皮膚科でパッチテストなどをすることができます。

　使っている化粧品の衛生状態も注意しないといけません。開封してから長時間が経過し
ているものは避ける、使っているスポンジやブラシは清潔に保つなど常に注意していただ
きたいです。

　化粧品は基本的に自分の心に響くもの、塗って気持ちよい、気分がよくなる、自分に合っ
ていると感じられるものを使ってほしいです。化粧品を塗るということは、皮膚のケアだ
けでなく、自分の心のケアでもあります。正しいスキンケアはアンチエイジングの柱だと
思います（図13）。

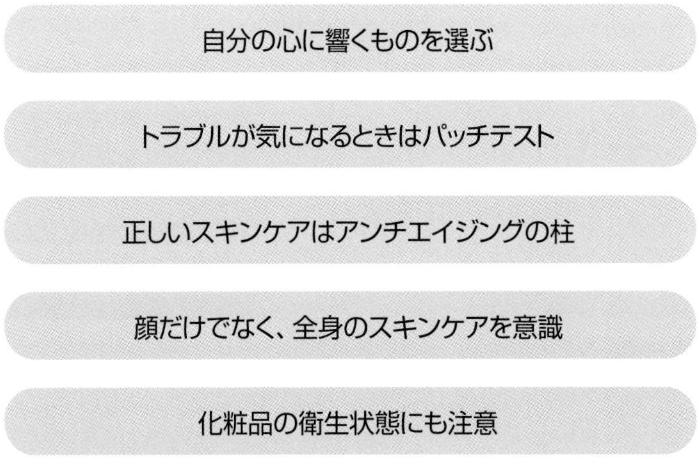

自分の心に響くものを選ぶ

トラブルが気になるときはパッチテスト

正しいスキンケアはアンチエイジングの柱

顔だけでなく、全身のスキンケアを意識

化粧品の衛生状態にも注意

図13：化粧品を選ぶ際のポイント

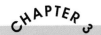

CHAPTER 3

NO. 5

Physical Fitness and Recovery Strategy for Dancers

ダンサーに必要な体力と休養

水村（久埜）真由美

お茶の水女子大学基幹研究院 教授
NPO法人芸術家のくすり箱 理事長

❶ ダンサーに求められる体力

1）ダンサーに必要なダンス以外の運動

　日本では、ダンサーはダンスの練習だけを一生懸命に取り組むという傾向が強いように感じます。もちろん、ダンスの練習を一所懸命行うことは、技術の向上に繋がりますが、ダンスの練習だけで、技術の向上に必要な身体の機能が発達するかというと、必ずしもそうではありません。特に、一定以上の技術レベルになって、練習量が増え、難しい技術を獲得しなければならなくなると、ダンスの運動強度や運動頻度が上がってケガをしやすくなります。また、技術的にはすばらしいダンサーも、繰り返しの舞台を続けていくと、体力不足により具合が悪くなったりケガを起こす可能性もあがります。最近は、日本のトップダンサーも、バレエ団の練習の他に、さまざまなコンディショニングやボディワークを学び、自分の身体をしっかり整えようという動きがあります。アスリートと同様に、ダンサーも、身体の自己管理能力を養う必要があります。

　また、ヨーロッパでは、コンテンポラリーダンスや現代的なダンスを行っているバレエ団が多数あります。今はバレエダンサーであってもバレエ以外の動きができないと、オーディションに通らない時代です。ダンサーが、自分のダンスジャンル以外の踊りを踊る機会が増えているということは、ダンサーに求められる体力もどんどん多様になっていることを意味します。

Column

海外のダンサーの体力づくり

　英国ロイヤルバレエ団のプリンシパル、スティーブン・マックレーはケガからの復帰のためのトレーニングの様子を SNS で発信しています。「自分は自分に必要なことをやる」

とコメントし、彼は本格的なトレーニングに取り組んでいます。

　海外のバレエ団では、医療チームが常駐し、常にダンサーの身体をサポートしています。また、アスリートに効果のあるトレーニングを積極的に行う事例もたくさん見られます。

　このようなダンス以外のトレーニングは、日本ではまだトップダンサーしか取り組めていない印象があります。さらに、個人的には行っていたとしても「あまり頑張っている姿を見せたくない」という心境から、自分がダンスの練習以外に行っているトレーニングや調整法を秘密にしているダンサーもいまだにいるかと思います。日本でも、このようにトレーニングの様子を発信するダンサーが増えてくれるといいと思っています。そして、いろいろなダンサーが行っているトレーニング方法を自分で試して、「自分にあった」「自分に必要な」トレーニングを日常的に行うダンサーが日本で増えてくれるとよいと思っています。

2）ダンサーが身体を鍛える目的

「身体を鍛える」すなわち体力向上のためにトレーニングを行う目的は、主にパフォーマンスを上げる、つまり、よりよく踊るためです。しかし、ダンスはスポーツのように、得点や記録といった明確な目標がない分、目的の設定は非常に多様になってきます。もうひとつの目的として、体力が向上することでダンスによる傷害を予防します。体力水準の高いダンサーは、踊ることによってかかる組織への負担を軽減し、早く疲れて動作が普段よりも不安定になることを防ぐのです。

　体力向上のためには、ひたすらがむしゃらにトレーニングをすればよいのかというと、そうではありません。時には、積極的に休養を取ることも大切です。過酷な公演や練習が続いた時には何もしない休養の期間を設けて、「今日は練習をやらない」という日を自分で決めるなどして、計画的に休養を取ることも、トレーニング効果を大きくするためには大切になります。つまり、トレーニングはプランを立て行う必要があります。

　スポーツ選手のように、オリンピックや大きな試合の日程が決まっていれば、シーズンが終わったところで、ずっと抱えていたケガの手術をする時期もうまく設定できるかもしれません。またシーズンオフに、「普段できないことをやろう」と決めて、筋力トレーニングを集中的に行う時間に充てることもできます。それに対して、ダンサーは、1年中行われている舞台に対して、チャンスがあれば舞台に出ようと努力してしまいます。シーズンオフの設定が難しいダンサーの生活だからこそ、トレーニングに加えた休養のスケジュール管理も、ダンサーが自立して考えることができれば、体力づくり、傷害予防、健康面の不安の解消などの問題も解決されると思っています。

❷ 体力を考えるうえで知っておきたい運動のためのエネルギー供給

1）運動のための3つのエネルギー供給系

　まずは、全身的な体力に関わるエネルギー供給と運動強度について解説します。

　筋収縮は、アデノシン三リン酸（ATP）という物質を分解した際に生じた化学的なエネルギーによって行われます。ATPは身体の中に無尽蔵にあるわけではありません。そのため、私たちの身体の中にはATPを再合成する便利な生理機能があります。ATPを再合成する方法は3つあり、体力のエネルギー供給系能力を考えるための基礎になります。

　3つのエネルギー供給は、大きく2つに分類できます。一つは、酸素が反応に関係しない、無酸素性機構で、これには非乳酸性機構と乳酸性機構があります。もう一方の有酸素性機構は、ATPを再合成する反応に酸素が必要です（図1）。

2）無酸素性機構（非乳酸性機構と乳酸性機構）

　非乳酸性機構は、クレアチンリン酸をクレアチンとリン酸に分解するときに生じる化学的エネルギーを利用して、ATPを再合成します。

　乳酸性機構では、身体のいろいろなところに蓄積されているグリコーゲン（炭水化物を食事として摂ったもの）が反応する段階で、乳酸が産生されます。乳酸は疲労物質として語られることも多いですが、乳酸自体はエネルギー基質の一つです。ただ、組織に酸素が十分供給されない状態になると、乳酸に代表される代謝産物が蓄積し、筋収縮が上手くいかなくなります。これがいわゆる筋疲労という状態です。そのため、血液中の乳酸濃度は、疲労を見る生理指標の一つになります。

　乳酸性機構にも有酸素性機構にも、グリコーゲンが使われています。実は炭水化物は、有酸素的にも無酸素的にも利用されるエネルギー源で、酸素が少ない状態だと無酸素的に使われます。無酸素系機構である非乳酸性機構と乳酸性機構は、短時間の瞬発的なエネルギー供給を行います。

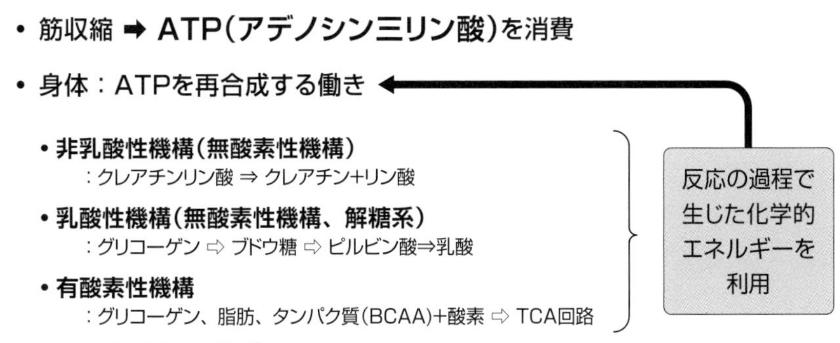

- 筋収縮 ➡ ATP（アデノシン三リン酸）を消費
- 身体：ATPを再合成する働き ◀━━━━━━┓

　・非乳酸性機構（無酸素性機構）
　　：クレアチンリン酸 ⇒ クレアチン+リン酸
　・乳酸性機構（無酸素性機構、解糖系）
　　：グリコーゲン ⇨ ブドウ糖 ⇒ ピルビン酸⇒乳酸
　・有酸素性機構
　　：グリコーゲン、脂肪、タンパク質（BCAA）+酸素 ⇨ TCA回路

反応の過程で生じた化学的エネルギーを利用

図1：エネルギー供給系の種類[1]

クレアチンリン酸は、高強度な運動を瞬発的に行う際に働くエネルギー供給系です。陸上でいえば100mや200mという短時間で大きなパワーを発揮する運動のエネルギー供給を行っているのが、非乳酸性機構です。

グリコーゲンを、酸素を介さずに分解する乳酸性機構は、クレアチンリン酸を分解する非乳酸性機構よりも、少し時間の長い、中から高強度運動での瞬発的エネルギーを供給します。

3）有酸素性機構

有酸素性機構は、酸素と、グリコーゲン（炭水化物）、脂肪、タンパク質などの栄養素と酸素をTCA回路のなかで反応させて、化学的エネルギーを生じることにより、ATPを再合成します。炭水化物、脂肪、タンパク質といった食事で摂取され、体内に貯蔵されたエネルギー源があれば、呼吸によって体内に酸素が十分に入ってくることで、無尽蔵に続けられるエネルギー供給系が有酸素性機構です。

有酸素性機構は、長い時間、比較的低強度の運動をする場合に主に働きます。有酸素性機構で、最も多く消費されるエネルギー源はグリコーゲン（炭水化物）です。一般に、「有酸素性運動は脂肪燃焼の運動」というイメージがあるようで、脂肪がエネルギー源として消費されるエネルギー供給系が有酸素性機構だと考える人がいるようですが、実際に、有酸素性機構で最も使われるエネルギー源はグリコーゲンです。ちなみに、有酸素性機構のなかでも、強度が比較的高い運動では、グリコーゲンしか消費されません。ウォーキングのように、1時間ぐらい長く続ける比較的低強度な有酸素運動では、脂質が利用されますが、それでも脂質と炭水化物の消費される割合は半々くらいです。有酸素性機構では、タンパク質も利用されますが、他のエネルギー源に比べると、割合としては非常に少なくなります。なおかつBCAA（分岐鎖アミノ酸：バリン・ロイシン・イソロイシン）と呼ばれるアミノ酸だけが、有酸素性機構でエネルギー源として利用されます。

この非乳酸素系機構、乳酸性機構、有酸素系機構の3つが、人間がある程度の時間、運動をするときに基本となるエネルギー供給系です。しかし、たとえば、有酸素性運動である「エアロビックダンス」の中にも、乳酸性機構となるような高強度の運動が入ってくることもあるでしょう。そういう意味では、100％有酸素性あるいは100％無酸素性でのエネルギー供給をしているダンスは存在しません。

4）運動時間および強度とエネルギー供給系

図2は、運動継続時間、その運動強度で最大限何分間運動が続けられるかを、横軸にし、運動強度によって主に働くエネルギー供給系が変わっていくことを示すグラフです。

横軸は、左に行くほど運動強度が高くなります。最も運動強度が高い時は、クリアチンリン酸を分解して行う非乳酸性機構のエネルギー供給が主に働きます。しかし、非乳酸性

機構でのエネルギー供給は、短時間で終わってしまいます。アスリートは、非乳酸性機構のエネルギー供給能力を高めるために、サプリメントなど使ってトレーニングをすることもあります。

　非乳酸性機構が落ちてきたら、グリコーゲンを分解する乳酸性機構が働きます。しかし、乳酸性機構にも限界があります。その間、徐々にエネルギー供給を大きくしていくのが有酸素性機構です。有酸素性機構は、呼吸で酸素をとり入れ身体の中にある程度の栄養素があれば、長く続けられます。

　つまり、運動強度によって、主に働くエネルギー供給機構は変わるのです。

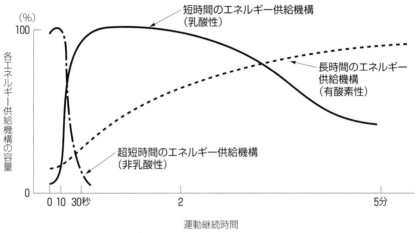

図2：運動強度とエネルギー供給系[2]

5）エネルギー供給系から考えるダンスの運動特性

　スポーツの場合、「陸上の短距離走選手は、無酸素的なトレーニングを中心に練習し、長距離走選手はまず有酸素的なトレーニングをしたほうがよい」など、競技の運動特性によってどのエネルギー供給系が主に使われるかを考えれば、トレーニングプログラムを考えやすいです。

　しかし、ダンスの場合、一般的には有酸素性機構の貢献度が大きいとされながらも、ジャンルやダンサーの役柄によっては、無酸素性機構を働かせる動きもあるかもしれません。そのため、「ダンサーにはどのような体力が必要か？」と考えたときに、そもそもダンスのジャンル自体がバレエ・社交ダンス・ヒップホップと多様にあるなかで、一概にはいえません。

　そのためにはダンスの種類別に運動強度を測る必要があります。そして運動強度の測定方法にはいくつかの指標があります。

①酸素摂取量の測定

　最も信用できる指標は、酸素摂取量です。「ある運動をしたときの時間当たりで消費する酸素消費量体重当たりで割った値」を測ります。しかしこれは高価な機械と専門的な知識と経験をもつ人がないと測定ができません。また測定は、マスクをつけたままで運動するので制約があります。

②心拍数

　次に運動強度の生理的な指標になるのは、心拍数です。酸素摂取量が上がると、ほぼ直線的に心拍数は上がっていきます。心拍計を用いるのが一番正確な計測ですが、簡易的には、頸部や手首の脈拍を測る方法でも、ある程度評価することは可能です。

　最高心拍数は、年齢によって低下するので、同じ強度であっても心拍数の応答が年齢によって変わってきます。220から年齢を引いた数がその人の推定最大心拍数となります。例えば、20歳の人の運動中の脈拍が120拍だった場合、推定最大心拍数は200で、運動強度は120／200の60％HRmaxと示されます。

③血液中の乳酸濃度

　血液中の乳酸濃度も運動強度の指標になります。前述のように、運動強度の増加に伴って、グリコーゲンを酸素と反応せずに分解する乳酸性機構の働きが活発になると、血液中の乳酸濃度が増加します。運動強度の増加に伴い、血中乳酸濃度が急激に上がるところで無酸素性機構が主に使われるようになります。言い換えれば、血中乳酸濃度が急激に上昇する運動強度よりも、軽い運動であれば、運動のエネルギー供給は主に有酸素性機構によって行われるため、大きな疲労を伴わず、運動を継続することができます。そのために有酸素性運動のトレーニングを行う水泳や自転車競技では、練習中の乳酸濃度を測りながら、トレーニングしている例をたくさんみます。

④無酸素性作業閾値（換気性作業閾値）

　エネルギー供給系を、有酸素性機構と無酸素性機構の大きく2つに分けたとき、ある運動強度から無酸素性機構の増加を、運動中の換気量（肺に取り込まれる空気の量）か血中乳酸濃度で調べる方法があります。

　図3の左のグラフは、横軸を運動強度で換気量を縦軸にしており、右の図は同じく横軸を運動強度、血液中の乳酸濃度を縦軸にした運動強度の増加に伴う2つの生理指標の変化です。運動強度を上げていくと、酸素摂取量や心拍数は直線的に上がります。たとえば、走りながらどんどんスピードを上げていく、あるいは傾斜も上げていくと、酸素摂取量や心拍数は直線的に増加していきます。しかし、換気量と血中乳酸濃度は、ある程度の強度までは直線的に上がりますが、運動強度がかなり上がってくると、増加の傾きが急激に上がります。これは、末梢の筋肉で乳酸が溜まり、筋肉中の酸素が足りなくなってくると、換気量を増やすように、呼吸中枢が調整するからです。

　たとえば、ある実験での無酸素性作業閾値は、その人の最大酸素摂取量の60％程度と

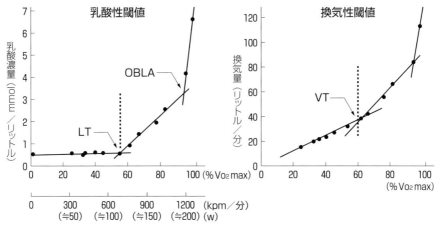

乳酸性閾値と換気性閾値 (Ivy. et al. 1980)

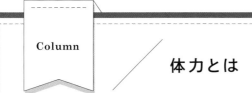

図3：運動強度の増加に伴う換気量と乳酸濃度の変化[3]

いう結果になりました。これはつまり、60％までは主に有酸素的なエネルギーによって運動が行われるということになります。これ以上強度が高くなると、無酸素的なエネルギー供給系が主に働くようになってしまいます。無酸素性エネルギー供給は長く続かないので、運動が長く継続できなくなります。

Column

体力とは

体力の行動的側面

　そもそも、体力とは何でしょうか？　体力は２つの側面から考えることができます。「最近体力が落ちた」や「体力をつけたい」と日常会話で使っている「体力」は、すぐに疲れてしまう、１日に何カ所も行くのは大変だ、など、「自分がどのくらいその行動ができるか」という意味での体力です。これは体力の行動的側面です。

　体力の行動的側面の考え方は、先述の３つのエネルギー供給系が基本的となります。身体が行動する時の強度を考えて、乳酸性（ハイパワー）、非乳酸性（ミドルパワー）、有酸素性（ローパワー）のどの能力がどのくらいあるかを考えます。それぞれの能力の貢献度は運動強度によって変わってきます。

体力の防御的側面

　もう一つは「外から来たものに対して、どれくらい身体を守る力があるか」です。たとえば、運動が得意ではないけれど、ウイルス性の風邪が流行していても全くかからないと

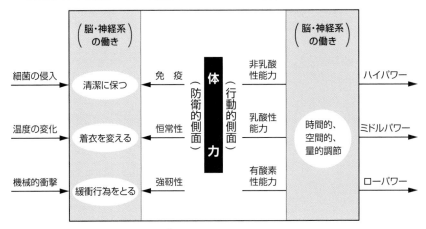

外部からの刺激に対する耐性　　　　　身体が外に仕事をする能力

図4：体力の行動的側面と、防衛的側面[4]

いう人もいるでしょう。これも、「あの人は体力がある」と一般的にいわれます。体力の
この側面を防衛的側面といいます。外から入ってくるものに対応する能力は免疫性、恒常
性、強靭性の３つに分けられます。

　免疫性は、細菌、ウイルスなど身体の中に入って闘う力です。身体の生理機能で考える
と、血液中の白血球が主に働きます。

　恒常性は、ホメオスタシスとも呼ばれます。私たちの身体は、環境が変わっても、なる
べく体内の状態は変わらないようにする性質があります。例えば、気温が変わっても体温
は変わらないので、人間は絶滅せずに長く生き延びてきました。それでも個人差はあって、
温度や湿度がいつもと違う場所に旅行に行った場合、体調を崩してしまう人といつもと変
わらず元気な人の差は、この恒常性です。

　最後に、強靭性です。これは、外からの物理的な刺激に対して組織がどれくらい強いか
です。同じ床でダンスのステップを長時間行っていた際に、疲労骨折をする人と、骨折を
しない人という差も、強靭性は関係しています。

どちらの体力が大切？

　オリンピックに行くようなスポーツ選手は、体力の行動的側面の能力が高い典型例とい
えます。しかし、そのような人が「あまり風邪をひかないのか」と考えると、そうではあ
りません。適度な運動ならばよいですが、常に激しい運動というストレスにさらされてい
ると、体力の防衛的側面はかえって下がりやすいです。そのため、栄養士、医師、トレー
ナーによる管理など、周囲のサポートと備えが必要です。

　アスリートやダンサー以外でも、この行動性側面と防御的側面の両方とも大切で、双方
をよい状態にたもっていることが健康といえます。体力を２つの側面から考えるというの
は、理にかなった考え方なのです。

❸ ダンスのエネルギー供給の研究

1）さまざまなダンスのエネルギー供給

　ポリネシアンダンス、トンガ、フラ、ハカなど、太平洋諸国のさまざまな民族舞踊のエネルギー供給系を調べた研究[5]によると、同じ文化的な背景をもつダンスでも、ダンスの種類によって、エネルギー消費量が違うことがわかっています。つまり、ダンスによって必要となる体力要素が変わってくるということです（図5）。これは、それぞれのダンスで使われている音楽のテンポや、動きの大きさ、使う筋肉の数や強度などの影響を受けます。さまざまな種類のダンスがある中で、ダンサーは、自分がどのような体力が必要かを、酸素摂取量という運動強度の指標から考えることができます。図5が示すように、同じ文化的背景があるダンスの中でも、種類によって運動強度が異なります。また同じダンスジャンルであっても、踊りの種類や場面によっても運動強度が変わることがあります。

2）バレエの練習強度を調べた研究

　バレエの基礎練習は、運動強度が比較的低いです。酸素摂取量や心拍数などを測定している論文[6]を参照すると、バー練習はその場から動かない分、エネルギー消費量が低いと出ています。後半のセンター練習は、バーにつかまらないうえ、移動を伴うため、酸素摂取量が高くなります。この論文では、バレエの基礎練習であるバーレッスンとセンターレッスン、また舞台の踊りに向けた練習であるリハーサルの平均および最高酸素摂取量と平均および最高心拍数を測っています。基礎練習の運動強度が低く、リハーサルの運動強度は、それに比べると非常に高いこと、また平均値でみるとそれほど高くないようにみえますが、瞬間的な最高値は高いことがわかります。

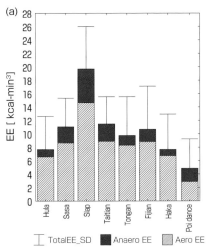
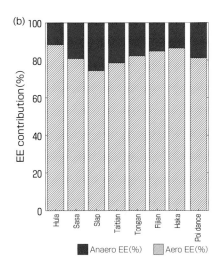

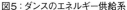
図5：ダンスのエネルギー供給系

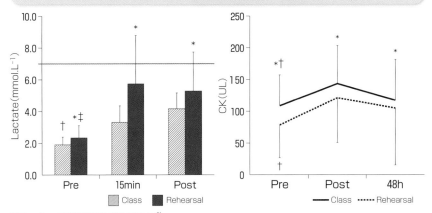

図6：バレエの運動強度と酸化ストレス[6]

　バーレッスンは、心拍数が140拍で、最高心拍数に対する割合は72％です。一般に、初心者ほど動きの効率が低いので、同じ動きを行った場合でも消費エネルギーは高くなります。熟練ダンサーほど、動きの効率がよくなるため消費エネルギーは低くなります。バーレッスン中の筋電図と、センターで行うレッスンでとった同じ動作の筋電図を比較すると[7]、バーレッスンでは、バーに掴まっている分、動かしているほうの脚のストレッチの要素と、動きの練習の要素が強いとと言われています。左右別々に、バーに支持されて安全な状態で動作を行うため、エネルギー消費量は非常に低くなります。

　バレエを対象とした酸素摂取量や心拍数の研究は、1980年代から行われてきましたが、近年は血液中の乳酸濃度とクレアチンキナーゼを測定する研究[6]もおこなわれています。ある研究では、基礎練習の前後とリハーサルの前後の血中乳酸濃度の変化を測っています（図6）。クレアチンキナーゼを筋損傷の指標として、練習の前後と2日後にどれぐらい残っているかを調べています。血中乳酸濃度は、練習の方が少し低かったのに対し、クレアチンキナーゼの変化は、練習の方が高くなりました。つまり、局所的に筋肉を使うという点では、リハーサルよりも練習の方が、局所的には負担が大きいのではないかと、この研究では結論付けています。

　クレアチンキナーゼに関しては、有酸素的な運動ではあまり増加しないといわれていることから「バレエの基礎練習は強度が高くないが、個々の筋肉には負荷がかかっている」ということが考えられます。

　我々の研究グループで行った調査では、同じバレエというジャンルのなかでも、舞台で踊られる演目は、踊りによって運動強度が違うということがわかりました（図7）。「白鳥の湖」の第二幕のオデットのように、非常にゆっくりしたリズムの曲に合わせたダンスの酸素摂取量と、「ラ・バヤデール」のガムザッティの踊りのような回転や跳躍動作の多い

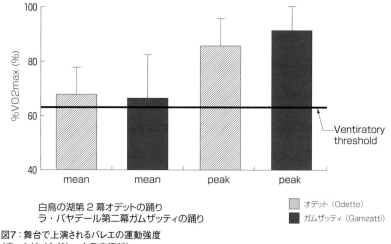

図7：舞台で上演されるバレエの運動強度
（森，水村（久埜），未発表資料）

ダンスの酸素摂取量を測って比べました。平均でみるとあまり差がありませんでしたが、最高酸素摂取量はラ・バヤデールのほうが白鳥の湖の2幕の踊りよりも強度が高く、最大酸素摂取量の90％近くまで上がりました。これは、競技スポーツの試合に近い強度と考えられます。酸素摂取量から考えると、バレエの基礎練習は有酸素性運動ですが、舞台で踊る演技は、無酸素性運動の要素も強いと考えられます。

3）男女別のダンスの運動強度の研究

　パートナーと踊るダンスとして、社交ダンスの中のラテンと呼ばれるダンスを踊る際の運動強度を調べた実験もあります[8]。心拍数を測り、活動量計を使って、高強度や中程度以上の運動時間がどれぐらいあるかを調べています。2時間の練習中、ダンスをしている時間は66分、中程度の運動は平均すると約35分でした。男女別に中程度の運動の平均時間を見ると、男性は31分、女性は37.6分となりました。ランニングに近い高強度の運動強度の平均は男性36分、女性28分となり、男女合わせて約31分となりました。高強度は男性の方が少し長く、女性の方が少し短いです。男性と女性で強度が違うということは、男性の方が無酸素的なものがより要求され、女性の方は有酸素的なものが求められるということです。パートナーとともに同じダンスのジャンルに取り組んでいても、強度が違う、つまり必要な体力が違うということがわかります。

Column

メッツで考えるダンスの
活動強度

　メッツとは運動強度の指標で、安静時を1とした時と比較して何倍のエネルギーを消費するかで活動の強度を示したものです。アメリカスポーツ医学会が発表したものが、日本語訳されて国立健康・栄養研究所が公表しています[9]。

　メッツは、安静時のエネルギー消費量を1としてで、2は安静時エネルギー消費量の2倍という意味です。自然歩行が3メッツです。現在の2012年版では、ダンスは18種類についてそれぞれの強度を一覧として出ています（表1）。

　初版は、ダンスのカテゴリーは3つしかありませんでした。ダンスはあまり知られておらず、大きくまとめられるんだなと感じましたが、2012年の新版では、細かく分類されていて、とてもわかりやすいです[10]。

　このような資料を活用し、実際に見たことがないダンスでも、どれぐらいの強度なのかを知っておくと、そのダンスをしているダンサーにとって、どのようなエネルギー供給系が求められているかがわかります。

表1：メッツのダンスカテゴリー

コード CODE	メッツ METS	大項目 MAJOR HEADING	個別活動 SPECIFIC ACTIVITIES
03010	5.0	ダンス (dancing)	バレエ：モダン、ジャズ、全般、リハーサルや教室 (ballet, modern, or jazz, general, rehearsal or class)
03012	6.8	ダンス (dancing)	バレエ：モダン、ジャズ、公演、きつい労力 (ballet, modern, or jazz, performance, vigorous effort)
03014	4.8	ダンス (dancing)	タップダンス（tap）
03015	7.3	ダンス (dancing)	エアロビックダンス：全般 (aerobic, general)
03016	7.5	ダンス (dancing)	エアロビックダンス：15.2-20.3cmのステップを伴う (aerobic, step, with 6 - 8 inch step)
03017	9.5	ダンス (dancing)	エアロビックダンス：25.4-30.5cmのステップを伴う (aerobic, step, with 10 - 12 inch step)
03018	5.5	ダンス (dancing)	エアロビックダンス：10.2cmのステップを伴う (aerobic, step, with 4-inch step)
03019	8.5	ダンス (dancing)	ベンチステップ教室：全般 (bench step class, general)
03020	5.0	ダンス (dancing)	エアロビックダンス：弱い衝撃 (aerobic, low impact)
03021	7.3	ダンス (dancing)	エアロビックダンス：強い衝撃 (aerobic, high impact)
03022	10.0	ダンス (dancing)	エアロビックダンス：4.5-6.8kgの重りを身に着けて (aerobic dance wearing 10-15 lb weights)
03025	4.5	ダンス (dancing)	民族舞踊や伝統舞踊（例：ギリシャダンス、中近東舞踊、フラダンス、サルサダンス、メレンゲダンス、ボンバ・イ・プレナ舞踊、フラメンコ、ベリーダンス、スウィングダンス） (ethnic or cultural dancing (e.g., Greek, Middle Eastern, hula, salsa, merengue, bamba y plena, flamenco, belly, and swing))
03030	5.5	ダンス (dancing)	社交ダンス：速い (ballroom, fast (Taylor Code 125))

03031	7.8	ダンス (dancing)	一般的なダンス（例：ディスコ、フォーク、アイリッシュステップダンス、ラインダンス、ポルカ、コントラ、カントリー） (general dancing (e.g., disco, folk, Irish step dancing, line dancing, polka, contra, country))
03038	11.3	ダンス (dancing)	社交ダンス：競技、全般 (ballroom dancing, competitive, general)
03040	3.0	ダンス (dancing)	社交ダンス：ゆっくり（例：ワルツ、フォックストロット、スローダンス、サンバ、タンゴ、19世紀ダンス、マンボ、チャチャ） (ballroom, slow (e.g., waltz, foxtrot, slow dancing, samba, tango, 19th century dance, mambo, cha cha))
03050	5.5	ダンス (dancing)	アニシナベ族のジングルダンス (Anishinaabe Jingle Dancing)
03060	3.5	ダンス (dancing)	カリビアンダンス（アバクア、ビギン、ベルエアー、ボンゴ、ブルッキンズ、カリビアン・クアドリル、ディンキ・ミニ、ギア、ガンベイ、イボ、ジャンクヌー、クミナ、オレイシャ、ジャンプ） (Caribbean dance (Abakua, Beguine, Bellair, Bongo, Brukin's, Caribbean Quadrills, Dinki Mini, Gere,Gumbay, Ibo, Jonkonnu, Kumina, Oreisha, Jambu))

（国立健康・栄養研究所の栄養・代謝研究部. 改訂版 身体活動のメッツ（METs）表. より作成）

Column

体力のその他の要因

　ここまで、エネルギー供給系を中心にパフォーマンス中の体力強度を解説してきました。しかし、体力の行動的側面は、エネルギー供給系だけの問題ではありません。筋肉が出す力の大きさやタイミングを調整する、柔軟性を向上するなど、ダンスのスキルと関係する他の体力要素もあります。それ以外にもダンスにはバランス感覚、敏捷性、巧緻性なども必要になります（図8）。

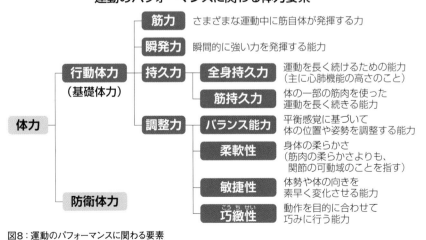

図8：運動のパフォーマンスに関わる要素

パフォーマンスに必要な体力要素も、ダンスのジャンルによって変わります。さらに、バレエという一つのジャンルをみたとしても、さまざまな動きから構成されているため、柔軟性があって高く脚が挙げられたり、回転が得意だったり、跳躍が得意だったり、人によっても、ダンスパフォーマンスの中での得意な要素が変わります。主役級のダンサーになると、ほぼ全ての要素ができないと困りますが、ダンサーには、速い動きの踊りで活躍する人、ゆっくりした動きで活躍する人など、個人差があると思います。ダンスにおける体力を考える場合「パフォーマンス向上の体力」は、個々のダンサーで考える必要があります。

❹ 体力要素としての筋力

1）筋力に関する生理的要因

　ここからは、全身的なエネルギー供給に加えた体力要素として、筋肉に着目します。

　一般的に、筋肉の量が多いと、筋肉が出せる力は上がります。大人でも子供でも、アスリートでも、筋肉が太い人（筋線維がたくさんある、あるいは筋線維が太い人）は筋力が大きいという関係性があります。しかし、同じ筋肉の太さでも、力が出る人と出ない人がいます。その差の大きな要因は、神経活動です。筋肉の収縮は、脳の運動野から指令が出て、脊髄を介して筋肉に指令が伝わり、収縮します。しかし、筋線維がたくさんあるにもかかわらず、神経系の活動として命令を上手く出せない場合があります。たとえば高齢者が運動をしなくなると、筋の萎縮のほかに、使わなくなった筋肉に、神経を介した信号が届かなくなることによって、筋肉をうまく利用できなくなります。

　1本の運動神経と、それに支配されている筋線維のまとまりを運動単位（motor unit）と呼びます。運動単位がどれだけその筋力発揮に参加しているかが、神経系の活動としての筋力発揮に関係する生理要因です。普段運動をしていない人ほど、普段活動に参加していない運動単位が筋力発揮に参加するようになるだけでも、筋力は増加します。

　このように、筋力を増やすには、神経系の要因と筋肥大の要因があります。ダンサーのなかには、「トレーニングをしたら筋肉が太くなる」と思い込んでいる人がいますが、トレーニングの方法によっては筋肉を太くせず、筋肉を上手く使えるようにもなるのです。図9は、トレーニング期間を横軸にしています。

　最初は筋肉の太さは変わっていませんがトレーニングを重ねると肥大します。黒丸は運動単位が動員している筋線維の数です。黒丸が筋力発揮に参加している線維で、白は休んでいる筋線維です。最初の頃は休んでいた筋線維も、筋トレを始めてどんどん脳から指令が行くことで、新たな筋線維が動員され、筋肉の太さは変わらずに、出せる筋力が上がっていきます。トレーニングの負荷によっても変わりますが、一般的には1カ月程度のトレー

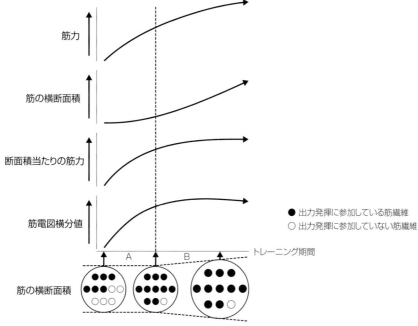

筋力

筋の横断面積

断面積当たりの筋力

筋電図横分値

● 出力発揮に参加している筋繊維
○ 出力発揮に参加していない筋繊維

トレーニング期間

A   B

筋の横断面積

図9：筋力トレーニングによる効果[11]

ニングであれば、筋肥大が起こるよりも神経要因の方が強いといわれています。逆に筋肉を肥大させたい場合は、筋損傷が起きて、タンパク質が新たに筋線維を合成していく過程を経るため、3カ月程度のトレーニングの継続が必要と言われています。この場合には、筋肉にかける負荷も高強度になります。

❺ 筋持久力

1）「筋力」と「筋持久力」

「筋力」という言葉と「筋持久力」という言葉があります。これらは大きく違う体力要素です。

「筋力」は、1回にどれだけ大きな力が出せるかを表します。筋肉を動かすときはいろいろな速度で行うため、「力×速度」で計算し、一般的にはパワーで評価されます。筋肉の量と主に関連しますが、筋力が弱い人の場合には、神経活動の影響でも変わります。これは、高齢者が筋力トレーニングをして筋力がついてくるのは、基本的に運動単位の参加数が変わってくることが大きいといわれています。そこの部分を使っていなければいないほど、神経活動の影響は大きいと思います。

　一方、最大に至らない（最大下という言い方をします）、比較的小さい力を安定して同じレベルで出せる能力が、筋持久力です。言い換えれば疲労耐性とも考えることができます。疲労耐性に関しては、筋が酸素をどれだけうまく消費できるかと関係してきます。筋

肉のレベルで考えると、無酸素性的な要素が筋力、有酸素関な要素が筋持久力となるので、全く別ものと考えてよいでしょう。

2）ダンサーの持久力

　バレエダンサーの足関節の底屈の筋持久力を測る研究をしたことがあります[12]。足の裏のプレートの下にセンサーをつけ、足関節の角度を変えないで、最大で50回どれだけ力が出せるかを測定しました。ダンサーは4、5回目ぐらいからはぐっと力が上がってきて、あとは高いレベルのままでした。一般の人も、ダンサーも、回数が増えるにつれ、出せる力が低下し、疲れていきました。しかしながら、力の低下率は、一般女性のほうが大きく、ダンサーの足関節底屈筋持久力は高いという結果となりました。この時に、足底屈の最大筋力も一緒に測りましたが、最大筋力には差がなく、最大の力を出し続けた時の力の下がり方には、差がでたことから、この研究に参加したバレエダンサーは、足底屈筋の筋持久力が高いことがわかりました。バレエダンサーは、身体全体が細い割に、下腿の筋肉は発達している場合が多いことを考えると、下腿筋の発達には、筋持久力も関係していることが考えられました。

Column

ダンサーの身体は多様

　以前に行った筋持久力の調査では、13人のダンサーが被検者として研究に協力してくださいました。そのうち、1人底屈筋持久力が弱い人がいました。今までにたくさんのダンサーを対象とした研究を行ってきましたが、平均的ではない結果の人もいます。またあらかじめ仮説をたてて調査を行っても、半数は仮説通り、半数は仮説と逆の結果で、統計的には普通の人とダンサーは変わらないという結果ができることはよくあります。もちろん一般の方やスポーツ選手を対象にしてもこのようなことは起きますが、ダンサーの身体の個性は、実に多様だと感じさせられることが多いです。ダンサーの治療やリハビリテーション、トレーニングに関わる場合、いろいろなダンサーに出会えば出会うほど「教科書通り」「論文の結果通り」ではない人も多くいると思います。同じジャンルのダンサーでも、もしかしたらマラソン選手と短距離選手くらい違う身体の特徴を持つ人がいるかもしれません。しかしダンサーとしてのパフォーマンスという面では、同じレベルで評価されていることがあってもおかしくはないと思います。そのくらい、ダンサーの身体は多様で、求められる要素も多様ということなのです。

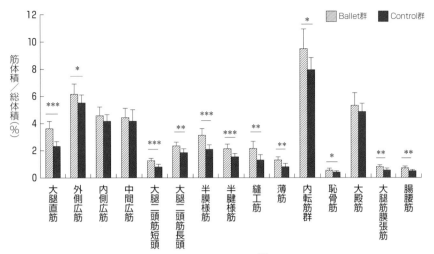

図10：バレエダンサーとコントロール群の大腿部の筋体積の比較[13]

3）ダンサーの筋断面積を調べた研究

　以前、バレエダンサーと特に運動をしていない一般女性を対象に、股関節から膝関節までの大腿部の筋断面積を MRI で比較する研究を行いました。

　すると、大殿筋と中間広筋、内側広筋以外は、バレエダンサーの方が、全体の体積に対してそれぞれの筋肉が有意に大きくなりました。半腱様筋、半膜様筋、大腿二頭筋の短頭、大腿直筋は、特に差が大きく、ハムストリングスの筋肉が発達していました（図10）。バレエは、日常生活に比べて、膝関節屈曲筋かつ、股関節伸展筋であるハムストリングスを、より活動させている運動だということが推察されます。

　また、13 ～ 16 歳の器械体操、ダンサー、フィギュアスケートなどの審美系の競技選手を集めて、非競技選手（コントロール群）と体幹の筋群（腸腰筋・多裂筋・脊柱起立筋）の断面積を MRI で比較している[14] 研究では、ここにあげた競技選手の方が、これらの筋群が発達していることを報告しています。この結果から、審美系のスポーツ選手は、たくさん脚を挙げる動作を行っているため、体幹筋の筋断面積が大きいと考察しています。

4）ダンサーの等速性筋力

　ダンサーの体幹部の筋機能については、日本で活躍するダンサー、海外で活躍する日本人ダンサー、そして一般の方に等速性筋力測定器を使って、体幹の屈曲伸展を調べたときのデータです（図11）[15]。

　これによると、屈曲・伸展共に関節角度を変えずに等尺性に力を出した筋力は一般の人とあまり変わりませんでした。逆に、関節を動かしながら短縮性あるいは伸張性に力を出す際の筋力は、一般に比べてダンサーは大きくなりました。特に、海外のバレエ団に所属して活動するプロダンサーは、日本のダンサーに比べても大きく、動的な体幹屈曲伸展筋

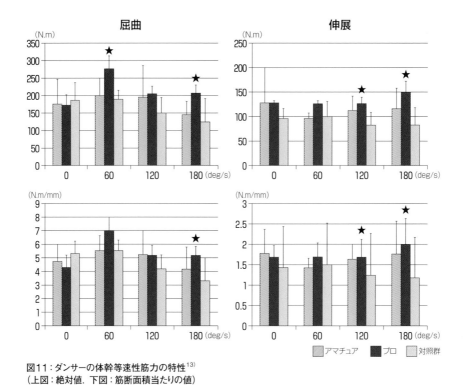

屈曲

伸展

図11：ダンサーの体幹等速性筋力の特性[13]
（上図：絶対値. 下図：筋断面積当たりの値）

力が高いことがわかりました。これは、海外のプロダンサーの舞台数の多さが関係している可能性が考えられました。

ダンサーは 揺れているのが普通？

体幹の揺れ

　体幹部の等速性筋力の測定と合わせて、体幹部の筋肉量や筋断面積をMRIで計測したところ、体幹の筋力と筋断面積との間に直線的な相関関係はみられませんでした。

　さらに、ダンサーがどれぐらい安定してバランスを取れているかを、立位姿勢中の足圧中心の揺れとして、地面反力を計測しました。バレエダンサーと、特に運動をしていない人（コントロール群）を合わせて考えた場合には体幹の筋肉量が多い人ほど揺れていないという結果が得られました。

　しかし、バレエダンサーとコントロール群を2つのグループに分けて、体幹の筋肉ごとの体積と足圧中心の動揺の関係を調べると、コントロール群は腹直筋と脊柱起立筋の筋量が多いと、立位姿勢での足圧中心の揺れが小さいという関係が得られました。一方、バレエダンサーは、腸腰筋、外腹斜筋などの体幹の回旋運動に関わる筋肉のほうが、立位姿勢の足圧中心動揺との間に関連がみられました（図12）。

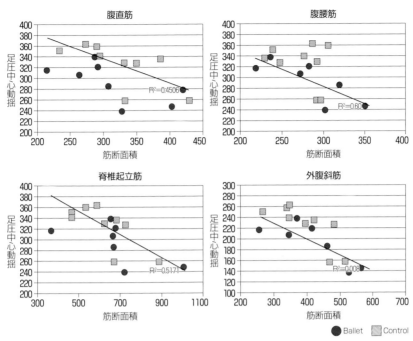

図12：ダンサーの体幹筋断面積と姿勢安定性[16]

ダンサーは揺れている？

　私自身、ダンサーのバランス能力を調査する研究を何度も行っていますが、実験の方法や対象が変わるたびに異なる結果が出ることに興味をもっています。共通していえる点としては、ダンサーの方が足圧中心の動揺が大きい傾向にあるということです。良い姿勢の定義には、「安定している」という要素もありますが、「動きやすい」という要素もあります。「安定している」とは、いわゆる静的な「動かない安定性」と考えることができます。一方、「動きやすい」、すなわち「動的な安定性」を保つためには、ある程度の範囲で揺れている状態から次への重心移動を円滑にしている、あるいは揺れていても倒れないという状況も機能的ではないかと考えています。ダンサーの姿勢安定性は、普通の人とは大きく違い、回旋や深部の筋肉が重要な役割を果たしている可能性も高いと考えています。

　この実験より以前に、膝を伸ばしたり曲げたりするときの等速性筋力も測りました。ダンサーは体重当たりの筋力は、伸ばす方より曲げる方が強いという結果になりました（**図13**）。当時は「ダンサーには曲げる力が求められているのではないか」と考えていましたが、最近では膝を曲げるよりは股関節の伸展が影響していると考えています。

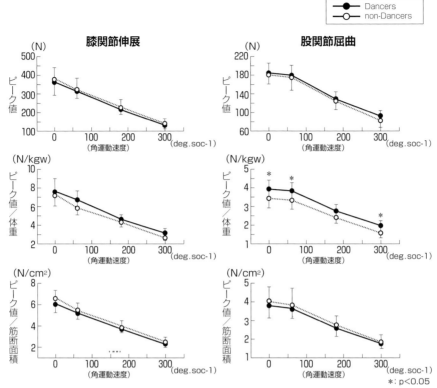

図13：膝屈曲動作中の筋力の絶対値と体重当たりおよび筋断面積当たりの筋力[12]

❻ その他の体力要素

1）柔軟性（関節可動域）

　ダンサーは柔軟性が高いという特徴があります。柔軟性というのは、関節可動域の範囲で、円滑に、かつ広範囲に関節を動かすことができる能力です。基本的な評価は、関節角度で行います。柔軟性には、関節内外の結合組織、筋や腱の伸長性、また痛みの閾値などの個人差も関係すると言われています。ストレッチングを始めて、最初に起こる変化は、痛みを我慢する耐性という研究報告もあります。

　関節可動域の評価方法は、本人は全く力を入れない状態で誰かが他動的に測る方法と自分の力で動かす状態で能動的に測る方法の2つがあります。能動的に測る方法は、関節の可動性以外の要因、特に筋力の影響を受けます。例えば、寝た状態で脚を上げる動きができても、立った姿勢から脚の重さを持ち上げられる筋力がなければ、本来もっている関節可動域まで脚を挙げることはできません。そういう意味では、能動的な柔軟性の向上が、ダンスのパフォーマンスでは必要かと思います。

　バレエダンサーが行うターンアウトは、股関節外旋可動域の評価に用いられることがあ

りますが、実際には、柔軟性以外にも、骨格や、軟部組織の伸展度、股関節を外旋するための筋力、股関節内旋筋がよく伸びるなどの様々な要因が関わっています。

2）柔軟性に関するバレエの研究

　8〜11歳のダンスをしている子供を対象に、12カ月間ダンスさせた群とさせていない群で比較し、筋力やターンアウトの角度を測った研究[17]があります。子供なので、1年後はダンスをしていなくても、発育の影響で筋力もターンアウトの角度も上がっていましたが、ダンスをやっていた群の方が、ダンスをしていない群よりは、股関節外旋の筋力がより上がっているという結果が出ています（図14）。

　ダンサーの柔軟性の獲得は、練習時間とも関係があります。若いダンサーを対象に、1週間の練習時間が6時間以上と6時間未満のグループに分けて、ターンアウトの角度を測った研究[18]があります。2つのグループを比較した結果、6時間以上練習を行っているダンサーのほうが、ターンアウトの角度が大きくなりました。

　また、ダンサーの股関節外旋可動域と内旋可動域を測った研究[19]があります。この研究では、一般の人に比べて、ダンサーの股関節外旋角度は大きいが、股関節内旋角度には制限があるという結果になりました。バレエダンサーの身体には、踊りで動かしている方向だけ柔軟性があり、逆の方向は一般の人よりも動かないということがあります。たとえば、足関節の底屈ができても背屈ができないこともあります。関節の可動域だけでなく、筋力についても普段使わない筋力が弱いということもあります。このように、ダンサーは全ての関節が柔軟なわけでありません。日本のバレエ団のダンサーを、①一度もケガをしていないグループ、②何度もケガを繰り返しているグループ、③1度もケガをしていない

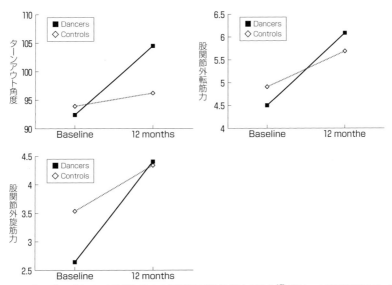

図14：8〜11歳のダンスをしている子ども53名の股関節可動域と筋力の変化[17]（週1〜11時間練習している子供）

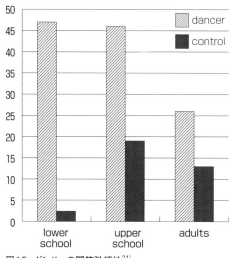
図15：ダンサーの関節弛緩性[21)]

グループに分け、股関節の外旋、内旋、屈曲、伸展、外転、内転の可動域を測った研究[20)] では、何度もケガを繰り返しているグループは「股関節の外旋は大きいが、内旋は小さい」という結果になりました。

　柔軟性には、筋のタイトネスや関節弛緩性もある程度影響しています。関節弛緩性に関しては、イギリスの研究グループがイギリスの一流バレエ団付属のバレエ学校の生徒を対象に調査をしています[21)]。この調査では、スクールもバレエ団も圧倒的に一般の人に比べると関節弛緩性が高い人が多かったという結果でした（図15）。加えてバレエ学校の低学年の子供（10代前半）と高学年の子供（10代後半）では、高学年になると関節弛緩性の高い人が減り、バレエ団に入るとさらに減っていました。これは、「関節弛緩性が高いまま、適切に筋力を鍛えなかった人はプロにはいないのか」「バレエ団に所属する人は、関節が緩い場合、それを補うトレーニングをしているのではないか」という考えることができます。この研究ではその後、5年間の追調査をしたところ、関節弛緩性の高い群の方がケガで休んだ経験が多かったという結果となりました。ダンサーは関節弛緩性が高い人がもともと多いですが、それ自体もリスクになるというデータです。

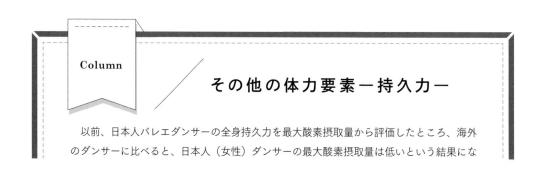

Column

その他の体力要素ー持久力ー

　以前、日本人バレエダンサーの全身持久力を最大酸素摂取量から評価したところ、海外のダンサーに比べると、日本人（女性）ダンサーの最大酸素摂取量は低いという結果にな

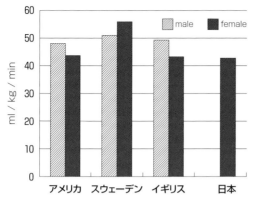
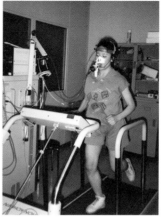

図16：バレエダンサーの全身持久力[22]

りました（図16）。

　日本人のダンサーは、ダンスの練習に集中し、他のトレーニングや運動経験のない人が多いという傾向があります。また海外では、ダンススタジオまで自転車に乗ってくるダンサーや、オフシーズンにはダイビングや他のスポーツを楽しむ人もみられますが、日本人ダンサーは、ダンス以外の運動習慣、特にスポーツ経験が乏しいのも特徴です。ダンスの練習に集中するがあまり、他の運動経験を積む時間がなかったということでしょうか？他の運動経験は、新しい動きの技術獲得を助けたり、急な姿勢の変化に対応する能力を養うことでケガのリスクを下げている可能性があります。ダンサーには、積極的に他の運動にも取り組んでもらいたいです。

3）バランス能力

「バランス能力が高い」ということも、ダンサーの体力特性として多くの人が想像する要素かと思います。しかし、バランス能力についての研究も多様にあり、「バランス能力が高い」と結論付けている研究から、「視覚への依存が低い」という研究、反対に「視覚への依存が高い」というものまであり、ダンサーはバランス能力が高いとは一概には言えません。「ルルベなどのバレエでやっている動きは無理なく長時間できるけれども、ただ片足で立つことは長時間できない」など、ダンスの動きの以外ではバランスが保てないという結果が多いと感じます。

　バランス感覚に関連して、ダンサーの姿勢に関する反射応答を調べた研究もいくつかあります。身体が前に揺れて身体の後ろ側の筋が伸びると、筋の長さが元に戻るために筋収縮が起きます。これは、伸張反射と呼ばれる反射応答です。こうした無意識に起きる反射応答によって、例えば私たちは電車の中で立っていて電車が揺れても倒れないで立ち続けることができます。しかし、ダンサーのように、柔軟性を高めるために筋伸長を頻繁に行う人は、筋肉を伸ばす度に伸長反射が起きてしまっては困ります。伸ばしている筋肉に反

射的に筋収縮が起きることは、筋肉を傷つける可能性も考えられます。一方で、長期的にストレッチングに近い運動、例えばダンスをしていること自体が、反射を起こさせないような刺激になる場合もあります。脊髄の運動ニューロプールの反射の興奮性を、バレエダンサーと一般女性で比較した研究[25]でも、筋のレベルで反射応答を調べた研究[26]でも、どちらもダンサーは反射が起きにくいという結果が出ています。このようなダンサーにみられる神経系応答の長期的な変化は、自然な動きが自然に起きない可能性も含んでいるかと言われます。ドガの踊り子の絵画のポーズをみると、左右の四肢の屈曲伸展が、頸反射と逆のパターンを示しているのは、ダンサーが反射に逆らった動きをしている事例として考えられます。

❼ ダンサーの休養のとり方

1）休養の大切さ

　一般に、健康づくりの3大柱は、しっかり運動して、しっかり食べて、しっかり寝る（休む）ことです。ダンサーの場合、運動はしていても、なかなか栄養に気遣うことができない、あるいは時間がうまくとれない、さらには、一所懸命練習するほうに集中して、休むことを改めて考えている人は多くないように思います。実際には、しっかり運動するためには、休養はとても大切です。

「心拍数が180拍になるような練習をして交感神経が興奮してしまうと、家に帰ってから夜すぐに眠れない。疲労が溜らないように、練習の終了時間は遅くならないにしよう」など、うまく休養がとれるように、練習の計画を立てるダンスの先生が増えることが望ましいですが、現実的にはなかなか難しい状況と考えられます。連日、早朝から深夜まで練習がある、休みもとらずに10時間近くスタジオにいるという話も聞いたことがあるくらい、ダンサーは練習に熱心です。しかしながら、こうした日々が続いてしまうと、疲労は益々取れなくなります。

　プロダンサーを対象に、柔軟性や脚力、最大酸素摂取量といった体力を、ダンスの公演シーズンの直後と、6週間休みを取った後に2回測定した研究[27]があります。この2回を比較したところ6週間の休みでは特に何もしていないのに、柔軟性も脚力も最大酸素摂取量も、6週間の休みの後に上がりました。これは、対象とする比較群がないので、科学的な知見としての妥当性に不安はありますが、公演シーズン最後のダンサーは、疲労が蓄積して体力も落ちている状態なので、単に6週間休んだだけで体力が上がったと解釈できます。パフォーマンス向上のために、計画的に休むことは非常に大切です。運動をするために疲労を取り除く時間も必要です。また休養は、筋肉痛に代表される身体の中の炎症反応を回復させる効果もあります。練習の量と質、運動の量と質を考えるのと同じように、休養の量と質もダンサーのために考えることを強く勧めます。

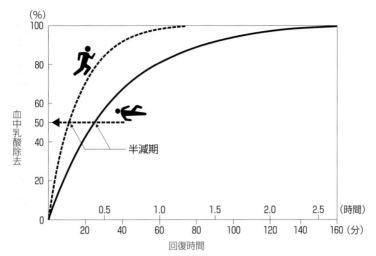

(%)

血中乳酸除去

半減期

回復時間

図17：有酸素性運動による血中乳酸除去

2）アクティブレスト

　休養の方法のひとつに、積極的休養＝アクティブレストがあります。これは、軽い運動をしながら休むという方法です。乳酸に代表されるような代謝産物が体内に多く残っている場合は、軽く有酸素性運動をした方が、循環系機能が活性化されて、疲労除去に効果的です（図17）。ダンスの練習後に帰宅して、すぐそのまま寝てしまうと、溜まった代謝産物が蓄積したままとなり、かえって翌日疲れが残ってしまう現象を、経験をした方もいると思います。スポーツ選手の多くは、大きな試合の翌日も、軽い練習や水中運動等を行います。横になって休むのではなく、活動的に休むという意味で、積極的休養と呼ばれます。

　また、海外の調査でモダンダンサーに「ダンス以外にどんな運動をしているか」を聞いています[28]。8割方の人がダンス以外の何かしらの運動に取り組んでおり、平均すると週に約8.8時間、ピラティス、プライベートトレーニング、ヨガ、ジャイロトニック®、ランニング、バイク、水泳、ウエイトトレーニングなど、積極的にダンス以外の他の運動をしています。こうした習慣は、日本のダンサーにも、これから広まっていくとよいと思っています。

3）テーパリング

　また、計画的な練習や休養の計画のひとつに、大事な試合の前にのみ、積極的に練習量を減らして、本番の最終日まで、体調を調整してパフォーマンスを上げるという方法を「テーパリング」と呼びます。

　テーパリングが最も盛んな競技は水泳だと思います。水泳選手は、同じ日に予選、準決勝、決勝と何度も泳ぐ場面があります。種目を掛け持つ選手もいます。さらに、1日の後半に行けば行くほど、大事なレースになります。なるべく疲労の影響を大事な試合に残し

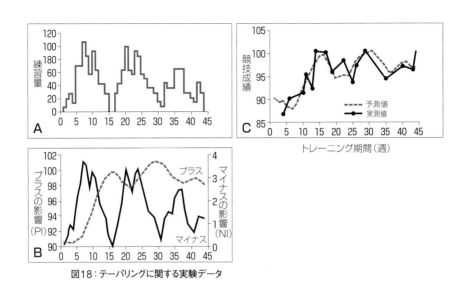

図18：テーパリングに関する実験データ

たくないことから、1週間ぐらい前から練習量を徐々に計画的に減らしていきます。技術的なものは落とさずに、疲労が起きる練習だけを少しずつ減らしていく方法をしています。

　なおテーパリングについては、ダンサー個々に考える必要が大きいことも確かです。テーパリングの効果を検証した研究では、運動によって生じる体力効果に代表されるプラスの影響と、疲労や筋肉痛といった身体へのダメージをマイナスの影響と考えて、その2つが相殺された結果がパフォーマンスの変化として予測するモデルを使っています。図18の左上は練習量の変化です。15日以降は1回練習量がゼロになって、また量を増やしてはだんだん減らしていって少し休むなど、練習量を計画的に変化させます。そうすると、予測モデルで計算したトレーニングによるプラスの影響は徐々に上がっていき、練習を休むことによって、予測モデルで算出したマイナスの影響は下がっていきます。つまり練習量を減らすことにより、疲労の影響は押さえられて、でも練習を継続していることにより、トレーニング効果は残っていることを示しています。練習によるプラスの影響とマイナスの影響の差が、大きくなっていけば競技成績がだんだん上がっていっていることが、この解析で示されています。

　大事な舞台の直前に、計画的に練習時間を減らすのは、合理的です。ダンスの大会で、同じ日、あるいは連続した2日で予選から決選までを踊り、最後の舞台が一番大事となる場合は、アスリートが行っているテーパリングを取り入れる価値はあると思います。

　最終的に一番大切な日に良いパフォーマンスができるようになっていることが大切です。どのダンサーにも「勝負」の舞台があるはずです。あるいは大事なオーディションなどもあるでしょう。ダンスは、数を重ねてポイントを溜めるものではなく、1回の演技で評価が決まります。一方で、プロで活動しているダンサーは、ケガをして舞台に穴を開けることはできないので、ピークパフォーマンスだけでなく、安定したパフォーマンスを保

つことも大切です。

テーパリングやアクティブレスト、自分が行っている競技の練習以外の運動を行うことは、アスリートのコンディション維持や、アスリートのトレーニングを効果的にするために広く実践されています。このような考え方は、そのままダンサーに応用できます。またある意味、40歳を超えて踊り続けるダンサーがいる現実を考えると、アスリートよりもダンサーの方がキャリアが長いかもしれません。ダンサーにとっては長いキャリアを考えると、効果的な休養の方法を考えることは、より重要になるのではないか思います。

また休養を考える場合に、トレーニングを週に3回行うにしても、「月・火・水」と続けて行うのか「月・水・金」と間に1日休憩を組むのかでも、運動の効果が異なります。身体に効果的に負荷をかけたい場合には、連続して行う意味もありますが、疲労をなるべく抑える意味では、間に1日休みを入れることも大切です。ここは、ダンサー個々の体力特性や疲労のパターンから考えていく必要もあります。

4）ピリオダイゼーション

ピリオダイゼーションとは、アスリートが年間の練習を体系的に組み合わせて、ある一定の時期のパフォーマンスを最大にする方法です。

最も気を付けることはオーバートレーニングにならないようにすることです。疲れ果ててしまい、練習やトレーニングをしているにもかかわらず、パフォーマンスが低下することがないように、練習時間と頻度を考えます。これは、受験、資格試験、就職活動など、大事な時期に向けた体調管理にも応用できると思います。短くとも1年以上の単位で考えて基礎的な体力を高める、技術を強化するという時期毎の計画を、カレンダーを作って考えるのが大切です。ピリオダイゼーションは、年単位、月単位、週単位で考えます。アスリートの場合、オリンピックに合わせることが多いので、4年が一つの区切りになります。

ダンサーの場合は、「何歳までに、どのコンクールに出たい」「何歳までに、この踊りが踊れるようになりたい」などという目標を決め、指導者やトレーナーと一緒に、その計画を考えていきます。週単位でピリオダイゼーションを考えることもできます。たとえば、プロのバレエダンサーは、午前中に必ず基礎練習がありますが、週に1回程度は休んで身体をケアする日が必要です。公演に向けた練習であるリハーサルのない日にうまくトレーニングを取り入れる、またトレーニングをする日は夕方にケアをする時間を作る、練習時間が長くなったら夜はゆっくり寝ることができるようにアルバイトや指導の仕事を入れない……など、年、月、週単位で行うべきことを考えて、その時期で目標を立てます。ずっと同じ計画ではなく、適宜見直しながら、技術を中心に伸ばす時期、体力を中心に伸ばす時期など、考えていきます。こうした時に、指導者やトレーナー、さまざまな分野の専門家の意見がもらえる環境作りも大切になります。

❽ まとめ

　身体そのものが表現媒体であるダンサーにとって、体力が一般人並みという状況で、良いパフォーマンスが安定してできるとは考えられません。しかしながら、ダンスに必要な体力となると、ダンスの動作の多様さ故に、体力要素も多様になり、ダンスジャンルやダンサー毎に考える必要があります。舞台でのダンスは、概して間欠的かつ高強度なので、無酸素的な能力が必要になります。一方、舞台活動を繰り返し行うなかで、安定したパフォーマンスを実現するには、有酸素的能力を向上し、疲労を抑制するための体力が必要です。

　また、ダンスのパフォーマンス向上という意味では、調整系のバランス、柔軟性も大切です。ダンスの練習以外にトレーニングや他の運動をすることは、パフォーマンスおよび障害予防に有効であることは言うまでもありません。ダンスの練習に忙しいダンサーの生活の中に、トレーニングや他の運動をどう組み込むかは、週あるいは年の単位での計画的な考え方が重要です。

　ダンサーを長く続けていると、痛みやケガで踊れない時期もあるかもしれません。そんな時、何カ月かは舞台に出ないという選択肢をとり、身体を回復させ、体力をつけるために積極的に休みを過す計画も必要になります。年間のスケジュールを練り、効果的な休みやダンス以外のトレーニングを行えるよう、周りのトレーナー・医療者が提案できるとよいと思います。

【参考文献】
1）水村（久埜）真由美. 運動とからだ. 山海堂, 2000.
2）McArdle WD. Exercise physiology energy, nutrition and human performance. Lippincott Williams & Wilkins, 1986.
3）Ivy JL, Withers RT, Van Handel PJ, Elger DH, Costill DL. Muscle respiratory capacity and fiber type as determinants of the lactate threshold. J Apl Physiol Respir Environ Exerc Physiol 1980;48（3）:523-7.
4）宮下充正. トレーニングの科学的基礎, ブックハウス HD, 1993.
5）Zhu W, Lankford DE, Reece JD3, Heil DP. Characterizing the Aerobic and Anaerobic Energy Costs of Polynesian Dances. Int J Exerc Sci 2018;11（4）:1156-1172.
6）Rodrigues-Krause J, Krause M, Cunha Gdos S, Perin D, Martins JB, Alberton CL, Schaun MI, De Bittencourt PI Jr, Reischak-Oliveira A. Ballet dancers cardiorespiratory, oxidative and muscle damage responses to classes and rehearsals. Eur J Sport Sci 2014;14（3）:199-208.
7）Krasnow D, Ambegaonkar JP, Wilmerding MV, Stecyk S, Koutedakis Y, Wyon M. Electromyographic comparison of grand battement devant at the barre, in the center, and traveling. Med Probl Perform Art 2012; 27（3）, 143-155.
8）Domene PA, Moir HJ, Pummell E,Easton C. Physiological and perceptual responses to Latin partnered social dance. Hum Mov Sci 2014; 37:32-41.
9）中江悟司, 田中茂穂, 宮地元彦. 改訂版「身体活動のメッツ（METs）表」（独）国立健康・栄養研究所, 2012.
10）Ainsworth BE, Haskell WL, Herrmann SD, Meckes N, Bassett DR Jr, Tudor-Locke C, Greer JL, Vezina J, Whitt-Glover MC, Leon AS. Compendium of Physical Activities: A Second Update of Codes and MET Values. Med Sci Sports Exerc 2011. 43（8）:1575-1581.

11) 福永哲夫 . ヒトの絶対筋力 . 杏林書院 , 1978.

12) Kuno M, Fukunaga T, Hirano Y, Miyashita M. Anthropometric variables and muscle properties of Japanese female ballet dancers. I J Sports Med 1996; 17（2）:100-5.

13) Kuno-Mizumura M, Taniuchi C, Kumagai D, Tsunoda D, Ikegawa S. Thigh skeletal muscle volume measured by magnetic resonance imaging and its distribution in female ballet dancers. Proceedings of 26th annual meeting of International Association for Dance Medicine and Science, 2016.

14) Peltonen JE, Taimela S, Erkintalo M, Salminen JJ Oksanen A, Kujala UM. Back extensor and psoas muscle cross-sectional area, prior physical training, and trunk muscle strength--a longitudinal study in adolescent girls. Eur J Appl Physiol Occup Physiol 1998; 77（1-2）:66-71.

15) Kuno-Mizumura M, Yokohata E, Kumagawa D, Takahashi Y, Tanaka S, Tsunoda N, Ikegawa S. Trunk muscle strength and muscle volume of ballet dancers. Proceedings of 19th annual meeting of European College of Sports Science, 2013.

16) Kuno-Mizumura M, Yokohata E, Yoshida Y, Kumagawa D, Tsunoda N, Ikegawa S. Trunk muscle volume and postural stability in Japanese female dancers and non-dancers. Proceedings of 18th annual meeting of European College of Sports Science, 2012.

17) Bennell KL, Khan KM, Matthews BL, Singleton C. Changes in hip and ankle range of motion and hip muscle strength in 8-11 year old novice female ballet dancers and controls: a 12 month follow up study. Br J Sports Med 2001; 35（1）:54-9.

18) Hamilton D, Aronsen P, Løken JH, Berg IM, Skotheim R, Hopper D, Clarke A, Briffa NK. Dance training intensity at 11-14 years is associated with femoral torsion in classical ballet dancers. Br J Sports Med 2006;40（4）:299-303.

19) Gupta A, Fernihough B, Bailey G, Bombeck P, Clarke A, Hopper D. An evaluation of differences in hip external rotation strength and range of motion between female dancers and non-dancers. 2004, Br J Sports Med.,38（6）:778-83.

20) Kuno-Mizumura M, Yoshida M, Sugimoto R, Seo R. Lower extremity flexibility patterns in Japanese Classical ballet dancers and their correlation to injury. Proceedings of 26th annual meeting of International society of Biomechanics in Sports, 2008.

21) McCormack M, Briggs J, Hakim A, Grahame R. Joint Laxity and the Benign Joint Hypermobility Syndrome in Student and Professional Ballet Dancers. J Rheumatol 2004.31（1）:173-8.

22) 水村（久埜）真由美 . ダンサーなら知っておきたい「トレーニング」のこと . 大修館書店 , 2012.

23) Michalska J, Kamieniarz A, Fredyk A, Bacik B, Juras G, Słomka KJ. Effect of expertise in ballet dance on static and functional balance. Gait Posture 2018; 64:68-74.

24) Pérez RM, Solana RS, Murillo DB, Moreno FJ. Visual Availability, Balance Performance and Movement Complexity in Dancers. Gait Posture 2014; 40（4）:556-60.

25) Nielsen J, Crone C, Hultborn H. H-reflexes are smaller in dancers from The Royal Danish Ballet than in well-trained athletes. Eur J Appl Physiol Occup Physiol 1993; 66（2）:116-21.

26) D M Koceja 1, J R Burke, G Kamen. Organization of Segmental Reflexes in Trained Dancers. Int J Sports Med 1991; 12（3）:285-9.

27) Koutedakis Y, Myszkewycz L, Soulas D, Papapostolou V, Sullivan I, Sharp NC. The effects of rest and subsequent training on selected physiological parameters in professional female classical dancers. Int J Sports Med 1999; 20（6）:379-83.

28) Weiss DS, Shah S, Burchette RJ. A Profile of the Demographics and Training Characteristics of Professional Modern Dancers. J Dance Med Sci 2008;12（2）:41-6.

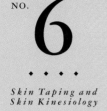

CHAPTER 3

NO. 6

Skin Taping and
Skin Kinesiology

ケガの予防と軟部組織理学療法

福井　勉

文京学院大学副学長　教授
理学療法士

【図1〜15：福井勉、皮膚運動学　機能と治療の考え方. 三輪書店. より許可を得て転載および改変】

❶ 皮膚テーピングとは

1）皮膚と滑走

　本稿ではダンサーに応用できる、皮膚の特性を生かした皮膚テーピング療法を紹介します。なお、本書では「こんな治療法もある」といったごく初歩的な解説までにとどめますので、詳しくは『皮膚運動学　機能と治療の考え方』（三輪書店）などを参考にしてください。

　私は、皮膚の動きを動作解析操作という方法で30年ぐらい調べています。これまでの研究でどんなことがわかってきたかというと、例えば、大腿骨の位置を調べるために、皮膚にマーカーを貼ってカメラで撮影し、マーカーの位置から大腿骨の位置を推定しようとします。ところが、マーカーの位置と大腿骨の位置はなかなか一致しません。なぜならそれは、「身体が動くと、皮膚と骨の間がずれるから」です。

　超音波で見ると、「身体が動くと、浅筋膜層が滑って動く」のが確認できます。このようにして、皮膚と骨の間がずれるのです。矢状面での屈伸運動はまだよいのですが、内外転はかなりずれてしまい、回旋になると倍ぐらいずれてしまいます。

　このように皮膚表面の骨に対する相対的な動き（浅筋膜上の滑走）を分析して、その動きを促すことで身体運動を変化させる研究を行っています。身体の動きと皮膚のすべりは関係しており、相対的な動きが低下していると身体が動かしにくくなるのです。皮膚と浅筋膜をすべらせれば、関節がかなり動きやすくなるということです。

2）皮膚緊張線

　形成外科、あるいは美容整形の分野でよく使われる「皮膚緊張線」という言葉があります。

　皮膚緊張線にはさまざまなものがありますが、なかでも皮膚にかかった緊張を緩めた状態で緊張が最もかかる方向をRSTL（リラックスドスキンテンションライン）といいます。たとえば、皮膚をつまんで、皺と皺の間が平行に長く直線的になれば、RSTLで、平行に

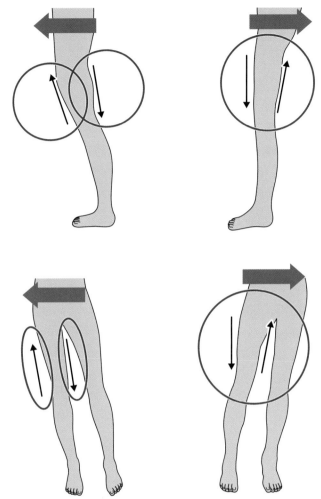

図1：股関節の動きと皮膚の動きは一致している

ならないときは RSTL ではないとことになります。この RSTL の方向は、顔や胸などの
デリケートな場所にメスを入れる場合に、「どの方向からメスを入れるか」などの定義づ
けにも使用されています。

　この RSTL の方向が「動き」にも関係しているのではないかと思い、調べた論文を紹
介します。

　図1のように下肢にマーカーを貼って、前のマーカーと後ろのマーカーが股関節と足関
節を結ぶ線と、どういう角度を示すかを撮影しました。立った状態で、お尻を前後左右に
動かしたときに、上記の大腿部前後のマーカーと足関節、股関節中心を結んだ線と股関節
の屈伸見ると、強い相関関係が見られます。つまり、股関節の動きと皮膚の動きが一致し
ていると考えられるということです。

　簡単に説明すると、立っている人がお尻を前に出すと、骨に対して、大腿前面の皮膚が
上に上がって行きます。同時に大体後面の皮膚は下がってきます。逆に伸展時には上にあ

がる殿部の皮膚と、下にさがる大腿部皮膚の境目は、殿溝で、殿溝には皺があります。お尻を後ろに出す動きをすると、その反対の動きが起きます。

　また、お尻を横に出す動きをすると外側の皮膚が上に上がり、内側の皮膚は下がります。横にお尻を出したときに、外側の皮膚が伸ばされている感じがすると思いますが、皮膚は伸ばされる側である外側では上に移動し、逆に皮膚が余る内股側から下方向へ出ていきます。この動きと皮膚の法則は、身体のどの部分でも同じことが起こります。

　最近の研究で、この「伸ばされている感じ」は、機械的受容器であるルフィーニ小体などで感じ取っていることが分かってきたようです。皮膚の生理的な機序はまだ解明されたわけはありませんが、このほかにもメルケル小体、マイスナー小体、パチニ小体などの皮膚にある機械的受容器で、皮膚の引っ張り具合、振動具合、触っている具合、皮膚がどちらに動いていくかなどを感じていることがわかってきています。

　このようなことから、皮膚の中の機械的受容器は運動覚を補助しているとし「皮膚に錯覚を起こさせる」ことを臨床に応用できないかと考えています。

　たとえば、肘をケガして拘縮がある人の皮膚の動きを健側と比べると、ケガをしている方の皮膚は明らかに硬さがあり動かしづらくなっています。このような皮膚の特徴や感覚を治療者側で判断し、テーピングなどを使って皮膚に錯覚を起こさせることで、関節可動域の改善や、筋運動の改善、姿勢の改善を試みたいと思っています。

Challenge

皮膚のすべりを感じてみよう

　胸骨から少し左右両側にずらしたところに両手の示指を置いて触ってみてください。決して押さないで、置いておくだけです。そして、その状態で身体を右にねじってください。ほんの少しだけ、右手の指が少し上がり、左の指が下がるのがわかりますか？　逆に左にねじると、左手が上がり右手が下がります。

　背中ではもっとわかりやすいです。家族や友人の背中に手を置き、左右に身体をひねった皮膚がどちらにすべっていくか観察してみてください。このとき、手の平をぴったりと当てた方がわかりやすいです。繰り返しますが、手は置いておくだけです。前に身体がひねられた側の手が上に、後ろにひねられた側の手が下に動くのがわかるかとおもいます。

　この動きを実感してください。

Challenge

足裏の皮膚を触ってみよう

　足の裏の皮膚は、ダンサーにとって重要です。足裏の、かかとの皮膚を手で触ってみてください。その皮膚を、さらにかかと側に動かそうとしたときの抵抗と、つま先側に動かそうとしたときの抵抗感を比べると、違いがありませんか？

　かかとの皮膚は、後ろに行きにくくなっています。逆に、前足部はつま先側に行きにくくなっています。歩くときは必ずかかとから着地し、後ろ向きに力がかかります。歩いているときは、かかとの皮膚が前向かう力を受けるときがありません。逆に、前足部は前側にしか力を受けません。不思議な現象ですね。このことからも、皮膚は運動を補助していることがわかります。

---

❷ 皮膚テーピングと皮膚を誘導する法則

1）皮膚テーピング

　皮膚は、動かしやすいところと動かしにくいところがあります。皮膚が骨と直角的につながっている皮膚靱帯があります。皮膚靱帯は身体中にありますが、皮膚靱帯が豊富にあるところは、皮膚が動かしづらいところです。

　皮膚テーピングはテーピングで皮膚とテープの間に剪断力を与え、皮膚を動かす方向を教示することで、機械受容器を錯覚させます。使用するテープは、伸縮性テープであればどんなテープでもかまいません。皮膚テーピングの貼り方はとても簡単です。最初にテープの端を貼ったら、皮膚を引っ張りたい方向を決め、その方向に向けて皮膚を誘導しながら徐々にテンションをかけて貼っていきます（図2）。角がやぶれやすいので角を丸くする、長時間貼らないなど通常の注意点はありますが、技術はほとんどいりません。

　このテーピングを行うために知っておく必要がある皮膚の誘導方法は、次の3つがあります。
　①皺の法則
　②骨突出部に対するもの
　③回旋は前傾と後傾の組み合わせ

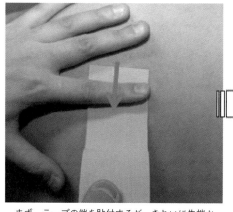

まず、テープの端を貼付するが、きれいに先端から貼付できないと誘導する方向と逆になるため特に注意する。

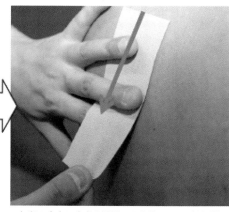

矢印の方向に皮膚を誘導した直後にテープを添付するように行う。

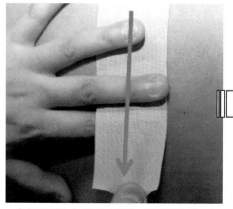

皮膚を誘導しながら徐々にテープを貼付していく。

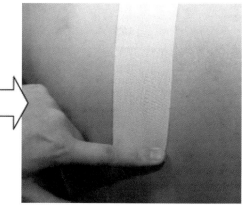

テープの最後の部分が剥がれないように貼付する。

図2：皮膚テーピングの適切な貼り方

２）皮膚の誘導方法

①皺の法則

皮膚は弛緩部位になるところから出ていき、伸長部位になるところに出ていきます。つまり、皮膚は皺が寄るところ（たるんだところ）から出ていき、引っ張られたところに移動するという原則です。

例えば、図３のように足を持ち上げると、股関節の前側の皮膚がたるみます。皮膚がたるんでシワができると、皺に皮膚が集まっているような気がしますが、実際には皮膚は出ていきます。逆に、つっぱる場所に皮膚が集まっています。

この時、大腿上部の皮膚は股関節の皺ができている場所から出て上に向かい、下部の皮膚は股関節方向へ移動します。図では膝も曲げています。この法則に則ると、膝の後面の皮膚は皺から出て下に行き、膝を伸展したときに一番皮膚が緩まる場所である膝蓋靱帯の

横皺のところに皮膚が寄っていきます。

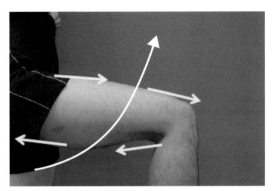

図3：足を持ち上げると股関節の前側が緩む

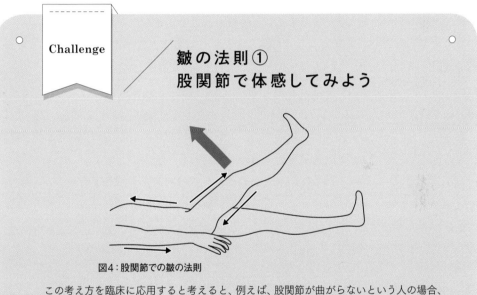

Challenge

皺の法則①
股関節で体感してみよう

図4：股関節での皺の法則

　この考え方を臨床に応用すると考えると、例えば、股関節が曲がらないという人の場合、背中や大腿部などの皮膚の方向を教示する（例えば、胸郭全体を抑えて上にあげるなど）と、曲げやすくなります。

　実際には、股関節を曲げる際にできる鼠径部の皺は斜めに入っているので、肋骨下角方向の斜めに誘導した方が曲がりやすいです（図4）。

　「皮膚を必要な方向に寄せる」ことを覚えておいてください。

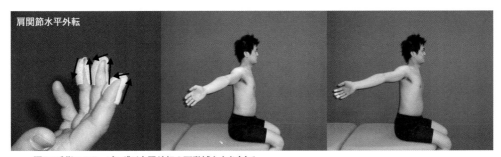

Challenge

皺の法則②
背中の曲げやすさ

　殿部には突出物（坐骨結節）が２つあり、それらと接触している大殿筋などのさまざまな軟部組織を介して、お尻の皮膚があります。

　イスに浅く座って、両手で椅子のへりを持ち、お尻に摩擦を加えるように坐骨結節を前後に滑らせ、一番後ろで一度留めてください。そのまま上体を前傾していき、背中のツッパリを覚えてください。このとき、後ろ側に軟部組織の余りがないので、そのままでお辞儀をすることで背中がつっぱって、お辞儀がしづらいのがわかると思います。

　次に坐骨結節を 7、8cm 前に持ってくると、前傾しやすくなると思います。

　軟部組織の滑走性を大きくすることは、運動を変えることにつながります。例えば、肩甲骨の水平外転の可動域を大きくしたいと考えるとします。皺が寄るのは後ろ側になり、前側は引っ張られます。このとき皺の法則に沿って考えると、皮膚は皺が余るところからは出ていくので、背面の皮膚は手の指先の方に向かいます。反対に前側は、上肢から皮膚が入っていきます。特にこの指先の折り返し地点が動くと肩が動きやすくなると思います。

　この法則を応用すると、前側に皮膚を集め、肩甲骨側から皮膚を出すテーピングを指先にするだけで、水平外転の可動域を大きくすることができます。

　テープを親指と小指以外の真ん中 3 本の指に対し、爪のある方から爪のない方に向けて貼ります。浅筋膜上で筋の収縮を起こさせた方が動きやすくなるので、「グーパーを 10 回程度やってみてください」と言っています。テープを貼るときのポジションは、方向さえ正しければどの位置でやっても構いません（**図 5**）。力を入れないで引っ張ってください。テープの長さの 20% 伸びるぐらいのやさしい感じでよいです。

　重要なことは、皮膚は外胚葉由来で「セルフジャッジ」をし、自分で向かう方向を考えているということです。

図5：手指へのテーピングが水平外転の可動域を大きくする

Point

皺の法則に則って考える、軟部組織の移動とテーピングの方向

　皺の法則に則って考えると、股関節の伸展（**図6**）、膝関節の屈曲（**図7**）と伸展（**図8**）、足関節の背屈（**図9**）と底屈（**図10**）を目的にテーピングを行う際には、軟部組織を移動させたい方向へ貼っていきます。

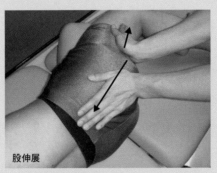

図6：股関節の伸展

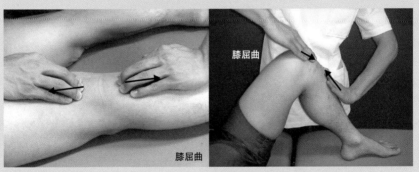

図7：膝関節の屈曲

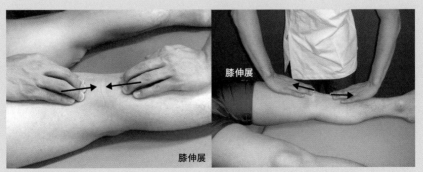

図8：膝関節の伸展

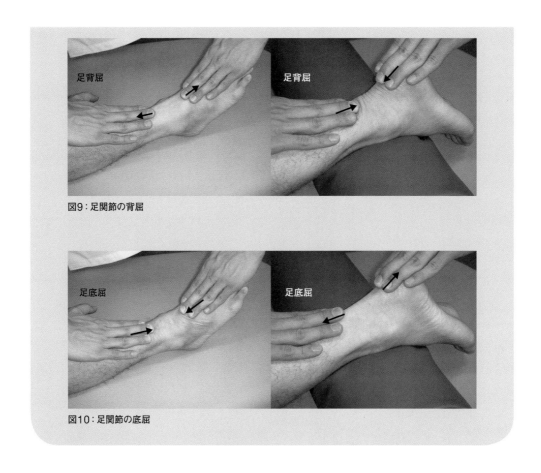

図9：足関節の背屈

図10：足関節の底屈

②骨突出部に対するもの

　骨突出の伸長は皮膚の運動を止めるという、原則があります。ある骨の突出部が関節運動時に前に出てこようとするちょうどその上の部分の皮膚に伸長を与えると、骨は前に出てこなくなります。逆に皮膚を緩めると、骨は前に出てくるという原則です（図11）。

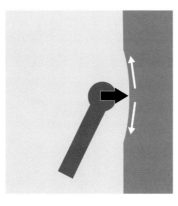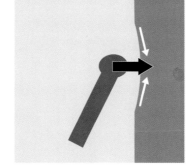

図11：骨突出の伸長と皮膚の運動の関係

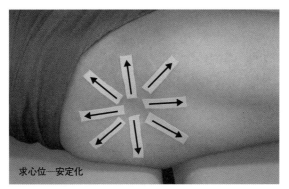

求心位─安定化

図12：股関節の安定性を改善するテーピング

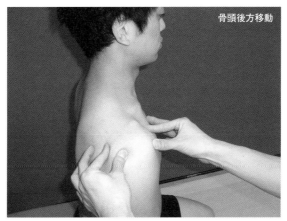

骨頭後方移動

図13：前方脱臼に対しては、骨頭後方移動のためのテーピングを行う

　例えば、股関節の安定性がよくない場合には、大転子が外転位するときに前に出ないよう細いテープを張ることで、安定性が変わります（図12）。弾発股がある人でも２本程度でとまることがよくあります。

　また、肩を脱臼した場合は、前方脱臼なら前を引っ張り、後ろを緩めることで、後ろに誘導することができます。そういった方の場合には、上腕骨頭の表面を広げて後ろを閉じています（図13）。

　この法則を考えると、姿勢の改善にも役立てられます。たとえば、図14での脊柱のカーブをみたときに、屈曲しているカーブよりも点線のカーブの方が、曲率半径が大きく平らになっています。美しいカーブにするためには、骨を出させるために、皮膚を寄せるようにテーピングを貼ることで、骨を後ろに出させます。

　また、人体後部のアウトラインは大まかに、頭、首、背中、殿部、膝など、凸凹を順番に繰り返しながら形成されています。頚椎の前弯、腰椎の前弯はもちろんですが、殿溝の小さいものも前に凸、後ろに凸と順番につながっています。図15の三角は、前に出ている箇所です。前屈などの場合は、三角の箇所がすべて反対の凸になるように、つまんだり、

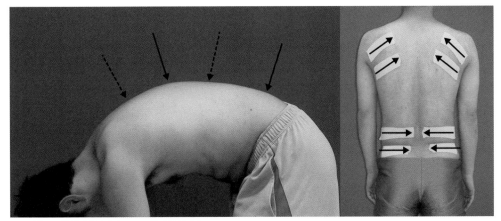

図14：姿勢改善のためのテーピングの貼り方

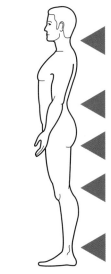

図15：人体後部のアウトライン

　皮膚を寄せるテーピングをすることで、身体を伸ばしやすくすることができます。

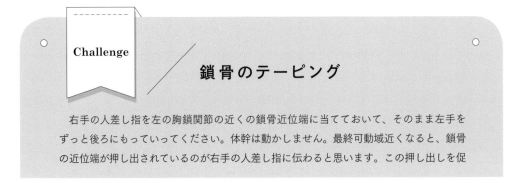

鎖骨のテーピング

　右手の人差し指を左の胸鎖関節の近くの鎖骨近位端に当てておいて、そのまま左手をずっと後ろにもっていってください。体幹は動かしません。最終可動域近くなると、鎖骨の近位端が押し出されているのが右手の人差し指に伝わると思います。この押し出しを促

し、皮膚を緩ませることによって左手はさらにうしろに引くことができます。肩甲上腕関節を動かしているのではなく、鎖骨を少し前に出していることになります。

　テーピングの場合は、テープを２本使い、鎖骨に対して上下から皮膚を寄せるように挟むことで、動かしやすくなります。

③回旋は前傾と後傾の組み合わせ

　たとえば、上体をねじり、肩を前方向に動かすと、背部の皮膚は上にあがり、前面の皮膚は下にさがります。反対に後ろに行く方向にねじると、前側の皮膚が上にあがり、背中の皮膚が下にさがり後傾します。

Challenge

皮膚の動きの方向を感じてみよう

　左右に首を回してみてください。それぞれ、右側、左側、回しやすい方向があると思います。皮膚の動く方向の法則を考えると、例えば左側に回しづらい人の場合、皮膚をどのように教示すれば動かしやすいでしょうか？

　左に回しづらい人は、手を拝む形にして、手根部を中心に右の手を前方向、左の手を後ろ方向にずらします。そうすることで、首が回しやすくなることが感じられると思います。

　右に回しづらい人は反対に行うことで、皮膚が動かしやすくなります。

　回旋の動きに関しては、このような前傾と後傾の組み合わせの法則に当てはめて皮膚を教示することができ、首以外にも応用できます。

❸ダンサー向けの応用例テーピング

　この法則を生かした、ダンサーに向けた応用例テーピングを紹介します。

　例えば、アラベスクさせたいけど股関節が伸展せずに腰を痛めてしまう人がいるとします。腰に皺が寄って、股関節の皺が足りないということがあります。

　このとき、腰椎ばかりで伸展していると、股関節の伸展がされずストレスがかかってしまうためです。この場合、股関節を伸展させるために、腰椎に皺をよせ、股関節からは皮膚を離すテーピングをする必要があります。この場合には殿溝の上部を上に、下部を下に誘導するテープにより股関節を伸展させることが可能になります。

❹ まとめ

　以上が皮膚運動の概要です。本書では導入として、まずは皺の法則だけでも理解しても
らえると幸いです。このようなアプローチ法もあると知っておくことで、コンディショニ
ングの幅も広がると思います。ぜひ活用してみてください。

第1回ダンサーズヘルスケア
トレーナーセミナー「公演鑑賞」

　芸術家のくすり箱主催第1回ダンサーズヘルスケアトレーナー認定セミナー（2019年6月〜9月実施）では、ダンサーがステージで踊る姿やダンス作品を観る「公演鑑賞」がプログラムに組み込まれており、クラシックバレエとコンテンポラリーダンス、2ジャンルの日本を代表するカンパニーの公演を鑑賞すべく劇場へ出向きました。

　クラシックバレエは、新国立劇場バレエ団による「こどものためのバレエ劇場『白鳥の湖』」（場所：新国立劇場）です。チャイコフスキー三大バレエのひとつとして知られる「白鳥の湖」は、音楽性が高く、発表会でも抜粋して踊られることも多いため、医療者やトレーナーもしっかりおさえておきたい作品です。主役のテクニックの高さや表現の豊かさはもちろん、群舞の白鳥たちや多様なキャラクターダンスのシーンなど、ダンサーに求められるスキルの多様性が盛り込まれているところも見どころです。

　コンテンポラリーダンスは、Noism 1による「Mirroring Memories −それは尊き光のごとく」「Fratres Ⅰ」の2作品を鑑賞（場所：めぐろパーシモンホール）。Noismは、2004年りゅーとぴあ新潟市民芸術文化会館の舞踊部門芸術監督に、ヨーロッパで活躍していた金森穣氏が就任し、日本初の公共劇場専属舞踊団として立ち上げたカンパニーです。公共劇場が専属の芸術集団を持つことは欧米では当たり前ですが、日本ではほとんどありません。そのような、ダンサーのおかれる環境についても学びながら、クラシックバレエとは異なる制限のない動きやさまざまなタイプのダンサーの存在を間近にみて、多様なダンスとダンサーへの理解を深める機会となりました。

Chapter 4

· · · ·

パフォーマンス向上のための
アプローチ

Performance
Enhancement for Dancers

CHAPTER 4

NO. 1

Specific Training for Dancers

ダンサーのためのトレーニング

加古 円

有限会社トライ・ワークス　ATR半蔵門
BOC公認アスレティックトレーナー

---

❶ ダンサーの動きと身体の特徴

1）ダンサーのスケジュール

　バレエダンサーをはじめとするダンサーは、公演期間以外にも日々練習があり、午前中に基礎レッスン、午後にはリハーサル、そして休日や夜には指導者として踊るというスケジュールを組んでいる人が多いです（**表1**）。つまり、ほとんど毎日踊り続けており、1日の運動量が多いため、やはり身体にはダメージが出てきます。さらに運動量に比例して必要な筋力がつくわけではなく、偏った使い方をしていると使い過ぎによって筋の弱化が起こります。そのため、踊り以外のしっかりとしたトレーニングで身体を補う必要があります。

2）ジョイント・バイ・ジョイントアプローチ

　ダンサーの適切な身体づくりのためのトレーニングには、アメリカのストレングスコーチであるマイク・ボイル氏が紹介している「ジョイント・バイ・ジョイントアプローチ」

表1：ダンサーの年間公演日程の例

A	B
1/13-1/19	1/12-1/14
3/16-3/17	3/2-3/3 3/29-3/30
4月6日	4/27-5/5
5月11日	
6/8-6/9	6/15-6/23
7/8-7/12	7/27-7/30
10/5-10/6	10/19-10/27
12/14-12/15	12/17-12/22

公演回数は所属のバレエ団によって異なるが、公演までの
1日の流れの例は下記の通り
午前：レッスン
午後：リハーサル、
夜間：指導者として活動

＝1日の運動量が非常に多く、身体への負担になる
運動量が上り、筋肉が下がる

※身体への負担として
　運動量が↑、筋肉↓

320

表2：本来のモビリティーとスタビリティー

モビリティー	スタビリティー
後頭下	頚椎
肩関節	肩甲胸郭関節
胸椎	腰椎
股関節	膝関節
足関節	足部
第一中足趾節関節	

が参考になるでしょう[1)−3)]（**表2**）。

　身体にはより動いたほうがよい関節（モビリティー）とより安定させたほうがよい関節（スタビリティー）があります。ダンサーはこのモビリティー関節が動きにくくなっていたり、スタビリティー関節が安定しなくなっていることが多いです。例えば、胸椎は本来モビリティー関節で、「より動いたほうがよい関節」です。しかし背中が硬いと、身体を反らしたり、曲げたりしたときに、本来は胸椎がより動いたほうがよいのですが、動きにくくなっているために、腰椎が動きすぎてしまうという傾向になります。腰椎はより安定させなければいけないスタビリティー関節なので、過度に動かしてしまうと腰痛などに発展する場合があります。このモビリティー関節とスタビリティー関節が正しく使い分けられているかを評価することで、トレーニング内容を適切に考案することができるでしょう。

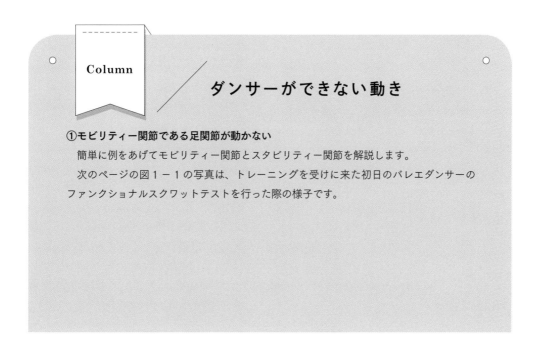

Column

ダンサーができない動き

①モビリティー関節である足関節が動かない

　簡単に例をあげてモビリティー関節とスタビリティー関節を解説します。

　次のページの図1−1の写真は、トレーニングを受けに来た初日のバレエダンサーのファンクショナルスクワットテストを行った際の様子です。

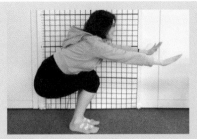
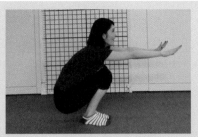

図1-1：トレーニング初日のダンサーの
両足スクワット

図1-2：トレーニングを始めて半年後の
同じダンサーの両足スクワット

　このダンサーの場合は、足関節が非常に硬いため、しゃがむことができませんでした。このように、足関節が硬く、しっかりと底までしゃがむことができないバレエダンサーはとても多いです。「バレエダンサーは柔軟性がある」と思われていますが、特定の関節が硬いというケースがあります。半年ほど、ジョイント・バイ・ジョイント・アプローチに基づいたトレーニングとその他のトレーニングを組み合わせて行うことで、図1-2のように、お尻を落とすことができるようになりました。ストレッチだけをしていても、ここまで回復はできません。「動くべきところをしっかりと動かせるようにトレーニングをする」ことが、大切だと思います。

②スタビリティー関節である腰椎が動きすぎる

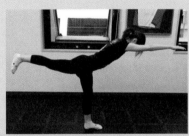
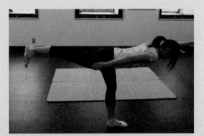

図2-1：トレーニング初日のダンサーの
エアプレン

図2-2：トレーニングを始めて半年後の
同じダンサーのエアプレン

　上の図は、後ほど説明するエアプレンという動きです。左の図が最初のトレーニングの際の動きです。一見、バレエのポーズのように美しく見えますが、骨盤を大腿骨上でしっかりと折りたためていない状態です。この体勢に耐えようとして、腰椎を伸展させています。また、背中も硬いので、弓矢のように反らしてしまっています。この場合、骨盤をしっかり閉じる動きを練習することで、美しい形ができます。

③モビリティー関節である股関節が動かない

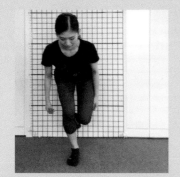 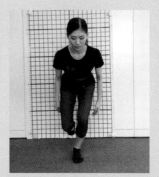

図3-1:トレーニング初日のダンサーの片足スクワット（右）　図3-2:トレーニング初日のダンサーの片足スクワット（左）

　上の図は後述する、片足スクワットの動きの評価です。股関節が非常に硬く、殿筋の力もないため、図3-1、図3-2ともにしゃがめていません。代償動作として、身体を前に倒しながらしゃがもうとしてしまいます。スクワットの動作はとても難しく、しゃがむ練習だけをしていてもなかなか上達しません。スクワットは3関節（足関節・膝関節・股関節）がうまく動きがでることが大切で、それと同時に上半身の安定が必要となります。足関節や股関節がより動きやすい状態を他のエクササイズを通して行い、しゃがむことを意識させることは後においておき、まずは床を押して立ちあがる練習を繰り返し行います。

3）ダンサーの身体の特徴

　ここで、これまで私がトレーニングを担当してきたうえで感じた、ダンサーの身体の特徴の例を示します（表3）。

表3：ダンサーの身体の特徴の例

関節の動き（制限）と筋肉の硬さ
胸椎回旋動作が制限されている
股関節屈筋の硬さがある
足関節背屈制限がある
母趾MTP関節の硬さがある
筋力の差（後面、前面VS後面）
ハムストリングスのほうが殿筋よりも強い
ハムストリングスのほうが大腿部よりも強い
左右の殿筋の筋ボリュームの左右差
右足のほうが左足よりも強い

多くのダンサーのハムストリングスは柔軟性が高く、力もあります。しかし、常にハムストリングスに頼りすぎた動きをしているため、殿筋との力のバランスが悪い方も多いです。また、バレエダンサーは右の殿筋が大きく、左の殿筋が落ちていることも特徴です。「左右対称にバーレッスンをしているから大丈夫」とダンサー自身は思っていても、必ず得意な方の軸足があり、また左右差に気がついてないことも多くあります。

先述のとおり、ダンスを踊り続けることは筋力の強化にはなりません。筋力の左右差や、前面・後面の筋力差などを考えても分かる通り、ダンスをして筋を使えば使うほど、使い過ぎによる筋の弱化が起こります[4]。

また、過去のケガ・手術・不十分なリハビリ、繰り返しの動きによるストレスなどが悪い動きのパターンを作ってしまい、余計に筋がアンバランスになり、左右差がとても大きくなっているケースもあります。なるべく早く、悪い動作のパターンを断ち切って、よい身体の機能を取り戻し、しっかりと筋肉をつけることが大切です。ダンサーはつい、踊りのスキルを高めることを優先してしまいがちです。しかしまずは身体の土台をつくり、スキルを高めて、それをダンスに生かしていくことがよいです。そのため、ウォームアップでは柔軟運動を中心に行うのではなく、日常的に身体の動きを取り入れたほうがよいと伝えるようにしています。

また、慢性的な痛みもバランスが崩れることから起こります。筋肉が硬かったり、弱い部位から悪い運動パターンが染みついていき、その動作が繰り返しされると、関節自体にもストレスがかかり、さらなる痛みと炎症が出るという悪いサイクルが生まれます。このサイクルを断ち切るためにも、筋のアンバランスをきちんと直すことは大切です。

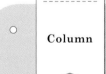

Column

ダンサーの足部の不具合

「足が痛い」原因は別の部位にあるかもしれない

ダンサーは特に、足部の痛みや不調を訴える人が多いです。

大前提として、痛みの原因はどこにあるのかはわかりません。万が一、手技などを施してその場で足の痛みがとれたとしても、その原因がたとえば近位の筋力が無くて負担がかかっているならば、再び痛みは発生します。対処療法として足部を診ることは大切ですが、それと同時に「何が原因となっているか」を追求して、全体的に評価することで痛みの再発防止につなげられます。足部ならば下肢や体幹などの全体的に評価する必要があります。特に、中足骨の骨折や疲労骨折を経験している人は、患部の不具合だけでなく、代償運動の原因となる下肢筋力、筋ボリュームの左右差や関節の動きにくさなどが顕著に表れますので、しっかりとした評価がとても大切です[5]。

表4：ダンサーの足の重心の特徴

観察を通してよく見られるダンサーの足の特徴
足裏の3点で立っていることができない
内側重心、外側重心、踵重心
浮き指＝指が浮いて床と接地していない
荷重が定まらず、足趾に力を入れすぎる
最初に観察する場所
外反母趾、足裏のアーチ、足趾の向き
足関節、下腿

ダンサーの足裏の接地感

　足の重心を診るもの評価の一つとして大切だと思います（図4）。

　ダンサーは3点支持で立てていない人が多いです。外側に重心が寄りすぎていたり、回内になって内側に落ちてしまったり、指が浮いていたり、重心が定まらないため指にギュッと力を入れすぎてしまったりする様子をよく見ます[6]。

　このような状態の場合、足裏の感覚を向上させるために、トレーニングと合わせて足裏をしっかりと緩めることが必要です。私は、ナチュラルな素材でできた木球（ウッドボール）や、石を板に貼りつけたボードを使用しています（図5）。手足は固有受容器が豊富なので、足裏を緩めることで、下腿も緩みます。また、足趾を開くことができない人は、セパレーターなどを使用する場合もあります。

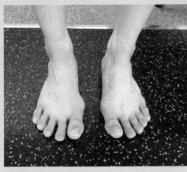

図4：ダンサーの足

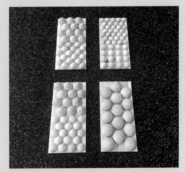

図5：木製の半球を板に貼り付けたボード

　ダンサーは、内転筋やハムストリングスをストレッチしすぎる傾向があります。習慣化していてそれはそれでよいのですが、その他にも硬くなっている筋肉を緩め、伸ばす必要性があることを伝える必要があります。

❷ 評 価

1）評価の大切さ

　私は評価に、HOPS（History Observation Palpation Special Test：問診、視診・観察、触診、スペシャルテスト）を用いています。また、姿勢評価として写真撮影や、身体を動かしながら行う機能的な動きの評価を行います[7)-8)]。

　評価の方法自体はそれぞれのトレーナー・治療家によって異なってよいと思っていますが、大切なのは毎回のセッションで必ず評価を行うことです。評価とは、「見立て8割」だと私は考えています。その意味としては、最初に時間をかけてしっかりとした評価ができていると、次にどうしていくべきかのプランが立てやすいので、重きを置いて行ってほしいところです。

　アメリカのカイロプラクターのクレイグリーベンソン氏は、Clinical Audit Process（CAP）を提唱しています。これは、1回のセッションのなかで「①評価→②介入／対処→③再評価」というように、最後に再評価をするという流れを組む方法です。セッションの最後に再評価の時間を設けることで、本人も効果を感じやすいです。その場で効果を感じられるものを提供すれば、次回（たとえば1週間後など）のセッションまでそのあと持続しやすいといわれており、再評価を行わなかったときに比べて、次回のセッションでは3.5倍効果が高まるといわれています。また、再評価を行うことで、トレーナー自らも行った成果を感じることができ、次へのステップへとつなげることができます[9)]。

2）筋の硬さと左右差の評価

　ダンサーの評価では、表5のような下肢の筋肉を中心に、視診、触診、筋力テストを行います。

表5：筋の硬さと筋力チェック

以下の筋肉の大きさとつき方、筋力と硬さの左右差を確認する
腓腹筋
ヒラメ筋
前脛骨筋
腓骨筋
長母趾屈筋
総指伸筋
大腿四頭筋

表6：短くなりがちな筋肉と、長く伸びがちな筋肉

短縮		伸縮	
腓腹筋	大胸筋・小胸筋	前脛骨筋	前鋸筋
ヒラメ筋	広背筋	後脛骨筋	僧帽筋中部・下部
内転筋	大円筋	内側広筋	菱形筋
ハムストリングス	僧帽筋上部	腹横筋	小円筋
腸腰筋	肩甲挙筋	内腹斜筋	棘下筋
大腿筋膜張筋	胸鎖乳突筋	多裂筋	三角筋後部
腰方形筋	斜角筋		頚部深部屈筋
脊柱起立筋			

　左右差が明らかの場合には、周径囲の調査をしてその差を数字でクライアントにも伝えます。また、筋肉には短くなりがちな筋肉と、長くのびっぱなしになりやすい筋肉があります（表6）。短くなりがちな筋肉はしっかり緩め、長く伸びがちな筋肉はしっかりと力が入れられるようにトレーニングを行うと効果的です[10]。

Column

ダンサーの下肢の不具合

　若いダンサーは特に反張膝になっていることが多いです。原因として次のようなことが考えられます。もともとダンサーはハムストリングスを過度に使用する傾向がありますが、反張膝のダンサーは余計にその傾向が強くなり、大腿四頭筋や大殿筋が弱化すると同時に、骨盤も後傾します。

　反張膝は構造的機能障害のためそれ自体は治りませんので、どう対処するのかを考えることが大切です。殿部の筋肉（大殿筋、中殿筋、外旋筋）と、体幹の筋肉と大腿四頭筋を

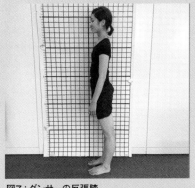

図7：ダンサーの反張膝

しっかりと使えるようトレーニングし、ハムストリングスに頼りすぎないようにすることもポイントです[11]。

3）姿勢の評価

　姿勢の評価はまず、視診をします。初回の評価では、写真などを撮影してもよいと思います（図8）。頭・耳方・大腿骨・膝・足関節が1本のラインになっているかを確認します。多くの人は前に重心がかかっていることが多いので、その筋のバランスなどを確認します（表7）。

　また、軸足のバランスの確認は、単純に足を挙げてもらってチェックします（図9）（表8）。背中を壁に付けたまま行うと一気に難易度があがります。中殿筋が弱く骨盤が傾斜したり、上体で耐えようとしてしまう人もいます。

4）動きの評価

　動きの評価は、①全体的にみることと、②動きすぎているところと動きにくくなっているところを確認することの2点がポイントです。たとえば、前屈をさせるとダンサーはハ

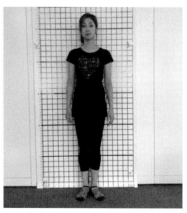

図8：姿勢チェックのイメージ

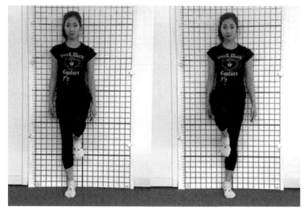

図9：バランスチェック

表7：チェックポイント

肩のライン
骨盤のライン
頭から足までのライン （頭～耳～肩～大腿骨～膝～足関節）
肩甲骨の位置
重心の位置
筋腹の大きさ

表8：チェックポイント②

軸足のバランス
上体の位置が軸足と反対足のどちらに傾くか

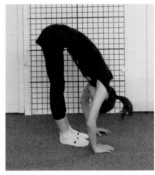
図10-1：前屈のチェック

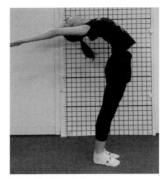
図10-2：後屈のチェック

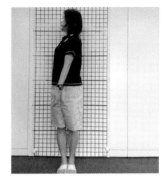
図11-1：全体的な回旋のチェック

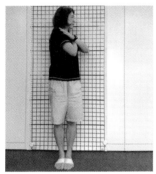
図11-2：骨盤を固定しての回旋の
チェック

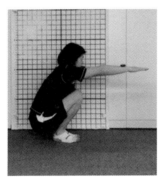
図12：肩の高さまで手をあげて手を
動かさずにしゃがむチェック

ムストリングスが伸びて、両手が床に着くのですが、股関節の後方への動きが不足してい
ます（図10-1）。また後屈をする際、胸椎の制限動作があったり、股関節の前方への動き
が不足したりします（図10-2）。胸椎の回旋チェックも動きやすさ、動きにくさを確認し
ます（図11-1、11-2）。シンプルなテストでも動きのエラーは見つけられますので、マ
イケル・ボイルのジョイント・バイ・ジョイントアプローチやグレイ・クックが提唱する
FMSやSFMAの評価法を参考にしてみてください。いくつかのテストの例を紹介してお
きます[1]-[3]。

　PRIが提唱するファンクショナルスクワットテストは、肩の高さまで手をあげて、スムー
ズにしゃがむことができるかをチェックする評価です（図12）。人によっては「前に倒れ
て、股関節をたたんで、足首をまげて」など、段階を経てしゃがむ人もいます。本来は、
スムーズに、機能的に行わなければなりません[12]。

　股関節の周辺の筋の硬さのチェックポイントとしては、腸腰筋、大腿四頭筋、大腿筋膜
張筋を確認します。私はよく、トーマステスト変法を使用します（図13）。この評価では、
片足をリラックスして、片方を抱え込む姿勢になります。抱え込んだ下肢が台と並行にな
らずに上がってきてしまうことがあります。こうなると、腸腰筋が硬くなっていることな
どが考えられます。また大腿四頭筋が硬くなると膝が伸びてきますし、大腿筋膜張筋に硬

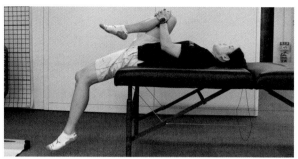

図13：股関節前面のチェックを行うトーマステスト変法

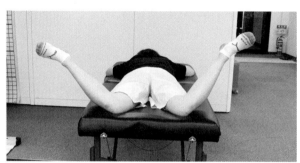

図14：うつ伏せになり足を開く、股関節内旋のチェック

さがあるとつま先が外に開きますので、評価からどの筋肉が硬くなっているかを判断し緩めることが必要です[2]。

　ダンサーは股関節外旋の可動は大きい反面、内旋の可動が少ない人が多いと感じています。そのため、股関節の内旋をうつ伏せになってチェックします（図14）。左右差がとても大きい場合は、内旋がしっかりできるように指導することでより外旋力を生かす動きができるようになります。

　また、足関節と長母趾屈筋の評価も紹介します。足関節の硬さチェックでは、壁につま先をつけて、上体を落としていき、壁に膝を付けます。骨盤をだんだん離していき、どの

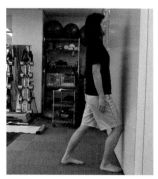

図15-1：足関節の硬さのチェック

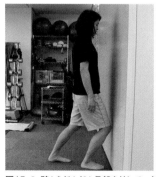

図15-2：壁からだんだん骨盤を放していく

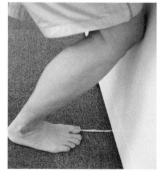

図15-3：メジャー等で計測する

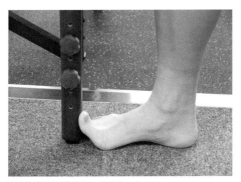

図16：母趾の硬さのセルフチェック

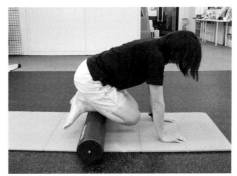

図17：ストレッチポールで脛の筋肉の硬さをとる様子

くらいまで壁を膝に付けられるかを評価することで、足首の可動域を調べます（図15-1〜図15-3）。また、ダンサーは母趾の長母指屈筋が伸びにくくなっている人も多くいますので、セルフチェックも導入するとよいでしょう（図16）。これらのテストはダンサー自身でもできます[13]。

　評価を行い、トレーニングに入る前に、硬さが顕著な筋肉（足部・足関節・膝関節・股関節）はボールやストレッチポールを使用して、セルフケアで緩めてから行うとよいでしょう（図17）。

❸トレーニング

1）ダンサーに必要なトレーニング3本柱

　私がダンサーに必要だと思う動きは、次の3つです。この3つができるようになることを目指すことで、いろいろな部位の筋力不足や制限、動かしすぎを調整することができます。

①片足のスクワット

　方法：片足でスクワットします。

　効果：足関節、膝関節、股関節を動かします。

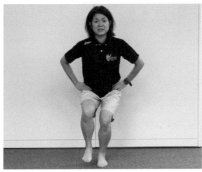

図18：片足のスクワット

②片足のRDL（ルーマニアンデッドリフト）

　方法：両足でバーや重りを持って立ち、膝を安定させ、重りを身体の近くを通して下げます。同時に反対側の足を上げます。

　効果：骨盤を閉じ、股関節のヒンジの動きを出します。

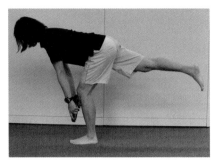

図19：片足のRDL（骨盤を閉じる）

③片足のエアプレン

　方法：両腕を横にひろげ、片足を上げて後ろ方向に伸ばします。肩と骨盤を傾けて、骨盤を開き、戻します。

　効果：大腿骨上での骨盤開閉の動きを出します。

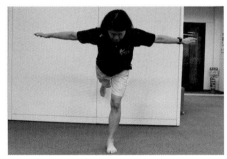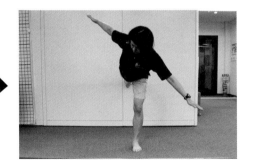

図20：片足のエアプレン

　①の片足のスクワットは非常に難しく、男性でもよいフォームでしゃがめる人は少ないですが、エラーを見て、何を修正することで正しくできるようになるかをチェックすることが大切です。また、ダンサーはヒンジの動きが苦手な人がとても多いため、②のRDLを取り入れています。

　また、③は安定して、大腿骨上の骨盤の開閉動作を行えるようにします。

「ダンサーのためのトレーニング」となると、何をどこから始めたらよいかわからないという場合も多いと思いますが、ダンサーに関しては、最終的にはこの３つの動きが正しくできるようになることを目標とするとよいと思います（図21）。ただし、他の動きをさせないかと言ったらそういうわけではなく、同時並行でスクワットができるようになるため

一体どこから改善させる？

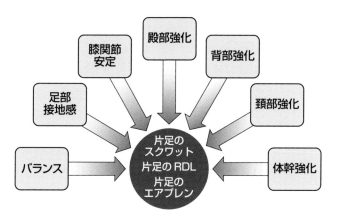

図21：3つの動きを目標にする

の筋力トレーニングや、足関節の背屈制限を改善させるトレーニングも行います。

2）3つの動きができるまでの段階

　①片足のスクワット、②片足のRDL（ルーマニアンデッドリフト）、③片足のエアプレンは初めから上手く行うのは難しいです。よい姿勢で正しくできなければ、段階を落としていくことが必要です。まずは負荷の低いバリエーションから行って、身体に動きの感覚を覚えさせます（図22）。たとえば、エアプレンは骨盤を閉じる練習なので、先に大腿骨上で骨盤を開閉させる練習であるローオブリークシットヒップリフトを行います（図23）。ローオブリークシットヒップリフトは、片足立ちを安定させる練習にもなるので、スクワット、RDLの導入としても使用できます。ローオブリークシットヒップリフトか

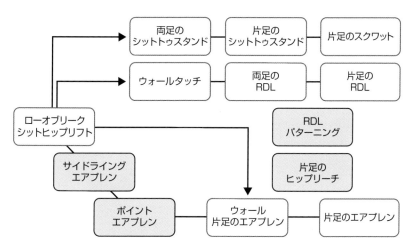

図22：段階的なトレーニングの進め方の例

ら始めて、いくつか並行して取り入れ、できそうなら直結している上位段階に進むと、取り入れやすいかと思います。

　また、両脚ではそれぞれの動きができても、片足になった瞬間に上手くできなくなる人がいれば、補助的な段階のトレーニングを導入します。たとえば、エアプレンも3ポイントにしたり、横向きにしたりします。これらができるような機能を取り戻すようにします。

　トレーニングは、「Progression」と「Regression」を意識しながら段階的に負荷を書けることが大切です。できるときには負荷をかけていき、できなくなったら恐れることなく後退させます。後退させてしっかり身体に動きを覚えさせてから、また負荷をかけます。シンプルですが、意識することで、本人も身体の変化を感じやすくなります[14]。

3）段階的に行うためのトレーニングの紹介[15]
①ローオブリークシットヒップリフト

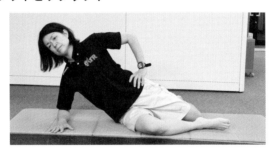

図23-1：ローオブリークシットヒップリフト

　側臥位になり、腕を十分開いて身体を支えます。下の脚は股関節と膝を屈曲させ、上の脚は膝を曲げて身体と一直線になるようにします。頚部と肩はパッキングを意識します。下の脚の膝と下腿の外側を十分に床に設置させた状態で、殿部を数センチ挙上します（図23-1）。こうすることで、上側の骨盤の開閉運動になります。

　この動きは、肩甲骨と体幹のトレーニングにもなります[15]。

　トレーナーが補助する場合は肩と骨盤を持ち、殿部をあげるのと同じタイミングで支えます（図23-2、図23-3）。

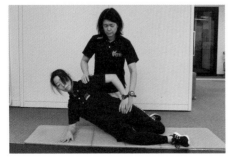

図23-2：肩と骨盤を持ち、支える

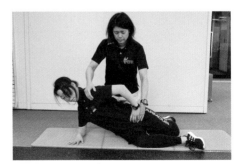

図23-3：殿部をあげる

②両足のシットトゥスタンド

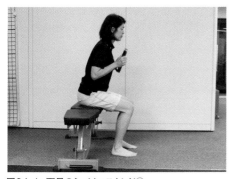

図24-1：両足のシットトゥスタンド①

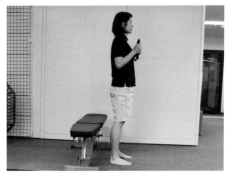

図24-2：両足のシットトゥスタンド②

　両足のシットトゥスタンドはとてもシンプルな動きです。骨盤をたたみながら当時に足裏がしっかりと着く瞬間に、床をしっかり押して立ち上がります（図24-1、図24-2）。分かりづらければ、はじめは骨盤に手を当てて挟み込んで立つとよいです。重りを持って行ってもよいです[16]。

　上半身は一枚板のようにまっすぐにし、上半身の力を使って立ち上がらないように注意します。

③片足のシットトゥスタンド[16]

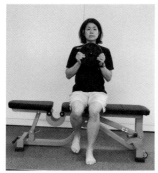

図25-1：片足のシットトゥスタンド①

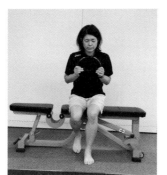

図25-2：片足のシットトゥスタンド②

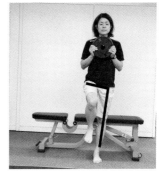

図25-3：数字の7のライン

　片足を床に着けて（図25-1）、骨盤を閉じると同時に足部で床を押して立ち上がります（図25-2）。内側の膝のラインがお臍のラインに来るように、立ち上がります。女性ダンサーならば10キロの重りを持って立てるようになることを目標にしています。

　立った時の脚のラインが数字の7になるように意識させます（図25-3）。上半身を回旋しながら立とうとしたり、ニーインにならないように注意します（図25-4）[17]。

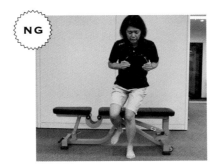

図25-4：7のラインが崩れると効果がない

④ウォールタッチ

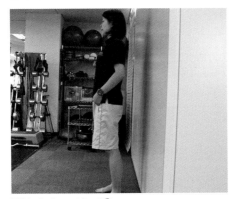

図26-1：ウォールタッチ①

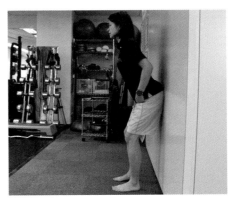

図26-2：ウォールタッチ②

　ウォールタッチでは、壁を使ってヒンジの動作を行います。足を肩幅に開き、両手を股関節において曲げ、殿部を突き出して後方へ押し出します（図26-1、図26-2）。脛の位置は動かさないように上体を下げます。膝が動きすぎてしまうと、ヒンジではなくスクワットの動きになってしまいます。また、膝が内側に入ってしまったり、踵重心となり足指が浮いてしまうことがあるので注意します。このときも、上半身は一枚板であることを意識します。股関節がきちんと動くように意識します。できるようになったらバーを持って行います。

⑤両足のRDL

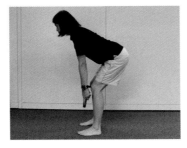

図27：両足のRLD

両足の RLD の注意点は片足 RLD と同じです。両足でバーや重りを持って立ち、膝を安定させ、重りを身体の近くを通して下げ、ヒンジの動きを行います（図27）。骨盤が閉じるのを意識します。

⑥片足の RDL パターニング

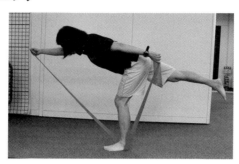

図28：片足のRLDパターニング

　片足の RLD の際、チューブを使って上肢を前に出す動きを利用して、下肢の動きを改善させる方法もあります（図28）。

⑦片足のヒップリーチ

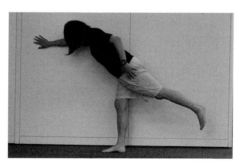

図29：片足のヒップリーチ

　壁に手を着き、片足になり、反対足を上げます。軸足と膝を安定させながら、殿部を後ろに動かします（図29）。軸足は少し曲げた状態で伸び切らないようにして、足が後ろにいくにつれて、同時に上体を前に倒します。骨盤は閉じたまま、常に正面を向けておきます。

⑧サイドライングエアプレン

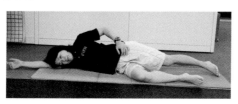

図30：サイドライングエアプレン

ローオブリークシットヒップリフトの姿勢から、下の肘と上の膝を伸ばします。下の足は股関節と膝関節を曲げます（図30）。肩と骨盤のラインを意識しながら、骨盤を開閉させます。

⑨３ポイントエアプレン

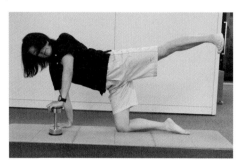

図31：３ポイントエアプレン

　四つん這いの姿勢から、片手をダンベル等に載せます。ダンベルに載せた手の側を支持足とし、反対側の足を伸ばします（図31）。肩と骨盤のラインを意識しながら、骨盤を開閉させます。

⑩ウォール片足エアプレン

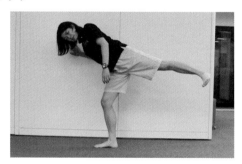

図32：ウォール片足エアプレン

　壁に手を当てた状態で片足エアプレンを行い、骨盤を開閉させます（図32）。

４）その他ファンクショナルトレーニングの動きのパターン

　今回はシンプルに３つの動きができるようになるためのダンサーのトレーニングを解説しましたが、その他にも、個人に合ったファンクショナルトレーニングのメニューは次のようなことを考えて組み立てます[17]（表9）。

　私は、３面運動で特に矢状面の動きができるようになってから、前額面、水平面の動きのトレーニングを取り入れるようにしています。矢状面の動きが安定して行えないと、回旋運動なども難しく、正しくできません。まずは縦の動きをしっかりできるようにしてい

表9：ファンクショナルトレーニングの動きのパターン

Functional Training
重力（gravity）の利用
分離（dissociate）と協同（integrate）
力の吸収（Loading）＆力の発揮（Unloading）
キネティックチェーン（Kinetic chain）
3面運動（3 dimension movement pattern）

表10：ファンクショナルトレーニングの動きとトレーニング例

動き	例
上肢　Push	ベンチプレス
上肢　Pull	ローイング、懸垂
下肢　Push	スクワット
下肢　Pull	RDL
回旋　Rotation	Stability Chop & Lift

ます。

　また、下肢ばかりでなく、上肢の運動も大切です。腕立て伏せなどは、最初は膝付きから始めます。膝付きでも大変な時は、押す動きをできるようにするなど、少しずつ段階を上げていきます[17]（表10）。

❹まとめ

1）トレーニングがパフォーマンスを向上させる

　ダンサーが練習中に指導者から指摘されることと、トレーナー目線での身体の問題点は、実は同じ問題に起因しているということがよくあります。つまり、トレーニングで身体を修正することでダンスのパフォーマンス向上につなげることができるのです。トレーニングはイスや壁があれば十分できます。さらに興味を持ってもらえれば、チューブやダンベルなどで負荷をかけたり、緩めるためのストレッチポールやボールなども使って、少しずつでも日常に取り入れてもらうことが大切です。

　パフォーマンスを向上させるためにはトレーニングは不可欠です。トレーニングで筋力をつけ、可動性や柔軟性を改善することは、ケガの予防にもつながります。そしてこのときトレーナーの役割としては「評価」が最も大切になります。動きの質や負荷を高め、近位と遠位の関係を意識し、痛みや不調のある部位だけにとらわれず全体的に意識して取り組んでもらうとよいと思います。「トレーニングは1日にしてならず」です。継続してもらえるような工夫をしながら、トレーナーとしてダンサーを支えましょう。

【参考文献】
1) Boyle M. Advances in Functional Training. On Target Publications, 2010.
2) Cook G. Movement. On Target Publications, 2010.
3) Liebenson C, Brown J, Sermersheim NJ. Functional Training Handbook. Wolters Kluwer, 2014. 59-91.
4) Page P, Frank CC, Lardne R 著, 小倉秀子監訳. ヤンダアプローチ マッスルインバランスに対する評価と治療. 三輪書店, 2013.
5) Simmel L. Dance Medicine in Practice. Routledge, 2014.
6) Lardner R, Mackoff JA. Functional Training Handbook. Wolters Kluwer, 2014. 135-158.

7）Anderson MK, Hall SJ. Sports Injury Management. Williams & Wilkins, 1995.

8）Hoppenfeld S 著, 野島元雄監訳. 図解四肢と脊柱の診かた. 医歯薬出版株式会社, 1984.

9）Liebenson C. Functional Training Handbook. Wolters Kluwer, 2014. 53-58.

10）Clark MA, Lucett SC, Sutton BG. NASM Essentials of Corrective Exercise Training. Lippincott Williams & Wilkins, 2011.

11）Sahrman S, Associates 著, 竹井仁・鈴木勝監訳. 続運動機能障害症候群のマネジメント 頸椎・胸椎・肘・手・膝・足. 医歯薬出版株式会社, 2013. 419-510.

12）Postural Restoration Institute functional SQ
https://d3sd03u2dezflj.cloudfront.net/7f26-2136801-Functional_Squat_Test.pdf?versionId=Qkdu70F7UNk16K0NufwVlNgV4FNN2lCs

13）Cressey E. Functional Training Handbook. Wolters Kluwer,2014. 297-308.

14）Liebenson C, Brown J, Cubos J. Functional Training Handbook. Wolters Kluwer, 2014. 93-114.

15）Liebenson C, Sato K. The Low Diagonal（Oblique）Sit Exercise. Journal of Bodyworks and Movement Therapies. 2014. 643-645.

16）Sato K, Shimokochi Y. Functional Training Handbook. Los Angeles, CA: Wolters Kluwer,2014. 169-180.

17）ボイル、マイケル著, 中村千秋監訳. 写真でわかるファンクショナルトレーニング. 大修館書店, 2007.

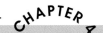

CHAPTER 4

NO.2

Alexander
Technique for
Dancers

ダンサーのための
アレクサンダーテクニーク

石坪佐季子　アレクサンダーテクニーク東京スクール 代表
ATI認定教師

荒木靖博　アレクサンダーテクニーク東京スクール 認定教師

❶ アレクサンダーテクニークとは

1）アレクサンダーの生い立ちと苦難

　アレクサンダーテクニークとは、19世紀の終わりごろに俳優のフレデリック・マサイアス・アレクサンダーが考案した「効率的で調和のとれた身心の使い方の訓練法」です。

　アレクサンダーは、生まれつき身体が弱く、呼吸器系の問題も抱えていました。アレクサンダーは俳優になることを目指して活動を始め、ほどなくして才能あふれる朗読家として高い評価を受けます。しかし舞台での活躍を続けるうちに、公演中に呼吸が苦しくなり、声がかすれるようになってしまいます。医師やボイストレーナーを訪ね、治療や訓練を受けますが悪化する一方でした。ついには公演を最後までやり遂げるのがやっとという状態にまで陥ってしまいます。病院で喉の検査を受けた結果、「声帯に無理がかかっているので、2週間は完全に声を休ませるべき」と診断されます。アレクサンダーは医師の指摘通り、その先2週間はできる限り声を使わないようにしました。しかし復帰後初の舞台では、序盤は声がよく出て調子を取り戻せていたものの、後半になるにつれて次第に声がかすれてしまい、最後にはほとんど声が出ない状態になっていました。

2）研究の日々と発見

　医師の指導に従い、2週間も声を使わなかったのにもかかわらず、公演中に症状が再発したことで、アレクサンダーは声を休ませることは永続的な効果に繋がらないことを自覚します。そして、「公演が始まるときは声が出ていたのに、次第に状況が悪化したということは、舞台中に何らかの問題が発生しているはずだ」と思い立ち、自分で答えを導きだそうと決心しました。

　アレクサンダーは研究を進めるうちに、声の問題を解決する方法には姿勢と呼吸が深くかかわっていると気づきます。そして「人は無意識のうちに、身体全体の調和や呼吸を大きく妨げる動きをしてしまうことがある」と悟ったのでした。

　一方、研究を始めたアレクサンダーには、当初、2つの手掛かりしかありませんでした。

・舞台での朗読によって、声がかすれて呼吸がつらくなり、最後は声が出なくなる
・普通に話すときには声はかすれない

「普通に話すときには声が出なくなったり呼吸がつらくなることはないのに、舞台ではその症状が出る。それならば、舞台中に、自分が何か普段と違うことをしているに違いない」アレクサンダーはそう推測しました。舞台中と普段の違いを見つけるために、アレクサンダーは鏡の前に立ち、自分自身を観察しました。すると、舞台で朗読をするときの自分の姿を見て、以下のような自分のクセに気がつきました。

・頭が後ろに引っ張られて傾いている
・首に力が入って喉を締めている
・口から息を吸って、あえいでいる

そしてこのクセは、感情をこめて声を張り上げるようにして読まなければならない部分に差し掛かると、さらに顕著になるということにも気づきます。

　問題の核心に到達できたと考えたアレクサンダーは、頭を後ろに引っ張るクセをやめるための試行錯誤をします。新たに2枚の鏡を購入し、正面にある鏡とは別に、身体の両側に1枚ずつ鏡を置き、頭を正しく前に持ってくるよう姿勢を正しました。しかし、自分の姿を見ると、頭と背骨は以前にも増して後ろに引っ張られており、自分が思っていたのとは真逆の行動をしていることがわかったのです。アレクサンダーはこの状態を「誤りやすい感覚的評価」（faulty sensory appreciation）と名づけました。つまり、自分の感覚だけをあてにしていては、状態を正確に知ることはできないということです。

　さらにアレクサンダーは、頭を後ろに引っ張る姿勢は首だけでなく、身体全体にさまざまな緊張を加えていることに気づくようになります。アレクサンダーは朗読の際、足で床をつかむような立ち方をし、脚全体と頸筋を緊張させるクセもありました。しかし、あまりにも長く習慣化してしまっていたため、気づくことさえできなくなっていたのです。初めのうちは、こういった悪いクセをすべて断ち切ろうとして朗読の仕方を変えると緊張が増してしまい、ほとんど朗読ができなくなり、状況はますます悪化していきました。

　アレクサンダーは改めて、朗読の際どのように身体を動かしていたのか自分に問いかけます。アレクサンダーはただ頭を後ろに引っ張ることをやめることだけを意識し、クセを防ぐため、自分自身の気づきと注意力を使って身体に指示を与えました（アレクサンダーテクニークでは、これをディレクションと呼びます）。その結果、朗読が始まる前まではこのディレクションがうまくいくのですが、すぐに元に戻って首を後ろに引っ張り、身体が緊張してしまいました。

3）最後の発見と現在の応用例

　アレクサンダーは、最終的に朗読をするときには「正しくやらなくてはいけない」という意識が働いて頸筋が緊張してしまうことに気がつきました。目標を達成することだけに執着してしまい、その過程を考慮していなかったので、今度はその目標を意識しないよう注意を払うことにしました。そして、「声を出そう」とする刺激と「朗読」という行為の間に、余裕を持つことにしました。アレクサンダーはこの過程を「インヒビション」と名づけました。この余裕によって、頭を後ろに引っ張るという身に染みついてしまった習慣に気づき、やめることができたのでした。

　この、アレクサンダーが経験した、気づき、自分の悪い習慣を根絶し、余裕を持つというステップが、今日のアレクサンダーテクニークの基礎となっています。この経験により、彼は生まれたときから悩まされてきた呼吸の問題を治すこともできたのです。

　現在、世界では数千人を超えるアレクサンダーテクニーク教師がいます。欧米では舞台芸術の大学などで必修科目になっています。音楽、演劇、ダンスなどパフォーミングアートに携わる人々から世界的に広がり、今ではアスリートや一般の不具合を感じている人にもアプローチしています。また、近年では補完代替医療、セルフエフィカシー、ソマティック教育、マインドフルネスなどの分野からも注目されています。

❷ ダンサーへの活用

1）ダンサーのケガ

　ダンスでは、同じ動きを繰り返すことで、故障につながることが多くあります。基礎練習では左右均衡に動かせていたとしても、公演の練習となると片側だけの使い過ぎにおちいりがちです。同じ振付家の舞台に出演していたり、同じ作品に連続して出演する際も、特定の部位を繰り返し使うことがあります。さらに、カンパニーによっては必ず下手から出たり、右回りが多いなどの特徴があり、動きが偏ることもあります。無理のある振り付けが故障の原因になっていることもありますし、ダンサー個人の筋力や可動域が足りなかったり、身体の動かし方が間違っているということもあります。しかし、痛みが出てもアイシングやテーピングなどの設備が不十分ですぐにケアが行えないという現場も少なくありません。

　また、日本のダンサーの場合は、ダンスだけで生活している人はごく少なく、ダンスのほかにアルバイトや仕事をしていたり、レッスンでの指導も掛け持ちしていることが多くあります。さらに本番が迫ってくると、休日のケアの時間や、睡眠時間を削るようになり、過労となってケガをしてしまうということも見受けられます。

　このように、ダンサーの多くは十分ではない環境やコンディションのなかでも、動きのルールや演出の要求に答えながら、自分の身体を有効に使って目指す表現を実現しよう

しています。そして、どんなに優れたダンサーで自分の身体を守っていたとしても、何かしらの不調の時期は必ず起こります。そんななかで、アレクサンダーテクニークはダンサーに対してどんなサポートができるのでしょうか。

2) ダンサーに求められることとアレクサンダーテクニーク

アレクサンダーテクニークを受講するダンサーは次のような目的を持っています。

①痛みの解消、ケガの予防

②ケガからの回復と継続的な改善

③弊害になっている「クセ」の修正

④基礎的な身体の使い方の習得と、動きの改善

⑤ダンステクニックの向上

⑥表現力の向上

⑦メンタルを含むパフォーマンス力の強化

　（本番になると失敗をしてしまうのを改善したい）

アレクサンダーテクニークが最も得意としていることは、ダンサー個人のテクニックの問題に対してアプローチをすることです。そしてテクニックの問題を持ったダンサーは以下の3つのケースに分類できます。

・間違ったダンステクニックを使っている

・間違った踊り方をしている

・正しいと勘違いして、間違った身体の使い方をしている

ここでのテクニックの問題とは、ピルエットやグラン・ジュッテのような、踊るためのテクニックだけではありません。日常で立つことや、歩くことなどの基本的な動作も含めて「テクニック」といっています。要するに、基本の動きを再習得するのです。

たとえば、バレエはターンアウトという股関節を外旋させる動きが基本となっていますが、ターンアウト自体の身体の使い方が間違っていると、そもそもの前提が違っているので、その後のことが上手くできなかったりします。アレクサンダーテクニークでは、人間の動きを丁寧に紐解き、基本的な身体の使い方がその人にとって間違っていた場合に修正をするように促していきます。

アレクサンダーテクニークではケガや痛みの話がよく出てきますが、治療ではなく、「技術教育」です。ダンサーが自分自身で心身ともにケアができるように、技術を習得するのを、プロセスを踏みながら一緒に学んでいく教育に属するものです。

アレクサンダーテクニークの教師は、生徒をよく見て、提案をします。生徒に触れたり言葉がけを行いながら、多様なコミュニケーションのなかで、レッスンを進めていくことを大切にします。不調があったり、ケガがあったりするとそれだけが独り歩きして、悩み、ふさぎこんでしまうことがよくあると思います。しかし観察をし、問題に気づき、姿勢や

呼吸などに意識を向ける細かなプロセスを踏むことによって、根本的な改善をしていけるのです。

3）人間としての動きを思い出す

　人間は、肉体・精神（思い）・感情の統合されたなかで動いています。アレクサンダーテクニークのレッスンではこの3点の関係性を考えることを行い、これを心身の再教育法（Psycho-physical re-education）と呼びます。

　本来、私たちの身体はとてもうまく作られていて、脊椎動物として刺激に反応できるようになっています。構造も均整がとれるようになっており、目的を達成するように機能しています。幼児の頃は正しかった姿勢も、成長するなかで、さまざまなことを学習・経験し、元々持っていたコンディションを忘れてしまいます。不調が起こるのは、本来の動き方を忘れて自分に負担がかかる使い方をしているからです。

　しかし、ただ不調やクセを直すこと、テクニックを向上させることだけを考えてしまうとかえって悪化させてしまうことがあります。本来持っている機能を取り戻すために、まずは今身体にかけている負荷をやめること（アレクサンダーテクニークでは、アンドゥーをすると言います）をする必要があります。うまく踊れないと、自身の筋肉のトレーニングや繰り返しの練習をしがちです。特にダンサーは、指導者に「間違っている」といわれたり、自分の思った通りの結果が出ないと努力不足だと考えることがとても多いものです。そんなとき、アレクサンダーテクニークでのアプローチは、「やりすぎてることをやめれば、おのずとできるようになる」ということを思い出させてくれます。やりすぎを一旦やめるだけで、冷静に自分と向き合えるのです。最終的には、自分の動きの変化や、不調になりそうという繊細な変化もキャッチできるようにします。

　この肉体・精神（思い）・感情の統合と本来の自分の動きに立ち返るアプローチが、ダ

アレクサンダーテクニークのアプローチ

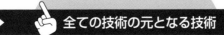

Psycho-physical re-education「心身の再教育法」

肉体・精神・感情の統合としての動きや表現を見直し、求めている事が達成できるようになるための技術

アレクサンダーテクニークで学ぶ技術は

全ての技術の元となる技術

図1：アレクサンダーテクニークのアプローチ

ンス独自の技術を習得するのに生かしやすく、アレクサンダーテクニークがすべての技術の元となる技術だといわれる所以です（図1）。

リセットの大切さ

　例えば、ピルエットをするときに、回ろうとすればするほど回れなくなることがあります。回りたいと考えすぎた結果、首が前に出してしまったり、胸があがったり、力が入りすぎて姿勢が崩れて軸がぶれるからです。この場合、うまくできるようになるには一旦「回ろう」と考えないことです。しかし簡単に言ってもなかなかできないものなので、段階を追って再学習していきます。

　アレクサンダーテクニークでは、肉体・精神・感情を統合し、学んでしまった役に立たない運動回路をリセットし、目標に向かい直します。繰り返し練習をしていると、動きがパターン化してしまいます。まずはそれをやめることから始めます。そしてリセットした状態で、本来の人間が持っている均整がとれた身体の使い方でもう一度「回る」という目的を達成できるように促します。

❸ アレクサンダーテクニークのアプローチ

1）自分を知る（観察・気づき）

　ここからは、アレクサンダーテクニークのレッスンで行う、4つのプロセスを簡単に解説します（図2）。まずは、自分を知る（観察・気づき）過程です（図3）。

　人は身体の構造について誤解をしていることがあるので、レッスンやクラスではボディマッピングから始めるケースが多くあります。頭と背骨、骨盤やそれぞれの関節がどのように位置し、関係を持っているか、筋肉がどのような役割を果たすのか、教師とのコミュニケーションやハンズオンワークで体感を通じて再学習をします（図4）。同時に教師とのワークや自らの意識で内外受容感覚を高めます。感覚が目覚めることで、適した神経系のやりとりを取り戻し、心身の調整作用がよく働くようになります。

　ダンサーは特に、「形」（アウター）にこだわっていることが多く、そういった場合はより、自身の体性感覚に注意を向けたり、触れているものに注意を向ける習慣をつけてもらいます。脳からの「こう動きたい」という指令ばかりに従っていると、身体からのフィードバックが受け取りづらく、感じていることにズレが生じてきます。今自分がどんな風に

アレクサンダーテクニークのプロセス

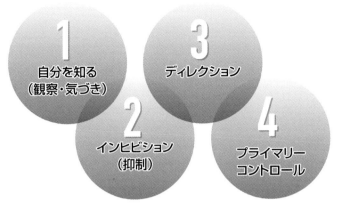

図2：アレクサンダーテクニークのプロセス

① 自分を知る（観察・気づき）

 自分の身体や動きを観察する習慣を養う。

 自分の身体や繊細な動きを感じる感覚を養う。

 基本的な身体の構造や仕組みを知り、構造の誤解を修正する。ボディーマッピング

 その中で何かを達成しようとする意図とそれを行う身体の使い方の矛盾を探索し気づく。

図3：観察・気づき

感じ、何をしたいと思っているのか、それに対してどんな動きができるのかということをだんだん自分で正確に理解していきます。そのなかで何かを達成しようとする意図と、それを行う身体の使い方の矛盾を探索し、気づいていきます。教師はハンズオンワークを通じて、身体の中にある繊細な動きの認知を促し、感情面の気づきもサポートします。

　まずはバレエの技術など専門的な動きではなく、座っている、立っているなどのシンプルな動きから始めます。そして、例えば「あれをとりに行こう」と考えるだけでも、身体が思考に持って行かれその瞬間に肉体の感覚から離れていることに気づき、それを専門的な動きにもつなげます。本来人は重力が身体を通じて床（サポート）に降り、抗重力（反力）が身体を通っていくことで、その構造システムが動きのなかで張力のバランスを取ります。

　しかし誰でも多かれ少なかれ、気持ち、思考、意図などでその調整バランスを崩す傾向

347

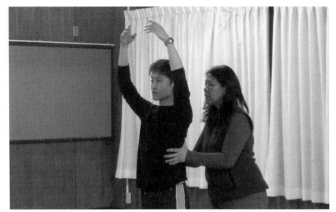

図4：ハンズオンワークの様子

Challenge

構造の誤解を修正する
デモンストレーションの紹介

　中指の第三関節に手の甲側から触れてください。関節に触れた手をぐるっとたどって掌に戻すと、指のシワではなく掌に触れます。実際、多く人は、指の付け根にあるシワを関節だと勘違いしそこから動かそうとしてしまいます。関節を知らずに動かそうとすると、動きが違います。身体を正確に理解するだけで、動きが変わるのです。

があります。訓練を続けることで、気持ちや思考と身体の矛盾が分かるようになります。

2）インヒビション

　観察と気づきを通して、気持ちと身体の関係の矛盾が体感出来ると、それをやめる「インヒビション（抑制）」をします。インヒビションとは、何かを達成しようとする意図とそれに反応する身体と実行の流れの中で、目的の達成に役立たない自動的な心身の反応に対して、別の選択を与える練習です（図5）。

　例えば、高くジャンプしたいと思ったとき、その思いから自動的に首に力が入って肩が上がることがあります。この時の首や肩の力は繰り返しの練習で培った習慣かもしれません。または過去の失敗体験を払拭する為の強い思いの表れかもしれません。どちらにしても望みとは逆に負荷となる筋緊張をおこすことが多くあり、ここに意図と反応に矛盾が起っています。このように、思いと反応が矛盾したまま習慣として自動的に同化していることで、別のよりよい選択肢を選べなくなっています。そのために意図と本来の動きを一

2 インヒビション（抑制）

☞ 何かを達成する時の意図と身体の反応と実行の中で、求めていない反応に対して選択を与える練習。

☞ 例えば力が入る原因になっているのは、それを達成しようとする意気込みやいままでの経験から。それに気づきながら初めは簡単なムーブメントの中で、習慣的にやっている自分への負荷をやめる練習を身体とメンタルの両面から練習する。

図5：インヒビション

旦切り離す練習（インヒビション）が必要となります。

　初めは簡単なムーブメントのなかで、習慣的に行っている自分への負荷をやめる練習を身体とメンタルの両面から練習します。

　上手く踊ろうとする意図と、上手く踊るための本来の動きとは違う選択肢もあるということを知ったうえで、いったん立ち止まり、選択ができるようになるための練習が、インヒビションです。

Column

ダンス用語とアレクサンダーテクニークの習得

　音楽やダンスなどの専門家も習うアレクサンダーテクニークですが、レッスンではあえて専門用語を使わないで身体の指示を行うことがあります。ダンサーの場合、「ルルベをしてください」と伝えたときと「背伸びをしてください」と伝えたときでは、身体の動かし方が異なることがあります。一般的には同じ動きを指す動作を指示する場合にも、このように言葉を状況によって使い分けることで、生徒が習慣性のなかで何を「やめる」べきなのかを見極めます。

3）ディレクション

　インヒビションがされると、習慣的になってしまった使い方が、自分が本来持っている調整された動きを邪魔していない状態になります。実際の動きでは常に思考、感情、思いも動いていて、刻々と環境も変化します。そのなかで観察・気づき、インヒビションを続

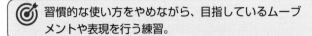

3 ディレクション

🎯 習慣的な使い方をやめながら、目指しているムーブメントや表現を行う練習。

🎯 インヒビションを活用しながら、肉体が内的に持っている筋骨格的方向性を、空間の把握とのつながりによってムーブメントとして体現する練習。自分で内的に持っている動きを邪魔する事無く肉体と精神と感情が統合されたなかで現実にしてゆくプロセスを練習する。

図6：ディレクション

4 プライマリーコントロール

🌱 ダンサーである前に肉体を持つ人間としての初源的なコーディネーションを見直す。

🌱 統合された心身と環境のなかで、肉体をガイドラインとして身体全身、特に頭と背骨の関係と重力と反力の関係を体感し、その効率のよさ、質のよさ、楽さを再認識する。

🌱 シンプルな動きのなかで神経筋肉の関係で体験を繰り返す。

図7：プライマリーコントロール

けながら内的な肉体の方向性を指示（ディレクション）し続けます（図6）。身体の動きは、自分が身を置く空間や場の環境とそこでの思いや意識と共に起ります。その中で私達の生まれ持った筋骨格の構造と重力による内的な方向性が身体に常に活かされる事で無理や無駄の無い動きとなります。教師は総合的にコミュニケーションを取りながら学習を進めます。

4）プライマリーコントロール

　1）自分を知る（観察・気づき）、2）インヒビション、3）ディレクションのプロセスで統合された心身は、環境のなかで空間認知の能力がうまく使え、感情や意識と共に効率よく身体を動かせ、動きが軽くなったり、それを見ている人が感動したりということが

Challenge

観察・気づき、インヒビションから
ディレクションへのチャレンジ

　床に立ち、踊りを始める直前の身体の状態で身体の中を観察し、力がはいっているところに気づきます（観察・気づき）。床を感じで、背骨（まずは頭と首まわり）の力をほんの少し手放します。同時に背骨が頭の方向と尾骨の方向で長く、背中が広いことを思い出し、入っている力を全体に分散させます（ディレクション）。それによって身体全体に動きの可能性が生まれます。「踊ろう」という思いを強く持たず、（インヒビション）、身体全体の観察・気づきを続け、ディレクションを続けながら動き初めてみましょう。一時的なやりにくさはあるかもしれませんが、何度か試す中で身体や動きのなめらかさや軽さを感じてみてください。

起こります。これは全身、特に頭と背骨の関係と、重力と抗重力（反力）の関係で調整が取れている状態で、これをプライマリーコントロール（初源的調整作用）と呼びます（図7）。これを体感すると、人の構造システムと効率のよさ、質のよさ、楽さを再認識します。プライマリーコントロールと共に、まずはシンプルな動きで神経や筋肉で起こる体験を繰り返し学び、さらにそのプロセスと共に目指しているムーブメントや表現を行う練習をします。

　アレクサンダーテクニークのプロセスではコーディネートされた動きを、体験を通じて再確認し、自身のダンスの意図と動きの関係を探索していきます。不必要な筋緊張や思いを手放す過程を経ることによって、ケガやテクニックが改善されるだけでなく、本質的なダンスへの取り組み方が変わり、結果としてそれらがケガの予防や、表現力の向上につながります。

❹ アレクサンダーテクニーク受講者の声

1）女性クラッシックバレエダンサー

　アレクサンダーテクニークのレッスンをすることで、身体への気づきが繊細になり、ケガや不調を招きそうな動き方や考え方が自分でわかるようになりました。これまでとは違う、自分の身体にあった効率的な方法があることがわかったことが大きかったです。アレクサンダーのレッスンを受ける前は、先生や治療者のいってることが理解できなくても、自分は正しいと思っていました。しかし、自分の身体の感覚を通して、より理解が深まり、相手とも共感できるようになりました。

元々側弯がありましたが、よりバランスが取れた身体になったため、外的に無理やり揃えるのではなく、全体のバランスを理解しつい使ってしまう筋肉を抑制し、全体でカバーすることで改善できました。

　アレクサンダーのレッスンを続けると身体の色々な思いこみ、固定観念が減って行くので、同時に「絶対」と思っていた考えも、自然と変わって行ったのが大きな恩恵でした。

２）男性コンテンポラリーダンサー

　アレクサンダーテクニークを始めて、故障やパフォーマンスの悪さが自分の使い方の習慣から起きている可能性があるとわかりました。

　痛みや動きの悪さが出たときに、ネックフリー（注：アレクサンダーテクニークで使われる、首を自由にさせておくという意味の言葉）やディレクションを思うことで改善できることがありました。また舞台上で緊張や硬さも改善されることがあり、助かっています。

３）女性ジャズダンサー

　現在53才、ダンサー兼指導者です。40才頃から股関節の痛みが出始め、ピラティス、ヨガ、あらゆる整体に通い、最後には拝みにも行ったが改善が見られず、47才のときには普通に歩くのも困難になり半分引きこもりになってしまったので、ダンスをあきらめるつもりで両足人工股関節置換術を受けました。痛みがなくなったので病院のリハビリで少しずつ通常の歩行ができるようになりました。

　アレクサンダーテクニークを始め、4年になります。最初は骨格の勉強であったり、ボディマッピングで身体の感覚のズレを発見していくことが楽しかったです。アレクサンダーテクニークのレッスンをすることで、自分自身の身体が繊細になったと思います。身体の使い方や重心の取り方を学び直しました。学びを進めていくうちに習慣的に自分の心にストップをかけていることも実感しました。自分自身のダンスを否定することをやめることに焦点を置くようになりました。

　アレクサンダーのレッスンをする前は、治療院やトレーニングにとても費用がかかっていましたが、要らない習慣を排除することで痛みが減り、費用も約5分の1になりました。

　現在も踊っていますが痛みはなく、アレクサンダーを始めて自分自身で舞台に立つ感覚が変わりました。以前は全て成功することに焦点を置いて踊っていましたが、今は瞬間に思いを込めるようになり、それに人が共感してくれるように感じます。また失敗しても受け入れている気がします。

　指導にも変化がありました。他人の状態も感じやすくなり、目に頼らなくても空気感や雰囲気で生徒の身体の状態がわかるときが出てきました。以前はダンスの指導中、疲れてしまうことが多かったのですが、アレクサンダーの考えを使って指導することにより、長く集中している時間が増え、生徒をしかりつけることが減りました。

生徒一人ひとりを別々に見ることができるようになってきています。生徒はダンスが未熟であっても、ダンスをしたくて通ってくれているのです。一人ひとりのダンスに取り組むプロセスを尊重できるようなってきているよう思います。

【参考文献】
1）Frederick Matthias Alexander, Men's Supreme Inheritance. 1910.
2）Frederick Matthias Alexander, Constructive Conscious Control of the Individual. 1923.
3）Frederick Matthias Alexander, THE USE OF THE SELF. 1932.
4）Patrick Macdonald. The Alexander Technique As I See It. Alpha Pr Ltd, 1989.

ダンサーのためのピラティス

杉本亮子

ボディコンディショナー、CMA（LIMS）、
マットピラティスインストラクター

❶ピラティスとは

1）ジョセフ・H・ピラティス

「ピラティス」とは、まず1900年初頭にドイツでピラティスを始めた男性の名前です。彼は第一次世界大戦中に従軍し、軍隊の健康管理を行っていました。また、自身も健康優良ではなく、どうやったら強くなれるのかを考えるうえで、武道やヨガに触れています。当時は今と違って、ヨーロッパ人が東洋の武道などに出合うことは難しかったでしょう。さまざまなものから呼吸法や身体の使い方を学び、「心と身体が一つである」という発想、「心身一元論」などの哲学的なことから健康になる方法について考えていきました。当時、ピラティス氏が「心と身体はつながっている」と発見し、「コントロロジー」を提唱したこと自体、とても勇気がいるような時代だったのです。

　ピラティス氏の教えがこれほど長く続いているのは、「一人ひとりにエクササイズを合

Column

設立者：Joseph H.Pilates（1880〜1967）

　ピラティス は、独自のエクササイズシステム The Pilates® を1900年初頭にドイツで始めた。第一次世界大戦中に従軍し、軍隊の健康管理を行った。ピラティスは1926年にアメリカに移民として入国し、NYに最初のピラティススタジオを設立以後、ダンサーやパフォーマーの間で評判となり、多くの信望者を輩出し、「ソマティクス」のひとつとして全世界にインストラクターの養成コースを持つインスティテュートが存在する。

（Your Health, Return to life through Contrology）

わせる」という、エクササイズを固定するのではなくモディフィケートする余地を与えているからでしょう。今日でもトレーナー、理学療法士、医師、アスリート、ダンサーなど、いろいろな人たちが関わることができるような門戸の広げ方をしています。ピラティス氏が亡くなった 1967 年以降は、受け継いだ人たちがその教えを守りながら、時代、地域、そして個人の目的に合わせていろいろなタイプのものが出てきています。

　ピラティス氏の教えは、ダンサーにとっても、自分への理解を深めるのに役立つと思います。そして、トレーナーがダンサーに対峙したときにはまっさらなところから観察して、アプローチの一つとしてピラティス氏の教えが役立つと思います。

　ピラティスの基本理論や解説は、他の書籍を参考にしていただくとして、本書では、私が日頃ダンサーにコンディショニング・クラスを行う際に生かしている、ピラティス氏の教えのエッセンスをいくつかご紹介します。

❷ ピラティス氏の教えの生かし方

1）ロールアップ＆ダウン

　まずは早速、ピラティス・マット・エクササイズとしてよく用いられるエクササイズの一つに挑戦してみましょう。

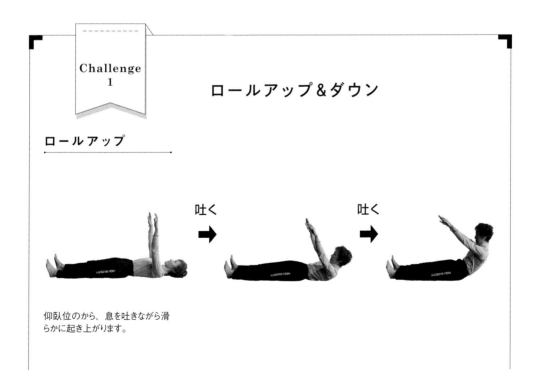

Challenge 1

ロールアップ＆ダウン

ロールアップ

吐く

吐く

仰臥位のから、息を吐きながら滑らかに起き上がります。

ロールダウン

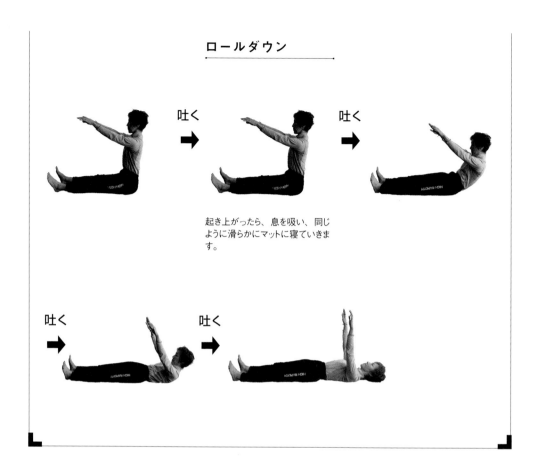

吐く ➡

吐く ➡

起き上がったら、息を吸い、同じように滑らかにマットに寝ていきます。

吐く ➡

吐く ➡

　これは一見、とても単純なエクササイズです。しかしピラティス氏の教えに従えば、「どのようにして行っていくのか。そして、ダンサーにとってこれができなければいけない理由は何か」をしっかり考え、そして感じながら行うことに意味があります。

　ロールアップ＆ダウンに取り組む前後では、頭にも身体にもさまざまな変化があると思います。まずは見たままに取り組んでみて、どういった感覚があるでしょうか。

　自分が感じたことを覚えておいて、3、4、5回と順番に繰り返していくと、1回目と少し違って感じることもあります。動きのなかでどの段階が一番きついのか、きつさを感じたその位置は身体のどこだったでしょうか？

　例えば、起き上がる過程で、急に太腿やお腹の上の方にグッと力が入って動きがスムーズでなくなることがあります。このようになることを「ギアチェンジ」と呼んでいますが、ここでは「ギアチェンジをしない」ことが大切になります。ただ起き上がればいいのではなく、スムーズに起き上がれるようにイメージしましょう。

　ロールアップ＆ダウンは、体育の授業などで取り組んだことがあるかもしれません。しかし、ダンサーでも初めはスムーズには起き上がれない人が多くいます。そんな時、「ロールアップ＆ダウンがスムーズにできないのはなぜか」を考えてみてください。ピラティス

氏は「どうして自分がそれをできないのかを、自分が動いている過程で気づこう」と、助言してくれています。

2）コントロロジー

ロールアップ＆ダウンに取り組んでみて、何か「気づき（awareness）」はありましたか？何に気づいてもよいのですが、自分の身体の反応に気づくことが大切です。「私は腿裏がとても硬いので、どうしても足がつっぱってしまう」など、スムーズに動こうとするのにブレーキになる部分にどんどん気づいていきましょう。気づきに対する答えはすぐに見つかるわけではありません。続けていくとそのうち、何かをきっかけにできなかったことが急にできたり、その運動の理解が修正されたりする瞬間がきます。

ピラティス氏の教えには「コントロロジー」という重要な言葉があります。これは「心と身体はつながっている」という意味を含むピラティス氏の造語です。

> **【コントロロジーとは】**
> ・心、意志をもって筋肉を動かすこと
> ・意志と運動が呼応していることを感じながらエクササイズを行うこと
> ・一つひとつの筋肉が調和して働き、ダイナミックな動きにつながる

ここでいう「心と身体のつながり」とは、自分が行っている運動をイメージして、頭のなかで構成されている運動プログラムに影響を及ぼして、自分の身体の動かし方が変わっていくことを言います。

コントロロジーを高めるために、ピラティスのインストラクター養成コースでは解剖学や生理学を学ぶことは必須です。このような学問から得られる知識は、自分の心のなかで、自分の身体にはどんな動きをできる場所がどれだけあって、それらがどう組み合わされるかって運動が行われているかをイメージするのに役立ちます。

ピラティスのインストラクターも、このコントロロジーを高い状態にしておく必要があります。たとえば腰椎が伸展しているダンサーを見て「この人のブレーキは腰椎を後弯しにくいところにある。ではエクササイズをどう修正して、腰椎の後弯を促そうか」と考えていきます。

3）モディフィケーション

私が受けたインストラクターの養成コースでは、数名で一緒にロールアップ＆ダウンをしてみて、そこで得た気づきをもとに「腰が反っている人にさせるためにはどのようにアプローチをしたらよいか」「そもそもこのロールアップ＆ダウンはどんな動きをさせたいものか」など、まずは自分たちで言い合っていきます。「解剖学的には、腹直筋を収縮さ

CHAPTER 4 — 03 — RYOKO SUGIMOTO

357

せて……」などだけではなく、さまざまな言葉で表現するように促されています。ひとつしか表現を知らないと、実際にインストラクターになったときに相手に伝わらず困ってしまうことが多いからです。これは平均値やひとつだけの正解を導き出すためではありません。さまざまな主観がたくさん集まり、客観になる感覚です。「これだけが正解」とせず、いろいろ考えて、参考にして、試していくという心構えを導いてくれる作業です。

　たとえば、膝が突っ張ってしまう人に、ロールアップ＆ダウンを続けてやらせるのか。それとも違うアプローチを考えるのか。「モディフィケーション」とは、その人の困難なところ免除しながら、エクササイズで得られる効果を最大限にするために、エクササイズを工夫することです。

【モディフィケーションとは】
　その人の状況に合わせてエクササイズを変化させること

　状況に応じてモディフィケーションが作られているからこそ、「ピラティスのエクササイズ」と称されるものは、今や無数にあります。インストラクターによって、同じロールアップ＆ダウンでもいくつものモディフィケーションを持っています。自分のやるエクササイズのモディフィケーションが状況に合っているかを照らし合わせながら、「その人に何をさせたかったか」を確実に達成してもらうよう努めることが大切です。

❸ピラティスの基本理念

　ピラティス氏のコントロロジーに表されている意味、そして彼の実践してきた事をさらに後の人々が理解を深め、実践に生かしていくためにエッセンスを取り出し様々にまとめたものを、ピラティスの基本理念（Principles）と呼んでいます。この基本理念の項目数は、編纂した人々によって様々ですが、ここでは、その中でも必ずエッセンスとして登場する３つを取り上げて、私がエクササイズを指導する際にどのように生かしているかをお話しします。例として、先ほどのロールアップ＆ダウンのロールアップで説明しますので、それぞれの基本理念を意識しながら、チャレンジしてみましょう。

1）Breathing（ブリージング）

　ピラティスの呼吸の仕方を習得し、充分に呼吸を行いながらエクササイズをすることによって、エクササイズの効果が高まります。

　ピラティス氏は、適切な呼吸ができるようになれば、他にエクササイズなどいらない、日常動作で充分とまで言っているくらい、呼吸の仕方を重視していました（Your

Health）。

　胸郭を広げて十分に息を吸い込んで、息の吐き始めは胸式呼吸で力を抜いて、息の吐き終わりは「腹部の引き込みをする」。この息の吐き終わりの「腹部の引き込み」が脊柱に及ぼす影響を解剖学的に表現すると、「骨盤の後傾を起こし、腰椎の後弯を促す」ということになり、反りがちな私達の腰を丸くするのに腹筋を使う運動になるわけです。

　この腰椎の後弯を促す、息を吐きながらの「腹部の引き込み」を、「インプリンティング」と呼んでいます。

　脊柱のニュートラルカーブが既に腰椎前弯（反る）であるために、手脚を動かすとさらに反りが大きくなりやすくなります。特にダンサーは、脊柱全体を反らせる動きをよく行うので、「インプリンティング」によって腰椎の後弯を起こせることは、疲労させているであろう腰の筋肉をストレッチングすることもできるし、また、動いている最中にインプリンティングを行うことによって、腰の反り過ぎを防ぎ、動きがスムーズになったり、腰痛予防にもなると考えています。

Challenge
2

インプリンティングをやってみましょう

ニュートラルカーブ

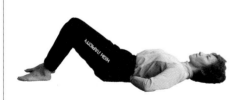

膝立仰臥位になります。腰のニュートラルカーブ（反り）を手1枚分の厚みに合わせ、おへそのちょうど裏側と床の間に手を挟みましょう。手1枚分の腰の反りを確認します。

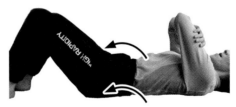

骨盤は前傾し、腰椎は前弯で下腹部は弛緩しています。

インプリンティング

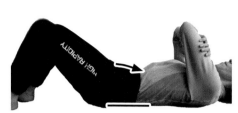

息を吐きながら、下腹部を恥骨からゆっくり引き込みます。ジーパンのファスナーをあげるように、下腹部を下から順々に凹ましてみましょう。骨盤は後傾し、腰椎の前弯は減少し、下腹部は収縮します。腰が丸くなって手を押し始めると、お尻がテコの原理で少し持ちあがれば成功です。足や腰、お尻そして肩などには力が入らないように気をつけながら行いましょう。

2）Concentration（コンセントレーション）

自分が動かしている身体の部分を意識してエクササイズを行いましょう。

筋肉がどんなふうに反応しているかを感じてみましょう。

コンセントレーションは、自分が動かしている身体の部分を「意識して」エクササイズを行うことです。ただし、この「意識して」という言葉は、便利なようで、具体性に欠けるため、指導をする際、そしてエクササイズを行う際には、「どこが」「どの方向に」「どんなふうに動く」という文章を頭の中で作りながら体を動かすように促します。

例えば、最初のロールアップ＆ダウンにおいて、スムーズに起き上がる過程で止まってしまいがちなのが、②胸のカゴを起こし切るところから③骨盤を起こすにつながる箇所です。この箇所をスムーズに起き上がるために、脊柱の腰の部分、腰椎の後湾を腹筋の収縮によって行って欲しいのです。そこで、一連のロールアップ＆ダウンの動き過程からその箇所だけを取り出して、先ほどのブリージングでお話しした、呼吸と共に腹筋の収縮による腰椎の後湾を起こす「インプリンティング」の練習をします。

仰臥位でお腹を引き込む際に、「どこが」「どの方向に」「どんなふうに動く」のかを伝える時、私が使うインストラクションは、「腰が」「床（下へ）を」「押す」というものです。これをさらに感じてもらうために、脊柱がニュートラルカーブの時に、腰と床の間にできているアーチ型の隙間に手を入れて、息を吐きながら下腹部を凹ませていくと、腰が手の甲を押してくるのを確認してもらうのです。すると、同時に骨盤の後傾が起きて、お尻が床から徐々に持ち上がってくるという運動も起こせることがわかります。

このように、呼吸の仕方だけでなく、様々な身体箇所が、一連の動きの過程の一コマで、「どこが」「どの方向に」「どんなふうに動く」ということを意識していくことで、今まで動きの悪かった箇所が動かせるようになる、自分の体の動きをコントロールすることができる、コントロロジーの能力を向上させると考えるのです。

Challenge 3

立位で、腰を丸めるためにインプリンティングをしてみましょう

ニュートラル

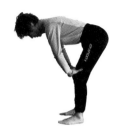

両手を膝に置き、頭、背中、お尻の高さが揃うようにします。膝は軽く曲げます。

インプリンティング

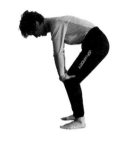

下腹部を引き込み、骨盤を腹筋で動かします。背中の高さを変えずに、インプリンティングをしている状態です。お尻が下がって腰が丸くなりましたか?

頭を下げる

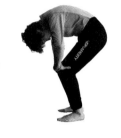

そのまま頭を下げ、胸式呼吸で息を吐いていきます。つまり、胸式呼吸で胸のカゴを動かします。息を吐きながら胸、肩の力を抜きましょう。頭から尻尾まで、脊柱がきれいなカーブを描けましたか?

NG

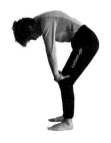

インプリンティングでも、胸式呼吸でも、背中を持ち上げてはいけません。一定のラインをキープします。

3) Integration(インテグレーション)

　たとえ身体の一部を動かしているときも、身体全体がどのようになっているかを考えながらエクササイズを行いましょう。

　先ほどのコンセントレーションの考え方で、ロールアップの一連の動きを少し分解して、それぞれの身体箇所が、各段階で、どこが、どの方向へ、どんなふうに動くかを意識しながら行った後、一連の動きに、順々につないでいく作業が必要になります。ここでインテ

グレーション、動きを「統合する」方法の例をお話しします。

「仰臥位からスムーズに脊柱のカーブをコントロールし、最後骨盤を起こして上体を立てる」この一連の動きを3段階に分けてコンセントレーションさせた後、頭を動かしてから胸を起こすまで、つまり2つの段階をつなげる時に、先ほどのインプリンティングが重要になります。そこで、インプリンティングを行う「タイミング」を、インストラクターは「今」と声をかけます。これがひとつのインテグレーションの促し方になります。

　他のインテグレーションの促し方として、「重さのかかる箇所の移動」を意識することがあげられます。3段階に分けたロールアップにおいて、脊柱の各箇所が頭の方から起き上がっていく時、必ず逆に床を強く押して支えている別の箇所が存在し、ロールアップの動きが進めば、支える箇所も刻々と移動していきます。この状況を、脊柱に沿うように、上から下へ、次々と重さのかかるところが、「まるで床に点線を描いていくように移動する」と伝えていきます。

　また、ロールアップの一連の動きそのものを立位で行って確認することも効果的なインテグレーションのエクササイズになります。重力のかかり方が変わり、楽に身体を動かせるので、身体部位の動きを意識することや脊柱の動き、そしてインプリンティングのタイミングも捉えやすいと思います。

立位でロールアップをしてみましょう

体幹の各箇所の動き、インプリンティングのタイミング、そして脊柱の一連の動きの変化を感じましょう。

ニュートラル

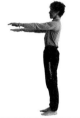

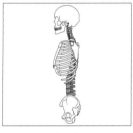

チャレンジ2の仰臥位でのニュートラルな姿勢を立位で再現します。

頭を倒す

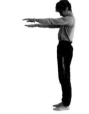

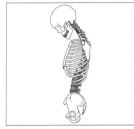

頭を倒して、顎を喉につけるようにしていくと、頚椎が上から前に倒れていきます。首が丸くなります。

胸のかごを倒す

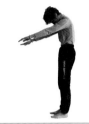

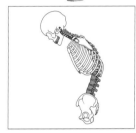

胸式呼吸で息を吐きながら、胸椎が上からひとつひとつ前に倒れていきます。背中が丸くなります。

骨盤を後傾させる（インプリンティング）

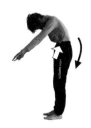

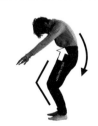

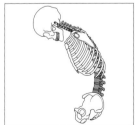

インプリンティングで骨盤を後傾させます。そして、腰椎が胸椎の丸さに合わせて丸くなっていきます。最終的に、腰椎は後彎し、腰が丸くなって、自然と膝が軽く曲げられます。

このようにして、「それぞれの身体箇所が動き始めるタイミングを、自分で順々に追って意識しながら一連の動作に仕上げていく」ここに、ブリージングもコンセントレーションも生きて、かつこれら全て一つひとつがエクササイズとなります。さらに一連の動作にし上げるインテグレーションもまたエクササイズであると考えると、ピラティス氏の考えを基礎にしたエクササイズは、個人個人に合わせたモディフィケーションも合わせて無数に存在し、「ピラティスは体幹トレーニング」と限定するものではなく、すべてがコントロロジーにつながっていくと考えるのです。

Challenge 5 — 最後にもう一度 ロールアップをやってみましょう

こまでで解説した、次のことを意識して行いましょう。

Breathing： 　胸式呼吸で息を吐くこと、インプリンティングで息を吐くこと
Concentration： 頭、胸のカゴ、骨盤をそれぞれで起こすこと
Integration： 　適切なタイミングでインプリンティングすること
　　　　　　　　背中側で重さのかかる位置が刻々と移動することを意識する

① ニュートラル

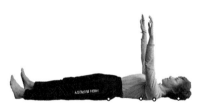

息を吸います。吸いきったら伏臥位のから、息を吐きながら肩・胸の力を抜きます。

② 頭を起こす

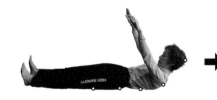

頚椎がひとつひとつ前に倒すように、頭が前へ倒れていきます。首が丸くなります。

③ 胸のかごを起こす

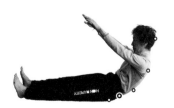

インプリンティングをします。胸式呼吸で息を吐きながら、胸椎が上からひとつひとつ起こしていきます。背中が丸くなります。

④ 骨盤を起こす

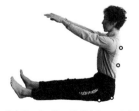

息を吸いながら、骨盤を起こします。

❹ まとめ

　ダンサーにとって、「自分の身体をコントロールする力をつける」というのはとても魅力的だと思います。ここでご紹介したピラティス氏の教えとそれをベースにしたエクササイズは、運動をする全身をいくつかに分割して、それぞれで起きる運動を確認し、それらをまた全身の運動につなぐことで、身体を細かく、そしてダイナミックに動かすためのアイデアです。普段のレッスンやトレーニングで行う動きを見直したり、作品の振り付けなどを考える際にも、きっと役立つ考え方だと思います。

【参考文献】
1）Joseph H. Pilates. Your Health.
2）Joseph H. Pilates, William John Miller.　Return to life through Contrology.
3）Alan Herdman. The Pilates directory.
4）Debbie Lawrence. Pilates Method
5）Jane Paterson. Teaching Pilates For Postural Faults, Illness & Injury: A Practical Guide.

NO. 4 メンタルトレーニングの理論と実際

Mental Training

白石　豊

朝日大学 教授　福島大学 名誉教授

❶ メンタルトレーニングとの出会い

1）人生を変えた東京オリンピック

　ダンサーにとって、本番に強くなり、結果を出せるようなメンタルを鍛えることはとても大切です。本稿では、私自身の経験やアスリートのコーチング経験から編み出したメンタルトレーニングの理論と実践を解説します。

　もう半世紀近くも前のことです。私が小学校の5年生だった1964年に、第18回のオリンピックが東京で開催されました。世界各国のアスリートが一堂に会し、全力を尽くして競う姿に、私は新鮮な感動を覚えながらテレビを見続けていたように記憶しています。

　このころの日本は、敗戦の痛手からも立ち直り、まさに驚異的な経済成長を遂げつつあった時代でした。

　そうした状況の中で行われた東京オリンピックは、われわれ日本人のスポーツ観を根底からくつがえすほどの大きなインパクトを持っていました。実際に生で試合を見た人ばかりでなく、当時、一般家庭にも急速に普及しつつあったカラーテレビの映像を通じて、世界のトップアスリートの繰り広げる力と技の競演にどれほど多くの青少年が感動し、心ゆさぶられたことと思います。

　オリンピックを見るまでは「将来は野球選手をめざそうかな」と本気で考えていた私も、5個の金メダルを獲得した日本男子体操競技の活躍ぶりを見たことで、その後の人生を大きく変えられました。

　それまで本物の体操競技というものを見たことのなかった私は、とうてい人間業とは思えないような妙技と、東京オリンピックでの日本選手のずば抜けた強さとが相まって、いっきに体操競技の魅力にとりつかれてしまったのです。

　普段は学校から帰ればランドセルを放り出して、近所の仲間たちと日が暮れるまで野球に興じていた私も、オリンピックが終わるころには、あれほど毎日手にしていたグローブやバットには見向きもせずに、壁に向かって逆立ちをしたり、頭に枕をくくりつけて布団の上でバク転の練習をしたりし始めていました。今から考えると、なんとも無謀で危険に

満ちた練習でした。それでも練習していくうちに人にはできないことが次々とできるようになり、次第に体操のもつ面白さに、どっぷりつかっていったのです。

２）相次ぐ故障の中で

　こうして体操選手として活躍することを夢見た私は、中学・高校と体操部に所属し、練習に明け暮れました。高校３年生の最後の試合を終え、大学進学を志した私は、当時、国立大学としては唯一体育学部を有していた東京教育大学（現・筑波大学）をめざしました。その頃の東京教育大学は、旧東京高等師範学校（初代学長は柔道の開祖である嘉納治五郎先生）以来の伝統を受け継ぎ、日本のスポーツ界を代表するような錚々たる先生方が教育にあたっていました。

　また体操部からも、小野喬、遠藤幸雄、加藤澤男といった歴代オリンピックチャンピオンを次々と輩出し続けていたのです。

　1972年、東京教育大学に合格し、憧れの体操部にも入部することができました。そしてこの年の７月には、ドイツのミュンヘンで第20回のオリンピックが行われました。そこで個人総合選手権二連覇という偉業を達成したのが、加藤澤男さん（当時は大学院生。現・筑波大学名誉教授）でした。つまり伝統ある体操部に入ることができた私は、オリンピックの金メダリストと一緒に練習ができるというすばらしい環境に身を置くことになったのです。

　ところが、入部してものの１カ月も経たないうちに、私の身体は次々と故障を起こし、体操を続けるどころか、大学を途中で辞めることすら真剣に考えなくてはならないような事態に陥ってしまったのでした。受験勉強ですっかりなまっていた身体が、突然始まった過酷な練習についていけなくなってしまったのです。

　ゴールデンウィークを直前に控えたある日の練習で、私は突然、腰に激痛を覚え動けなくなってしまいました。這うようにして三畳間の下宿に戻り、翌日、病院で診察してもらいました。診断は、「椎間板ヘルニア。トレーニング不可。当分の間、安静が必要」というものでした。体育館に戻り、その旨を先輩に告げたのですが、それでも「練習は続けろ」と言われました。腰痛になった方ならお分かりのように、ひとたび腰を痛めると、立っても座っても、はたまた身体を横にしていても、痛くてたまらないものです。それでも先輩たちは「とにかく何かやれる練習を見つけて、それをやり続けろ」と言うのでした。

　当時の先輩が怖かったのか、自分に判断力がなかったのか定かではありませんが、私は歯を食いしばって体育館に行き続けました。何もせずにじっとしていると、また叱られるので、低いつり輪で十字懸垂のトレーニングをしたり、鞍馬や平行棒などの腰に負担のあまりかからない簡単な運動を、５時間も６時間もやり続けるような日々がしばらく続きました。すると、さらに追い打ちをかけるように、肩の靱帯が切れ、続いて両手首が腱鞘炎になってしまったのです。

腰、肩、手首といった具合に故障箇所が増えていくにつれ、次第に私は体操の練習どころか授業や日常生活さえも満足に送れないような状況に追い込まれていきました。都内の病院をいくつか転々としてみたものの、とりわけ腰の痛みはいっこうに消えてはくれませんでした。こうして前途洋々たる思いで始まった憧れの大学生活は、わずか数週間で一転し、暗く憂鬱な日々へと変わってしまったのです。

3）「身体だけでなく、頭でも練習をするんです」

　そうした毎日を送りながらも、私はその苦しい状態から抜け出す方法はないかと模索し続けていました。そこで大きな助けとなったのが、多くの書物です。もとより子供のころから暇さえあれば、スポーツをするか本を読むかのどちらかであったほど読書好きだった私は、ちょっとした合間を見つけては大学の図書館に行き、あらゆるジャンルの本を読みあさりました。それはある時は、宮本武蔵の『五輪書』であったり、あるいはまたスポーツ医学関係の専門的な文献だったり、はたまた人生哲学の書であったりしたのです。

　そんなある日のこと、ソ連の、N.G. オゾーリン博士が執筆した『スポーツマン教科書』（N.G. オゾーリン，A.O. ロマノフほか著，岡本正巳訳．講談社）という本を読んでいた私の目に、突然、心ひかれる記述が飛び込んできたのです。それは1960年のローマオリンピック大会で、女子体操競技の個人総合チャンピオンとなったラリサ・ラチニアの言葉でした。「私は体育館ばかりでなく、家に帰ってからも頭の中でも体操のトレーニングができるのです。それは電車の中でも、あるいは散歩をしながらでもできるのです。私は、いつでも自分の体操の演技を正確にイメージすることができるのです」というラチニアの言葉を読んだとき、それまで真っ暗だった私の心に突然、光が射したような思いがしました。

　故障はいっこうによくならない私を尻目に、一緒に入部した同期はどんどん実力をつけていました。またある先輩には、「おまえは体育館のボロ雑巾みたいなものだ。そんな人間は部にいても仕方がないし、大学だって体育学部なんだから、きっとやっていけないぞ。早いとこ見切りをつけて、他の大学でも受けなおしたらいいんじゃないか」などと親切な（？）アドバイスをいただいたりもしました。そんな時に金メダリストのラチニアの「頭で体操の練習ができる」という言葉を目にして、ひょっとしたらここに活路が見いだせるのではないかという思いが頭をよぎったのです。

　もしも彼女の言葉がほんとうなら、たとえ椎間板ヘルニアで実際にはトレーニングできなくても、頭の中では練習ができるということになります。だったら「くよくよしているくらいなら、頭を使って練習すればいいじゃないか」ということに気づいたのでした。これが今でいうイメージトレーニングとの出会いとなったのです。

4）イメージトレーニングの前提「リラックス」と「集中」

　ラチニアは、イメージトレーニングを効果的に行う前提として、頭に描くべきイメージ

は、リアルで鮮明なものでなくてはならないと言っています。またリアリティーのある鮮明なイメージを描くためには、2つの条件が満たされなくてはならないということでした。すなわち、一つは肉体のリラックスであり、もう一つは精神の集中です。

「リラックス」と「集中」。中学や高校時代に試合で緊張してガチガチになっていると、よく先生から「リラックスしろ」と言われました。またミスをすると「集中が足りないんだよ」と叱られたりもしました。しかし、どの先生もどうやったらリラックスしたり集中できたりするのかという具体的なやり方を教えてはくれなかったということに、この時はじめて気づいたのです。これは自分で何とかするしかないと思った私は、さらにいろいろ調べていくうちに、催眠や自律訓練法を利用したイメージトレーニングの例を数多く見つけることになったのです。

自律訓練法というのは、ドイツの神経医学者であるシュルツ博士によって1940年頃に理論的に体系づけられた心理療法の一つです。その後、世界中に広まり、ストレス過多からくる自律神経系の失調症やノイローゼ、あるいは不安神経症などの治療に用いられてきたという経緯があります。

自律訓練法では暗示公式を用いて、リラックスの指標である「重感」や「温感」を引き出そうとします。たとえば第一ステップでは、息をゆっくりと吐きながら、心の中で「右腕が重くなる」、「右腕が重くなる」という暗示公式を唱え、それによって右腕のリラックスを導いていきます。そして右腕、左腕、右足、左足、両手、両足、全身というふうに「重感」が出てきたら、今度はそれに加えて「温感」、すなわち「右腕が重く温かい」という練習に入り、次第に「全身が重く温かい」という練習に進むわけです。

1回15分ほどの訓練を重ね、さらに「腹部の太陽神経叢（東洋的には丹田）の温感」、「額の涼感」などを体得し、前述した効果的なイメージトレーニングを進める上での前提となる「肉体のリラックス」と「精神の集中」という状態に自分で入れるようにしていきます。その後、具体的な事物を思い描くような基礎的イメージトレーニングに入っていくわけです。

ここまで突き止めた私は、それではいったい誰にこの自律訓練法を教わったらいいのだろうかという問題に突き当たってしまったのです。1972年当時、日本にはまだスポーツ心理学会すらなかった時代です（1975年設立）。当時の東京教育大学には、日本の体育・スポーツ界を代表する著名な先生方が数多く在職されていました。しかし、私が習いたかった自律訓練法やイメージトレーニングについては、大学の「体育心理学」の授業を受講してみても、ほとんど触れられていませんでした。

どうしたものかと考えあぐねて、さらに大学全体のカリキュラム表を子細に調べてみました。すると教育学部で教育心理学を担当されていた大野清志先生が、『心理療法の理論と技術』という講義を開講していることを見つけました。さらに幸いなことに、その講義の解説には、「自律訓練法、自己催眠、他者催眠、リラクゼーション、イメージコントロー

ル法などを講義する」と書かれてありました。

　心の中でしめたと思った私は、早速その足で大野先生の研究室に向かいました。何のアポイントメントもとらずにドアをノックし、いきなり「実は体育学部一年の白石と申しますが、自律訓練法を教えていただけませんでしょうか」と言ったのですから、厚顔無恥とはまさにこのことです。

　大野先生もさすがにびっくりされたようでしたが、「確かに私は自律訓練法について講義しています。またノイローゼとか対人恐怖、赤面症、吃音といった症状を訴える人の治療に自律訓練法を使っています。でも、スポーツに使うとはねえ。スポーツもそういう時代になりましたか」と面白そうに言われました。それからしばらくの間、故障のことやラチニナの話などを聞いていただくと、先生の方から「それでは水曜日の二時間目の授業を受けなさい。もちろん単位は無関係だけどね。ただしそれは講義だから、それだけでは十分ではない。だから毎週水曜日の午後一時から、一対一で個別に練習法を教えてあげるからやってみるかい」と言ってくださったのです。

　大野先生の指導で、自律訓練法をマスターし、イメージトレーニングを行っていくうちに、入学以来あれほど悪いことばかりが続いていたものが、一転していろいろなことが良いほうに回りはじめました。都内の病院を転々としてもいっこうに回復の兆しをみせなかった腰も、ある時、紹介先の病院の治療によって一気に快方に向かうこととなりました。そして翌年には、全日本学生選手権や全日本選手権に出場することができたのです。

　私の選手としての活動は東京教育大学、筑波大学大学院の修了時まで続きましたが、さしたる成績も残すこともできず、六度目の出場となった全日本選手権大会を最後に、選手生活に区切りをつけることになりました。私はすでにこの年の４月から、筑波大学スポーツ科学系の文部技官（現在の助教のような立場）として勤務し始めており、翌年の４月に恩師である金子明友先生（現・筑波大学名誉教授）から、男子体操部のアシスタントコーチをやるようにと言われました。

　コーチとなってすでに40年近くを経た今の私から見ると、当時の私はずいぶん拙い指導者だったと思われます。私がやったことと言えば、13年間も全日本大学選手権の優勝から遠ざかっていた男子体操部の久しぶりの優勝をめざして、選手たちにはただただ猛練習を強いただけでした。しかし、選手たちはそれに耐え抜いてくれて、４カ月後には本当に日本一になってくれました。その後、コーチとして５年間で３度の日本一を経験させてもらうことになりますが、その内容は今回の主題に直接関係ありませんので割愛させていただきます。

❷ メンタルトレーニングの指導

1）太田誠監督との出会い

　私は、1982年に筑波大学から福島大学教育学部に転任しました。ここでも体操のコーチを続けていましたが、同時にメンタルトレーニングの研究、特に禅やヨーガといった東洋的な精神修行法について、学びを深めていました。歳月を重ねていくうちに、私のメンタルトレーニングに大きな変化が訪れることになりました。それまでの16年間は、メンタルに関しては“学び（インプット）”一辺倒だったのが、1988年を境に“教え（アウトプット）”へと変わっていったのです。

　そのきっかけとなったのは、駒澤大学野球部の太田誠監督との出会いです。太田監督は当時すでに大学野球界の名伯楽として知られ、教え子には数多くのプロ野球選手がいました。ふとしたことから太田監督が、私の本の推薦文を書いてくださるということになり、初めてお会いしました。そこであれこれお話しをしているうちに、監督が「白石さん、あなたが勉強してきたメンタルトレーニングというのを、うちの選手たちに教えてくれないか」と言われたのです。

　これがきっかけとなって、1988年の夏から駒澤大学の野球部だけではなく、太田監督の教え子である中畑清氏（当時、読売巨人軍）や白井一幸氏（当時、日本ハムファイターズ）などにもメンタルトレーニングの指導をするようになりました。あれから30年余りが経過していますが、その間、野球、ゴルフ、サッカー、バスケットボール、バレーボール、新体操などのナショナルチームやプロ選手にメンタルトレーニングの指導を続けてきました。

　この30年、私のところへはさまざまな選手が相談にやってきました。そうした選手たちに、個々の問題に応じたプログラムを処方してトレーニングしてもらうようにしています。すると、それまで心の問題で実力を十分に発揮できずにいた選手が、まさに「本番に強い選手」へと変身していくのです。中には、さらに実力の100％どころか120％ともいえるような、普段の練習では見たこともないスーパープレイを演ずる選手もいます。こうしたまるで神がかったようなすごい状態を、スポーツでは世界的に「ゾーン」と呼んでいます。

2）「ゾーン」を求めて

　この「ゾーン」という言葉は、今では中学生でもよく知るところとなりましたが、じつはそのきっかけとなったのは、私が1992年にゴルフの全米オープンチャンピオン（1981年）であるデビッド・グラハムの『ゴルフのメンタルトレーニング』（大修館書店）を翻訳し、出版したところにあるのです。グラハムは、この本の第4章を「ゾーンの威力—不思議な

心の状態—」と題して、自らの体験を次のように述べています。

　私が優勝した1981年の全米オープンを、私のゴルフ人生のなかでもっとも記憶に
残った試合だろうと思っている人は多いようである。しかし、厳密にはそうではない。
確かにこの勝利は、私がそれまでに獲得した数々のタイトルのなかでも、もっとも重
要なものであったし、スリリングで賞金の高いものでもあった。しかし、"もっとも
記憶に残る"試合だったかというとそうではない。というのも、私は68というスコ
アでフィニッシュした6月のあの暖かい一日のことを、実はよく覚えていないのであ
る。

　ラウンドを終えてまもなくしてから、私がどのグリーン上でもすばらしいパットを
決め（正確には、そのうちの3ホールはグリーンエッジからパターを使ったのだが）、
ティーショットもわずか1度しかフェアウェイをはずさなかったというのを聞いて、
自分でも驚いてしまった。その時の私には、どうしてそんなにうまくいったのか、本
当にわからなかったのである。ラウンド中に、キャディーといろいろ話をしたはずな
のだが、何をしゃべったのかまったく覚えていなかった。グリーンのどこにピンが切
られていたのかについても、後でビデオを見て、やっと思い出すことができたほどで
あった。本来は、すべてよく覚えているはずのその日のことを、1番ホールのティー
ショットから後、どうやってラウンドを終えたのか、ほとんど覚えていなかったので
ある。

　後になって、あの日、私は"ゾーン"と呼ばれている状態に入っていたのだとい
うことに気がついた。この状態に入ると、あらゆることが夢見心地で静かに経過し、
まるで催眠にかかったような感じになり、そのくせ心も体も完全にコントロールされ
ているのである。（中略）

　たまたまこのとき私は、自分がものすごいプレッシャー状況にいるということに気
づかなかったのである。ミスショットをしても、その結果について少しも悩まなかっ
たし、スウィングの技術的な細かい点について思いを巡らすというようなこともな
かった。多くのギャラリーたちのことも、あるいはテレビカメラに一挙手一投足を映
されていることも、さらにはライバルたちに追われていることも、私はまったく意識
していなかった。そのときの私は、精神的にも肉体的にもまるで自動操縦されている
ような感じだった。私の思考は明晰で完全にコントロールされ、しかも決断力に富ん
でいた。私がバッグからクラブを引き抜き、ただスイングするだけで、イメージどお
りの球が飛んでいくといった具合であった。（中略）

　この日以来、私は理想的な力の発揮できるこうした状態、すなわちIPS(Ideal
Performance State) についてよく考えるようになり、どうしたら誰もがそうした状
態に意図的に到達することができるかを研究するようになっていった。あらゆる肉体

的な行為はすべて心から発しており、安定してプレーできるキーポイントは、まず心のコントロールにあると次第に確信するようになった。もしも、ゴルフのスコアに大きく影響するいくつかの心理的な因子を確認し、それをよく理解した上で、意図的にコントロールできるようになれば、みなさんの行動はみるみる改善されていくに違いない。

D．グラハム著，白石豊訳．『ゴルフのメンタルトレーニング』（大修館書店）より引用

　グラハムは先の文中で、その時の不思議な境地をみごとに描き出してくれています。スポーツ選手なら誰でも、こんな境地でプレイができたらと思うに違いありません。ダンサーの方も共感するところがあるのではないでしょうか？　さらにグラハムは、再びゾーンに入ろうと努力したとも書いています。しかし、努力して追いかければ追いかけるほど、それはまるで夏の日の逃げ水のように遠ざかっていくというのです。そして「ああ、あれはやっぱり一生に一度の神様からの贈り物だったのか」と無理に追い求めることをやめると、またしてもゾーンに入ったとも書いています。

　私は翻訳をしていて、本当におもしろいと思いました。私が選手だったときには、そのようなすごい境地には入った記憶は残念ながらありません。しかし、メンタルコーチとしてこの30年間、さまざまな種目のトップアスリートを指導してきて、彼らが勝負所で「ゾーンに入り」、最高の結果を出すという場には、何度となく立ち会うことができています。

　グラハムの本を翻訳して以降、私の所にメンタル面のサポートを受けに来る選手たちには、肝心要な時に「ゾーンに入る」ことができるような助けに少しでもなればと心がけてきました。

❸メンタルサポートの実際

1）「悩みよろず相談所」

　プロ・アマを問わず、さまざまな競技種目の選手たちが私の研究室にメンタルトレーニングのアドバイスを受けに来るようになってから、すでに30年以上が経過しています。体操競技については、選手、コーチ、役員などを含めて、もう半世紀以上も関係してきた私ですが、これほど多種多様なスポーツ選手たちから悩みを聞く立場になろうとは、かつては思いもよらぬことでした。まさに「悩みよろず相談所」といったところでしょうか。

　さて、私の本来の専門である体操競技の技術や練習方法が、直接ほかのスポーツに応用できるということはほとんどありません。しかしながら、体操選手がいだく失敗に対する恐れや不安、あるいは感情の乱れや集中力の欠如といった心の問題は、スポーツ選手ばかりでなく、あらゆる人間に共通することがらです。したがってこの30年間、私自身にとっ

てはまったく未経験のスポーツ種目の選手が心の悩みをもって相談に訪れたとしても、そこで行われる問題解決の方法は、けして種目ごとに変わるわけではなく、ある一定の共通した流れのなかで処方してきたのです。

2）面接による問診

　私が選手のメンタル面のチェックでもっとも大切にしているのは、直接一人ひとりと会ってさまざまな事柄を話し合うことです。

　専門種目の現在の調子から学校、家族、友人、趣味などに至るまで、実にさまざまな話をします。私の前に現れる選手たちは、必ず何らかの心の問題をかかえているにも関わらず、それが何なのかがわかっていないことが多いものです。したがって、多岐にわたるなにげない会話の中から、その選手の不振の原因が見えてくることが往々にしてあります。

　こうした選手との面談の中で、私が心がけていることが一つだけあります。それは「先入観の色眼鏡でその選手を見ずに、できるだけあるがままに見よう」ということです。別な言葉で言うと、かなりの時間を使ってただ選手の語る言葉に耳を傾けるということをするのです。

3）目標像の確認

　こうして面談を進めていくうちに、その選手がどこでつまづいているのか直観されることがよくあります。しかし、すぐにそれを口にすることはありません。なぜなら、私は本来問題を解決するのは、選手自身であるべきだと考えているからです。どんな競技でも、試合中にコーチが選手を手助けすることはできません。私はコーチに言われるがままに練習し、戦おうとする依存型の選手にはなってほしくないのです。ですから最初の面談から、自らの問題を客観的に直視し、それを解決していこうという気づきが生まれるまで、辛抱強く対話を繰り返すのです。

　選手にさまざまな気づきが生まれていくのに合わせて、私は「それでは今の自分は置いておく（括弧にくくる）として、もしも変われるとすれば、あなたはどんな選手になりたいのですか」と尋ねることを常としています。

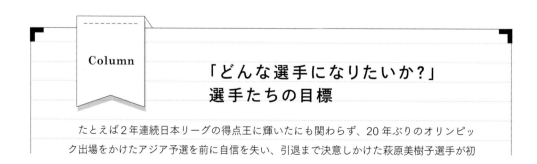

Column

「どんな選手になりたいか？」
選手たちの目標

たとえば2年連続日本リーグの得点王に輝いたにも関わらず、20年ぶりのオリンピック出場をかけたアジア予選を前に自信を失い、引退まで決意しかけた萩原美樹子選手が初

めて私の所を訪れた時（1995年3月）にも、同じ質問をしました。すると彼女は、「私は、自分と同じポジションで、35歳を過ぎてなお世界のスーパースターであるブラジルのオルテンシア選手にあこがれています。もしもできることなら、彼女のように勝負どころで活躍できる精神的にタフで、自分のプレイにどんな時でも自信を持てるプレイヤーになれればいいと思ってはいます」と答えてくれました。

　それから4カ月、4種類のメンタルトレーニングを段階的に行った萩原選手は、苦手だった国際マッチで大活躍し、20年ぶりのオリンピック出場を決める立役者となったのです。その詳細は、拙著『実践メンタル強化法　〜ゾーンへの招待〜』（大修舘書店、p.188〜221）をご覧下さい。

　もっとも最近の例をご紹介するとすれば、2010年からメンタルトレーニングを続けた室屋義秀選手は、2017年にレッドブルエアレース・ワールドチャンピオンシップで年間世界王者となりました。室屋選手のすごい所は、2010年の夏の初面談の際に、当時世界14中12位というポジションにありながら、「先生、私は2017年に年間世界一になりたいんです」とはっきり宣言したことです。彼の7年間のトレーニングと戦いの様子は、室屋選手との共著で出版した『世界一のメンタル』（アチーブメント出版）に詳しいのでご覧ください。

❹メンタルトレーニングの実習①

1）メンタルスキルをチェックする

　大勢の観客、応援団、そして歓声、拍手。試合のグラウンドは普段の練習場にはない光景や音に包まれ、一種異様な世界をつくり出します。こうした強いプレッシャーの中でも、日頃の実力を十分に発揮できるようなタフな精神力を、合理的かつ計画的に向上させるための方法がメンタルトレーニングなのです。

　昔のように、「精神力＝根性」と考えられていた時代では、苦しい練習に耐えることだけがもっともよい心の鍛え方と考えられていました。しかし、最近ではメンタルトレーニングの研究もずいぶん進み、事情は変わってきています。

　よく選手たちから、「技術や体力と同じように、精神力だってトレーニングすれば強くなるとは思うのですが、具体的に何をどうすればよいかがわからないんですよ」と言われることがあります。確かに精神的なものは技術や体力などと違って、数字や映像でそのトレーニング成果を確認することが難しいのは事実です。

　たとえば体力トレーニングの場合には、まず体力を筋力、持久力、柔軟性、敏捷性などといった要素に分けて細かな測定や評価を行い、その結果に応じて具体的なトレーニングプログラムが処方されます。最近ではメンタルトレーニングでもこれと同じように、トレー

375

ニング対象となる心の力をメンタルスキルという要素に分けて評価し、具体的なトレーニング方法を講じるような方向に進んできています。

さて、これまで述べてきた私の体操選手としての経験や、スポーツ選手の事情をダンスにあてはめて考えてみてください。ダンスには、高度な技術や体力が必要です。しかしそれだけでは舞台をうまくこなすことはできません。つまり、「やる気」、「自信」、「集中力」、「冷静さ」などのメンタルスキルは、ダンサーも備えておかなければならない大切な心の資質なのです。

さて、私は最初の面談で現状を把握し、目標像の確認をすませたら、次に以下の8つのメンタルスキルをチェックしてもらいます。この8つのスキルは、スポーツ・ダンスに限らずビジネスでも勉強でも、高い成果を挙げるためには誰にでも必要な力ですので、一度セルフチェックしてください。

以下の説明にしたがって、それぞれ10点満点で自己評価します。できればその理由も簡単に書いておくとよいでしょう。たとえば、「意欲は10点（最近やることなすことうまくいって、ダンスが面白くてしかたがない）」とか、「集中力6点（ときどき調子に乗りすぎて、ケアレスミスをしてしまうことがよくある）」などと書き添えます。

①意欲

今日（今週）のやる気はどうだろうか。朝起きたときにその日の練習のことを思い浮かべてみましょう。イメージしただけでワクワクして飛び起きるようなら10点。憂鬱になってまた布団をかぶるようなら1点という具合です。

②自信

今日（今週）の自信はどうでしょうか。自信にあふれていれば10点。自分の踊りや行動にまったく自信が持てないなら1点。

③感情コントロール能力

どんな状況でも冷静沈着に対処できるなら10点。些細なことでイライラしたり、落ち込むようなら低い点数となります。「キレル」、「イラツク」、「ムカツク」などがよく感じられる人は、1～2点がいいところです。

④イメージ想起能力（視覚化）

リハーサルや、舞台の場面の鮮明なイメージがリアルに思い描けるなら高得点。目を閉じて何かをイメージしようとしても何も浮かんでこない人は1点。

⑤集中力

何かをやるときに、そのことに完全に没頭できる人は得点が高く、逆に頭の中でいつもいろいろなことが雑多に浮かんで能率の悪い人は得点が低くなります。またケアレスミスが多いと指摘される人も同様です。

⑥リラックス

プレッシャーのかかる場面でも、心も身体も意図的にリラックスできるなら高得点。逆にすぐに緊張して硬くなる人は得点が低くなります。

⑦コミュニケーションスキル

自分の考えを、相手がよくわかるように伝える力です。これには話の内容だけではなく、話し方、つまり声や表情、姿勢などのすべてが含まれます。何かを伝えた結果、相手がそのように動いたり応えてくれるようなら高得点。言っても言っても反応無しなら低得点。「これだけ言っているのに、どうしてやってくれないの！」という人がよくいますが、それはこのスキルが低いと考えた方がよいでしょう。

⑧セルフコミュニケーションスキル

コミュニケーションは他人とばかりではありません。あらゆる場面で、私たちは自分とも話しています。どんな苦しい時でも自分を励ましたり、誉めたりできる人は高得点。逆に「どうせ自分なんか……できない」などとネガティブに語りかける人は得点が低くなります。

自己評価を終えたら、図1の「メンタルスキルの輪」をラインマーカーなどを使って縫ってみてください。中心が0点で一番外側が10点です。各メンタルスキルを塗りつぶしてみると、現在の自分の心の強さが一目瞭然となります。

ちなみに「輪」は、丸くなければ回りません。たとえば「意欲」と「自信」は最高点の10点でも、「感情コントロール」と「コミュニケーションスキル」が2点では、「心の輪」としてはうまく回らず、地面に刺さってしまいます。

こうしてメンタルスキルのチェックが終わったら、本番に際してスムーズに回る「心の輪」になるように、へこんでいる領域を高めるトレーニングをすることになります。これがメンタルトレーニングです。したがってどの領域を強化するかは人によって違うということになります。

ただし強化する方法、つまりトレーニングプログラムは、この数十年のあいだに世界各国で数多く開発されてきていますので、それを使えばよいわけです。私もこれまで実際の指導例を掲載した本をいくつも書いてきました。参考文献として本稿の最後に挙げておきますので、お読みいただければ幸いです。

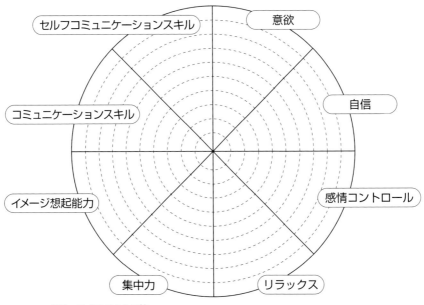

図1：メンタルスキルの輪

2）リラックス、集中、イメージリハーサル

　それでは、リラックス、集中、イメージリハーサルの簡単なプログラムを実習してみましょう。時計や眼鏡など身体を締め付けるものははずします。イスにゆったりと座るか、仰向けに寝て静かに目を閉じてください。短いプログラムですが、リラックス、集中、イメージリハーサル、目標の明確化などの要素が含まれています。

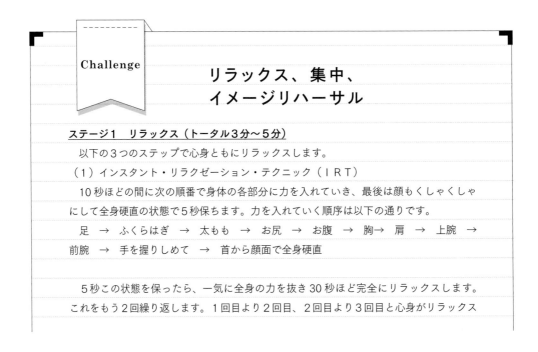

Challenge

リラックス、集中、
イメージリハーサル

ステージ1　リラックス（トータル3分～5分）

　以下の3つのステップで心身ともにリラックスします。

（1）インスタント・リラクゼーション・テクニック（IRT）

　10秒ほどの間に次の順番で身体の各部分に力を入れていき、最後は顔もくしゃくしゃにして全身硬直の状態で5秒保ちます。力を入れていく順序は以下の通りです。

　足　→　ふくらはぎ　→　太もも　→　お尻　→　お腹　→　胸→　肩　→　上腕　→　前腕　→　手を握りしめて　→　首から顔面で全身硬直

　5秒この状態を保ったら、一気に全身の力を抜き30秒ほど完全にリラックスします。これをもう2回繰り返します。1回目より2回目、2回目より3回目と心身がリラックス

していくのがわかると思います。

（2）鎮静呼吸法
　3回のIRTが終わったら、目を閉じたまま鼻から静かに息を吸い、お腹をふくらませます。続いて、吸った倍の時間をかけて鼻から息を吐き出してお腹をへこめます。吸う息と吐く息の長さは1：2、つまり5秒吸ったら10秒吐くというようにコントロールします。これを2分、つまり8呼吸してください。

（3）鎮静呼吸に言葉とイメージをのせる
　次に鎮静呼吸に次のような言葉とイメージをのせます。
　吸う息に合わせて「太陽の暖かいエネルギーが全身に満ちわたった」。
　吐く息に合わせて「身体の疲れや硬さ、心の不安やイライラがすべて出ていく」。これを8呼吸、つまりもう2分続けます。

ステージ2　集中（センタリング）
　目を閉じた完全にリラックスした状態で、今度は意識を集中させます。まず右足の親指のつけ根に意識を置いてみてください。10秒ほどそこに意識を集中したら、今度は左の膝頭に意識を移します。10秒集中したら、次はお臍からちょうど手のひら一つ分下にある丹田に意識を置きます。ここに意識をおければ、“落ち着く”という状態が体感できます。ここは30秒ほど意識集中して“落ち着き”を実感してください。最後に眉間に意識を置きます。ここに意識を集中できるとイメージが描きやすくなり、次のイメージリハーサルのステージがやりやすくなります。

ステージ3　イメージリハーサル
　3分から5分使って、その日の練習やトレーニング、舞台をイメージでリハーサルしてみましょう。前日までにその日の課題は明確になっているはずです。そのことがうまくやれているイメージを描くのです。このイメージリハーサルの最後には、「大丈夫。絶対うまくいく」といったようなポジティブなセルフトークを行って、このステージを締めくくってください。
　以上の3つのステージを、朝や練習の前、あるいは公演の前にやる習慣をつけてください。この短いメンタルトレーニングを続けているうちに、いろいろなメンタルスキルをコントロールできるようになっている自分に気づくことでしょう。

❺メンタルトレーニングの実習②マンダラによる心の整理法

1）マンダラとは何か
　マンダラ（曼陀羅）は、弘法大師空海が中国から日本に持ち帰った密教で、特に大切に

されるものです。

　密教では、修行者に「自分の心を曼陀羅の世界に投げ入れよ」と説きます。また曼陀羅そのものが瞑想の対象ともなっています。こうした密教における重要な修業の手段である曼陀羅を、現代人が自己を見つめるツールとして使うという大胆な発想をする人がいました。アートデザイナーとして多彩な活躍をされている今泉浩晃氏です。今泉氏は、本業のかたわら曼陀羅に興味をもち、それをまず自分を知るための道具として、そして発想の整理や目標実現のための補助ツールとして使うことを提案しました。そしてそれをマンダラートと呼び、その使い方の本を多数出版しています。

　マンダラートの最小単位は9このマスです。その中心のマスにこれから思いをめぐらす事柄の中心テーマを書きます。次に残りの8このマスに、中心テーマに関連する事柄を埋めていくことでマンダラートを使った心の整理法や目標設定ができるようになります。

2）ゾーンマンダラとスランプマンダラ

　具体例を示しながら解説します。1999年、当時私はシドニーオリンピックの出場をめざす新体操ナショナルチームを指導していました。選手たちはみな、「シドニーの大観衆の前でゾーンに入り、最高の演技をする」というはっきりとした目標を持っていましたし、

　私は「オリンピックに出場するという結果は、後から勝手についてくる」と選手に言い続けていました。

　オリンピック予選を兼ねた大阪世界選手権の約1カ月前のある日、各選手に図2のような九つのマスに仕切られた紙を9枚配布し、紙を配った後で、選手たちに次のように説明しました。

「世界選手権まで残すところあと1カ月。来週にはもうみんな大阪へ入ることになっています。これまで何度も言ってきたように、みんなの目標は晴れの大舞台で最高の演技をすることでしたね。そうした状態をゾーンと呼ぶということもわかっていると思います。今

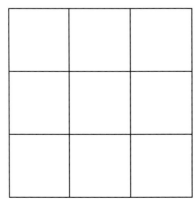

図2：9マスの紙

日は今配った9枚の紙を使って、どうやったらゾーンに入れるのかを整理してみましょう。まず1枚目の紙の中心のマスに、大きく「ゾーン」と書いてください。そのマスは、ゾーンというスポーツ選手なら誰でも入りたがる実に快適な部屋なのです。普通の部屋なら入り口は1つか2つしかありません。でもこのゾーンという部屋は8つの部屋とつながっていますね。そうです。ゾーンという部屋には8つの入り口があるのです。つまり、入り方はいろいろあるわけです。ただし、それぞれの入り口には鍵がかかっています。でもどこから入ろうと、入ってしまえばこっちのものです。みなさんは、日本の代表として合宿をしているわけですから、少なくとも日本ではトップクラスにいるということです。ですからこれまでにも、ああ今日は絶好調だと感じたことが何度かあったと思います。そうした日のことを思い浮かべてみてください。そしてその原因となるようなことを8つ探し出してください。それをゾーンと書いた中心の部屋の周りに書いてください。たとえば、集中していたとか、楽しかったとかといった具合です。ではまず1枚目を書いてください」

　そうして書きこんだ例が図3です。この選手は、過去の経験から自分がゾーンに入っていたときには、「集中」「美」「明らめ」「冷静」「自信」「決断」「感謝」「楽しさ」という小部屋から、その鍵を使ってゾーンに入ったということになります。

　1枚目のマスが埋まったら、今度は次のような説明をして、残りの8枚のマンダラを完成させてもらいました。

　「今度は残りの8枚の紙の中心に、まず今書きだした8項目を記入してください。たとえば2枚目の中心には「集中」、3枚目には「美」といった具合です。全部記入したら次は2枚目を見てください。この例だと真ん中に「集中」と書いてありますね。これも先ほどと同じように「集中」という快適な部屋なんです。その部屋に入る入り口が、これまた8つあるというわけです。四方八方にね。新体操の練習や試合だけでなく、これまで生きてきた中で集中していたな、ということがいろいろあるでしょう。その時の様子を思い出し、それを8つ書きこんでください。2枚目ができたら同じ要領で残りのマンダラもすべ

冷静	自信	決断
明らめ	ゾーン	感謝
美	集中	楽しさ

図3：1枚目のマスの書き込み例

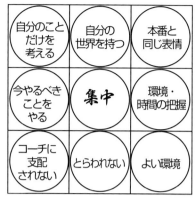

図4：8枚のマンダラ

て記入してみてください」

　図4は、ある選手が書きこんだ集中という部屋への8つの鍵です。

　ゾーンという最高状態へ入る鍵が8つ、そしてその8つの小部屋へさらに外側から入る鍵が8つずつで、計64あるということになります。それを1枚にしたのが図5です。これでもみごとなゾーンマンダラですが、さらにこれをイメージ化し、一つずつを絵にしていったら、実に楽しい自分用の絶好調マンダラができあがります。

　こうしたピークへ至るための方法を探るのはとても楽しい作業ですが、心の整理法としてはまだ十分ではありません。今度は逆に、どうしたら自分はダメなパターンに入っていくのかもマンダラ化させます。再び9枚の紙を用意し、1枚目の中心のマスには「絶不調」とか「スランプ」とでも書かせます。そしてその嫌な部屋についつい入っていってしまう鍵を書き出させるのです。

「緊張」「恐れ」「イライラ」など、ひょっとすると8つでは書ききれないかもしれません、過去のことをよく思い出してダメになっていくパターンの代表的なものから書きいれていくようにさせます。こうして作業を続けると、今度は最悪の状態に至るための72の鍵がわかってきます。これも最終的には1枚のマンダラにしてみます。先ほどのゾーンマンダラが光り輝くイメージであるのに対し、スランプマンダラは暗黒のイメージかもしれません。こんなものは見たくもないというのが人情でしょうが、自分を知るということから言えば、これはこれでたいへん貴重な手がかりとなります。自分を変えていくには、欠点も正直に見つめなくてはなりません。これだけの整理ができたら、あとは毎日の生活や練習の中で、ゾーンマンダラに書いてあることを一つでも多く実行し、スランプマンダラにあることは極力やらないように心がけるように指導していきます。

　本稿では、メンタルトレーニングの導入として、メンタルチェック、リラックス・集中・イメージリハーサル、マンダラアートを紹介しました。より詳しい方法や事例に関しては、私のこれまでの書籍を参考にしていただければと思います。

筋肉がリラックスしている	呼吸の安定	柔軟に対応できる心
練習に対する理解	冷静	自分にできることを思い出す
準備万端	自分を励ます言葉	祈り

今日やるべきことをすべてやる	自分が好き	自分の作品が好き
質の高い練習	自信	演技の安定
ウエイトコントロールの成功	自分の言葉を持つ	マイナスの考えに勝つ

迷わない	今何が必要か知っている	プラスの道を選ぶ
前向きな言葉を声にする	決断	前向きな行動
自分で決める	目が揺れないで力がある	揺れない

結果を考えない	特別なことをしない	チャレンジャーである
やってきたことを信じる	明らめ	自分のことだけ考える
開き直る	すべてを天に任せる	結果がどうであれそこから道が開けることを知っている

冷静	自信	決断
明らめ	ゾーン	感謝
美	集中	楽しさ

支えてくれるすべての人を想いだす	与えられたことを幸せに思う	与えられなかったことを幸せに思う
出会いを喜ぶ	感謝	喜びも苦しみも必要としてあると思う
これまで生きてきたことを幸せに思う	みんなの応援を感じる	感謝できる自然・人に出会う

全力で向かう	まっすぐに立つ	明るい表情
穏やかな気持ち	美	作品に対する理解が深い
音楽の理解	芸術的であることを伝える	凛としている

自分のことだけを考える	自分の世界を持つ	本番と同じ表情
今やるべきことをやる	集中	環境・時間の把握
コーチに支配されない	とらわれない	よい環境

応援をエネルギーにできる	どんな出来事に対しても試させれていると思う	物事にいらつかない
やるだけのことをやり尽くしている	楽しさ	無駄な考えを捨てる
自由である	チームワークがよい	周りに支配されない

図5：絶好調マンダラの例

【引用・参考文献】

1）N.G. オゾーリン，A.O. ロマノフ他 著，岡本正巳 訳. スポーツマン教科書. 講談社，1966.
2）D. グラハム 著，白石豊 訳. ゴルフのメンタルトレーニング. 大修館書店，1992.
3）白石豊 著. スポーツ選手のための心身調律プログラム. 大修館書店，2000.
4）白石豊 著. 実践メンタル強化法 ～ゾーンへの招待. 大修館書店，1997.
5）白石豊，室屋義秀 著. 世界一のメンタル. アチーブメント出版，2018.

さまざまなコンディショニング
～ジャイロキネシス®～

　アレクサンダーテクニークや、ピラティスのほかにもダンサーに役立つさまざまなコンディショニングがあります。ジャイロキネシス®は「ダンサーのためのヨガ」として、ジュリオ・ホバス氏がニューヨークで開発したエクササイズです。

　身体全体が波打つようなやさしい動きを繰り返し、始まりから終わりまでの流れを重視し、身体のすべてが整えられます。関節、筋肉、内臓を刺激し、動きに対応した呼吸のパターンが統合されて身体は滑らかに調和されます。セルフマッサージで神経と身体を目覚めさせ、リズミカルな呼吸のパターンで背骨を動かすこと（背骨を丸くする、反る、横に曲げる、ねじるなどの動きを組み合わせ）を焦点に動き、上級者になるにつれ、耐久性、持続性を加えます。

　このように、コンディショニングやトレーニングにも多様なものがあります。トレーナーとして、ダンスの練習以外にも、ダンサーが身体を整えたり鍛えたりするアプローチ方法を幅広く知っておくことも必要です。　　協力：山﨑 悦子（ホワイトクラウド東京 主宰）

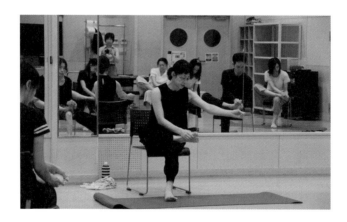

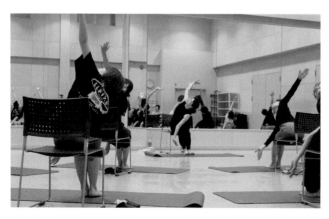

あとがき

「身体が表現媒体である芸術家のヘルスケアを普及する」

これが、NPO法人芸術家のくすり箱が設立当初より掲げるミッションである。過去の活動を振り返ると、「芸術家」のヘルスケアのための活動をしているつもりが、その多くは「ダンサー」に焦点を絞ったものであった。これは、表現媒体が自分の身体である芸術家の中でも、ダンサーが最もダイナミックに、激しく身体を酷使しているアーティストだという現実を物語る。

この15年間で、芸術医学やダンス医科学に特化した学術団体で我々が行った調査成果を発表し、ディスカッションをする時、海外にはダンサーの近くで、ヘルスケアを支援する医療従事者、研究者、トレーナー、指導者達が大勢いた。また2016年に行った北米視察ツアーでは、カナダのナショナルバレエ団や、アメリカのアルビンエイリーダンスカンパニーなどを見学し、ダンサーが日々稽古やリハーサルをする場所に、フィジオルームがあり、トレーニングルームがあり、そこへ自由に出入りをするダンサーやヘルスケアを支援するスタッフの姿があった。

ダンサーのヘルスケアに関して、海外との圧倒的な違いは、その環境にある。またその環境の中で活躍する人材や人的ネットワークにあると痛感する。日本人ダンサーが、多様なダンスジャンルそれぞれにおいて、国際的に活躍している今日、日本人ダンサーを生んだ日本に不足するのは、ダンサーを支援する環境とその環境の中で活躍する人と人的ネットワークである。

本著は、ダンサーのヘルスケアを支援する「人」の充実を目指して行われたセミナーの記録である。そして、このセミナーの指導者陣が何と豪華なメンバーなことか。一般に、ヘルスケアに関わる職種のための著書は内容が特化し、本著のように、医学から科学、はてはダンスの現場の理解にまで内容が及ぶ構成は類をみない。しかし、これら全てを熟知してこそのダンサーのヘルスケアなのである。

一品一品が極上のフルコースを頂いているような指導者の皆様に、この場を借りて厚く御礼申し上げる。先生方が、ダンスに特化した内容だけをご教授下さり、本著が上梓できたことは、舞台であれば、今世紀最大のガラコンサートといえるだろう。また医道の日本社のご尽力、特に編集を担当下さった高橋優果様の丁寧かつ熱心なご支援には深謝申し上げる。

2020年人類は過去に類を見ないコロナウィルスという目に見えない敵との闘いに直面している。劇場も地球規模で休演を余儀なくされ、長きに渡り準備した舞台が次々と中止している。しかしながら、こんな状況だからこそ、ダンサーは、自分達の表現で社会貢献できる道を模索している。また劇場が再開された日には、必ずしや観る者を感動させる表現を実現してくれるであろう。そうした全身全霊の表現を行うダンサーのために、本著がお役にたつことがあれば、監修者としてこのうえない幸せである。

お茶の水女子大学 教授　NPO法人芸術家のくすり箱 理事長

水村（久埜）真由美

NPO法人芸術家のくすり箱

芸術家のくすり箱は、"芸術家の元気が社会を元気にする"をモットーに、ベストパフォーマンスを目指す芸術家をヘルスケア面からサポートする非営利団体。2005年設立、2007年特定非営利活動法人化（東京都）。優れた能力をもって、社会に活力を与える存在でありながら、自身の心身のケアやコンディショニングに手が回りにくい活動環境にある日本の芸術家および芸術団体が、多様なヘルスケアの専門家とつながるネットワークを構築している。芸術家向けおよび医療者・トレーナー向けの双方にセミナーを開催するほか、公演現場への医療者・トレーナーの帯同や、学会発表等を通じて、芸術医学の普及と日本の芸術家の活動環境の向上を願って活動中。

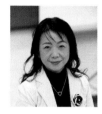

水村(久埜)真由美

お茶の水女子大学教授、NPO法人芸術家のくすり箱理事長。1997年東京大学大学院博士課程修了、博士（教育学）取得。1997年同大学助手、1998年お茶の水女子大学講師、助教授、准教授を経て、2017年より教授、現在に至る。2003年クィーンズランド大学身体運動学部客員研究員。2010年より日本ダンス医科学研究会代表理事。2005年より芸術家のくすり箱理事、2018年より同理事長。日本体力医学会評議員、国際ダンス医科学会、アメリカスポーツ医学会などの会員。6歳よりバレエを始め、1989～91年谷桃子バレエ団に所属、お茶の水女子大学在学中に創作舞踊を学ぶ。著書に『ダンサーなら知っておきたい「からだ」のこと』『ダンサーなら知っておきたい「トレーニング」のこと』（共に、大修館書店）等。

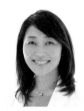

中村格子

整形外科医師、医学博士・スポーツドクター。医療法人社団BODHI理事長、Dr. KAKUKOスポーツクリニック院長、NPO法人芸術家のくすり箱理事、JOC専任メディカルスタッフ（新体操）。現役臨床整形外科医として日本代表選手をはじめとしたトップアスリートやトップダンサーを支える傍ら、スポーツと医療の架け橋として自ら運動指導も行い、自身のクリニックのほか、メディアでも多数活動。著書『大人のラジオ体操』（講談社）はシリーズ累計83万部を超えるベストロングセラー。日本整形外科学会専門医、日本整形外科学会認定スポーツ医、日本スポーツ協会公認スポーツドクター、日本NSCA協会認定CSCS、MELTメソッドインストラクター、ラジオ体操指導士等の資格を保有。

ブックデザイン	根本綾子（Karon）
図版作成	小田静（アイエムプランニング）
イラスト作成	坂根潤（アトリエサカネ）
表紙モデルダンサー	檀上侑希（牧阿佐美バレヱ団）
表紙撮影	田尻光久
編集補助	桜井智子
	佐野順子

ダンサーのヘルスケア
—トレーナー・医療者のための基礎知識—

2020年8月15日　初版第1刷発行

監修者	NPO法人 芸術家のくすり箱
	水村（久埜）真由美
	中村格子
発行者	戸部慎一郎
発行所	株式会社 医道の日本社
	〒237-0068 神奈川県横須賀市追浜本町1-105
TEL	046-865-2161
FAX	046-865-2707

2020©Geijutsukano Kusuribako
印刷・製本　ベクトル印刷株式会社
ISBN 978-4-7529-1184-5 C3047